*KLASSISCHE KRÄUTER
UND HEILPFLANZEN*

*GIOIA ROMAGNOLI UND
STEFANIA VASETTI*

Klassische Kräuter und Heilpflanzen

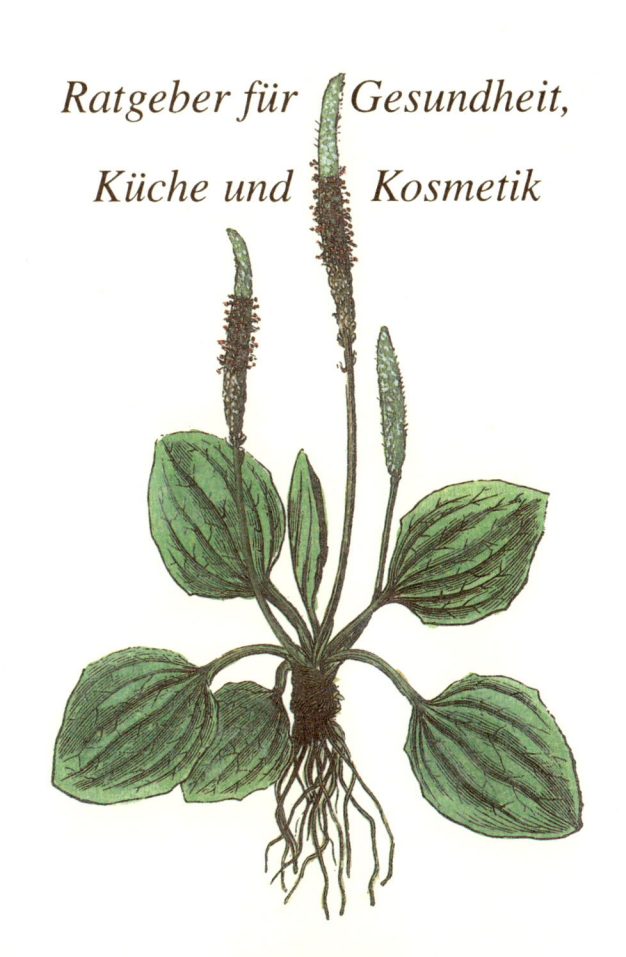

Ratgeber für Gesundheit, Küche und Kosmetik

FLECHSIG

ZU DIESEM BUCH

Dieser Band ist ein gelungener Führer durch die Pflanzenwelt, in dem Gioia Romagnoli und Stefania Vasetti ein ungewohntes, stimulierendes und an Überraschungen reiches Bild der Flora vermitteln. Auch Pflanzen, die wir gut zu kennen glauben, offenbaren kleine Geheimnisse und unerwartete, oft außerordentliche Eigenschaften.
Der abstrakten Strenge wissenschaftlicher Tabellen wurde eine sinnvolle Synthese vorgezogen, in der die Hinweise auf einen ungewöhnlichen Einsatz von Pflanzen neben den vertrauteren kulinarischen Verwendungsmöglichkeiten stehen. Der Blick auf ihre Geschichte erinnert daran, daß Pflanzen, die lange vor dem Menschen auf unserem Planeten lebten, unter unzähligen Gesichtspunkten unverzichtbar sind: Schon durch ihre Schönheit, vor allem aber wegen ihrer Verwendbarkeit in der Heilkunde oder als Nahrungsmittel können sie bei der Lösung verschiedenster Probleme hilfreich sein.
Schöne Illustrationen begleiten hier den Text, der den Blick für eine neue Sicht auf Balkone und Gärten öffnen will; die Bilder regen an, Blüten, Blätter, Früchte und Wurzeln als liebenswerte Begleiter und wertvolle Helfer im Alltag wahrzunehmen. Die zarte Farbe und die Griffigkeit des Papiers übertragen das Gefühl von Naturverbundenheit auf den Text und seine Illustrationen, während der schematische Aufbau dieses neuartige Buch zu einer angenehmen Lektüre macht, zu einem praktischen Ratgeber für jeden Tag.

Anna Prati
Botanikerin

ZUM GEBRAUCH

Dieses Buch ist gedacht als nützlicher und zugleich bibliophiler Führer für alle, die für die Wohltaten der Natur einen Sinn haben. Es wendet sich an alle, die sich für Pflanzen interessieren, die uns zwar täglich umgeben, deren Eigenschaften und Nutzen aber oft wenig bekannt sind.
Es war nicht unser Anliegen, ein vollständiges und umfassendes Werk zu schreiben, das im übrigen wegen der Breite des Stoffes zu einer schwer verdaulichen Lektüre geworden wäre. Wir wollten vielmehr ein Instrument schaffen, das den Leser mit seinen praktischen Hinweisen in zahlreichen Situationen des täglichen Lebens begleiten kann und seine Phantasie, Kreativität und Neugierde anregt.
60 verschiedene Pflanzen und Kräuter werden vorgestellt. Die Auswahl umfaßt vor allem solche, denen man häufig bei einem Spaziergang begegnet oder die oft auf Balkonen oder in Gemüsegärten angepflanzt werden. Mit Hilfe der alphabetischen Verzeichnisse am Ende des Buches sind sie leicht gezielt aufzufinden.
Wir haben wertvolle Rezepturen für die Zubereitung von Heilmitteln auf pflanzlicher Basis, von belebenden Bädern und anderen Kosmetika sowie von appetitlichen Gerichten gesammelt, die unter gesundheitlichen wie kulinarischen Gesichtspunkten interessant sind. Kurze Abschnitte über die Geschichte jeder Pflanze und über ihre Bedeutung in Volksglauben und antiker Mythologie runden die botanischen und praktischen Informationen – mit bisweilen Kuriosem – ab.
Die Gesundheitstips sind zur Linderung kleiner alltäglicher Beschwerden gedacht, wobei zu bedenken gilt, daß Pflanzen wegen ihrer häufig stark wirkenden Eigenschaften nur mit Vorsicht und

Mäßigung und nur auf die entsprechende Person zugeschnitten verabreicht werden sollten. Wie man in der Medizin einen Arzt befragt, so ist auch bei der Verwendung pflanzlicher Heilmittel immer erst ein Experte zu Rate zu ziehen, der die Anwendungsmodalitäten und die individuelle Toleranzschwelle einschätzen kann.

Gioia Romagnoli und Stefania Vasetti

Pflanzen in Büchern

PFLANZEN IN BÜCHERN

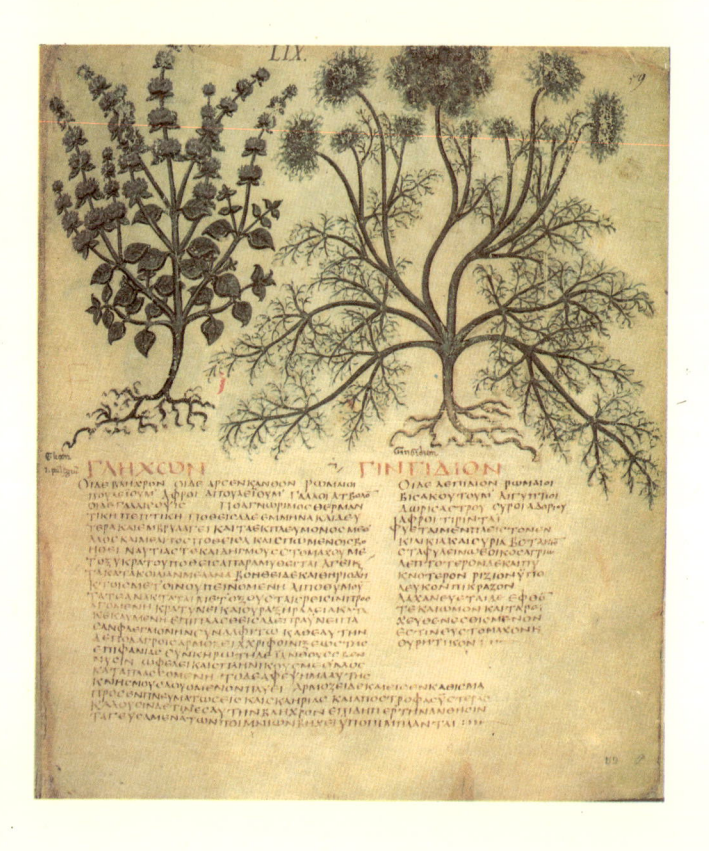

HERBARIEN DER ANTIKE

Auf dem Speiseplan unserer Vorfahren standen unter anderem verschiedenste Kräuter. So entdeckten sie eher zufällig deren heilende Eigenschaften. Die Gelehrten der ersten Hochkulturen des Mittelmeerraums und des Orients begannen solche Kenntnisse schriftlich festzuhalten und Herbarien anzulegen. In ihren Texten zeigten sie, wie man eine Pflanze identifiziert und wie sie in Medizin, Ernährung und Kosmetik Anwendung finden konnte.

Von den ältesten, vor 5000 Jahren in China bzw. vor 3000 Jahren in Ägypten entstandenen Herbarien sind nur wenige Fragmente und Erinnerungen überliefert, genauere Informationen über den Gebrauch von Kräutern haben wir erst aus Epochen, die uns zeitlich relativ nah sind. Beginnend mit einfachen Heilmitteln, die Hippokrates (dieser griechische Arzt des 5. Jhs.v.Chr. trat vor allem für eine gesunde Ernährung ein) in seinen Traktaten vorschlägt, gelangen wir zu einer wirklichen *Geschichte der Pflanzen*, die der Philosoph Theophrast ungefähr ein Jahrhundert später verfaßte. Die grundlegenden Schriften *Storia naturalis* und *De materia Medica* stammen von den Autoren Plinius dem Älteren und dem griechischen Arzt Dioskurides. Sie lebten im 1. Jh.n.Chr. in Rom. Das älteste überlieferte illustrierte Herbarium ist eine Kopie des Textes von Dioskurides aus dem 6. Jh.n.Chr. Es ist mit großartigen, aquarellierten Zeichnungen ausgestattet. Der Illustrator hat die Pflanzen auf äußerst realistische Weise dargestellt, um ihre Identifikation zu erleichtern.

Im Mittelalter verbreitete sich das Anlegen von Herbarien durch klösterliche Zentren in ganz Europa: Geduldige Mönche kopierten die Herbarien der Antike und tradierten so das Wissen bis zur Erfindung des Buchdrucks. Nicht selten illustrierten berühmte Künstler die Herbarien mit eleganten Stichen. Der Traktat des Dioskurides wurde im 16. Jh. in lateinischer Sprache mit den zeitgenössischen Kommentaren des toskanischen Arztes Pietro Andrea Mattioli mehrfach aufgelegt. Er fand so großen Anklang, daß er bald auch ins Italienische übersetzt und mit handkolorierten Tafeln illustriert wurde.

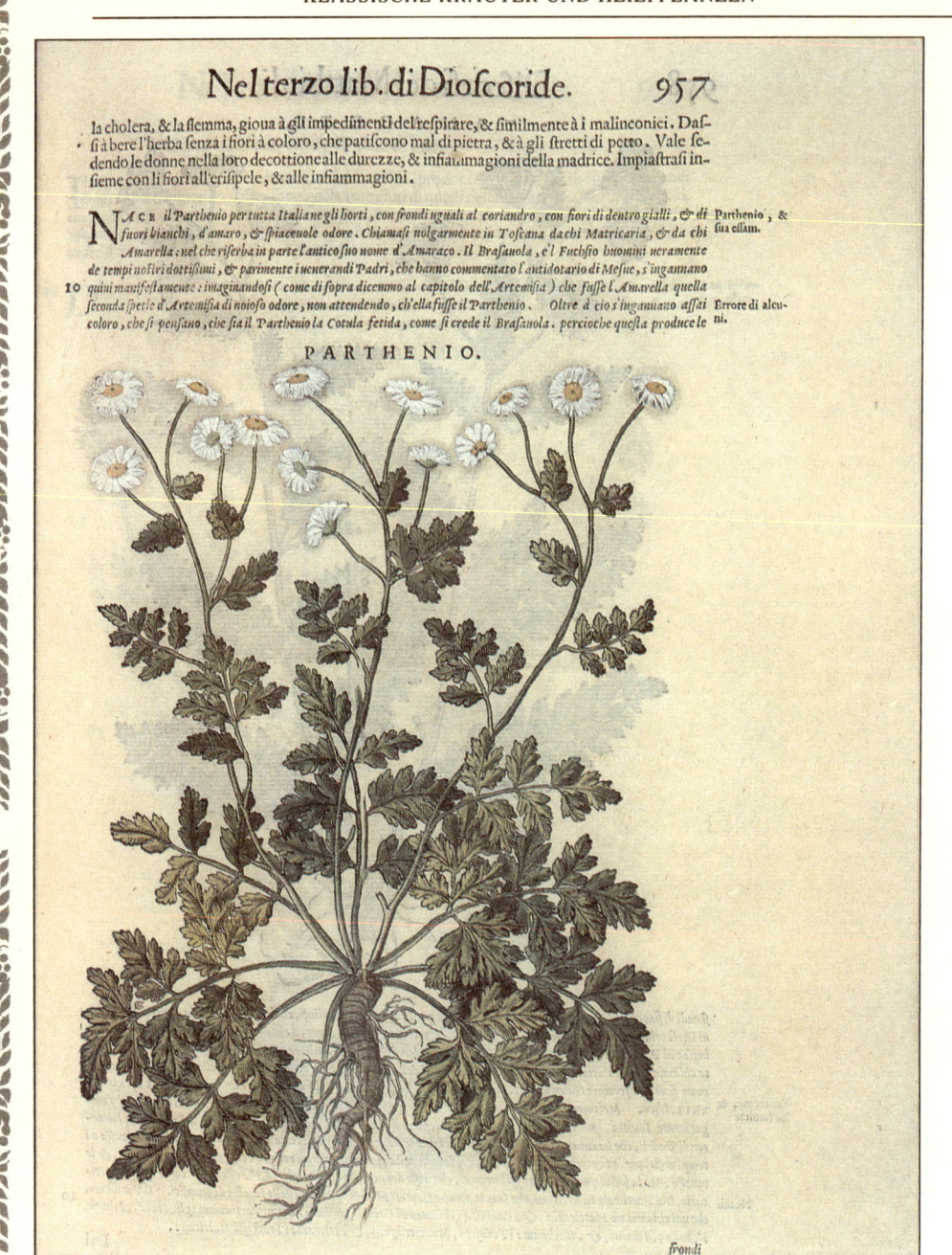

In der Zwischenzeit setzte sich an den Fürstenhöfen und Universitäten das Botanikstudium durch; zahlreiche Wissenschaftler ließen ihre Beiträge in ganz Europa drucken. In Padua, Pisa und Florenz wurden die ersten botanischen Gärten angelegt, mit Pflanzenarten aus der ganzen Welt; die Botaniker illustrierten ihre Sammlungen mit getrockneten Pflanzen. So gelang es, die charakteristischen Eigenschaften der verschiedenen Spezies immer präziser festzustellen. Durch das Trocknen erhalten sich zudem einige der typischen Eigenschaften einer Pflanze unverändert, weshalb bis

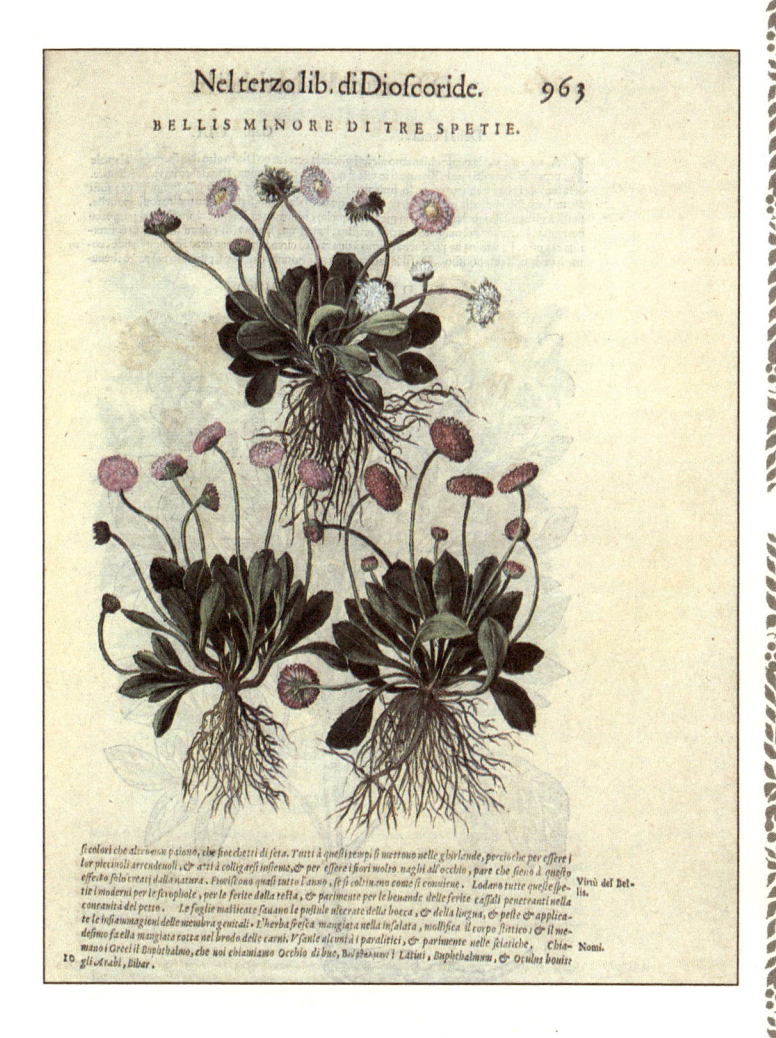

in die Gegenwart an dieser Technik festgehalten wird. Zu den berühmtesten Studienzentren für Botanik, deren Herbarien heute mehrere Millionen Exemplare von Pflanzen umfassen, gehören Sankt Petersburg, Genf und die Königlichen Botanischen Gärten in England.

In der jüngeren Vergangenheit, vor allem im 19. Jahrhundert, waren es nicht mehr nur die gelehrten Botaniker, die Sammlungen getrockneter Pflanzen anlegten, diese Leidenschaft verbreitete sich auch unter laienhaften Natur- und Pflanzenliebhabern. Beim Stöbern in den Archiven adeliger Familien stößt man nicht selten auf alte Herbarien, die vielleicht auf ihrem Landsitz im 19. Jh. angelegt wurden. Es ist faszinierend, solche Alben dann beinahe andächtig und mit größter Vorsicht zu öffnen, um die zerbrechlichen Fundstücke nicht zu zerstören, und darin zu blättern.

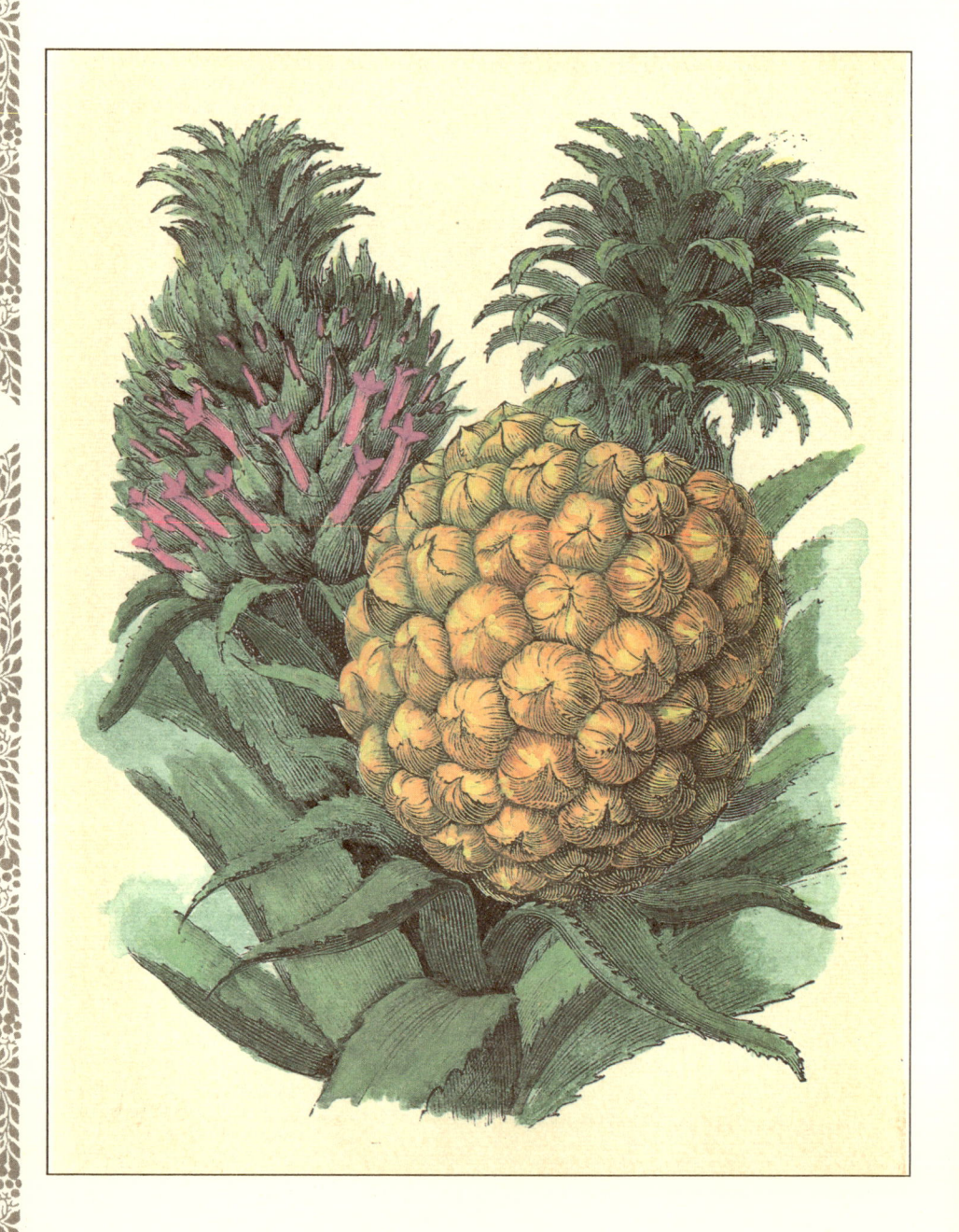

EIN HERBARIUM ANLEGEN

Auch in der Hektik des heutigen Lebens kann das Sammeln von Pflanzen zur Anlage eines Herbariums für den Hausgebrauch eine angenehme, entspannende Freizeitbeschäftigung sein. Man kann seine ganz persönliche Sammlung vor allem dann mit Stolz vorzeigen, wenn sie Blüten umfaßt, die sich mit ihren Farben und Formen für originelle Kompositionen anbieten. Abgesehen von der optischen Attraktivität eines Herbariums und der Faszination, die seine Herstellung bedeutet, ist es auch ein nützliches Instrument zur Erweiterung von Kenntnissen über die Pflanzenwelt – auch für begeisterte Laien. Mit Hilfe eines Herbariums lassen sich viele Zweifel beseitigen, die während des Sammelns entstehen können, und Fehler vermeiden. Die Bücher zur Pflanzenkunde, die man im Handel findet, sind zwar in der Regel mit gutgemachten Zeichnungen illustriert, doch fehlt ihnen die Genauigkeit und Unmittelbarkeit, die nur die Betrachtung der wirklichen Pflanze garantieren kann. Im folgenden geben wir einige Ratschläge zur Anlage eines Herbariums für den Hausgebrauch.

Sammeln

Einige Grundsätze mögen auf den ersten Blick banal erscheinen, sie sind aber doch von größter Bedeutung. Vor allem sollte man die für eine Pflanzenart typischsten Exemplare auswählen, d.h. sie sollten im Verhältnis zum Durchschnitt weder zu groß noch zu klein sein. Auch sollte man Pflanzen mit besonderen Krankheiten und Deformationen vermeiden. Für ein Herbarium sammelt man möglichst die gesamte Pflanze – also auch die sorgfältig gereinigte Wurzel. Bei Bäumen und Sträuchern genügt ein kleiner, aber repräsentativer Zweig mit Blättern, Blüten oder Früchten.

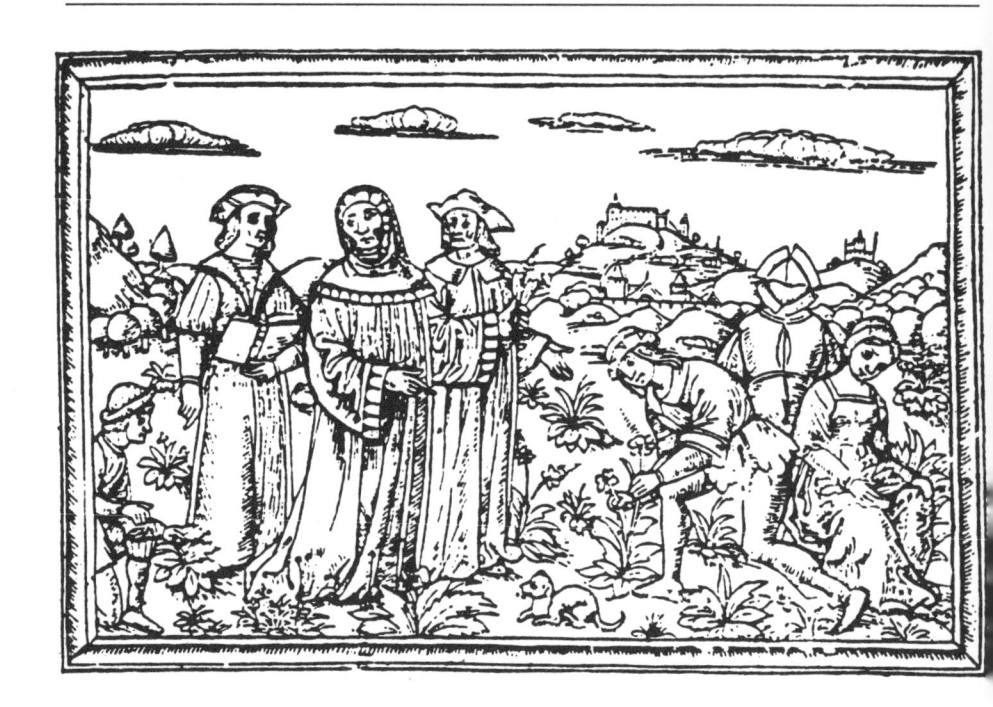

Trocknen

In dieser Phase benötigt man Haushalts- oder Zeitungspapier. Zeitungspapier hat im Gegensatz zum Hochglanzpapier von Zeitschriften den Vorteil, daß es eine höhere Saugkraft besitzt. Außerdem hält die Druckerschwärze Insekten von den Pflanzen fern.
Die gesammelten Kräuter müssen sorgfältig auf der zur Hälfte gefalteten Zeitung ausgebreitet werden, damit die verschiedenen Teile auf die natürlichste und sichtbarste Weise angeordnet sind und damit sich vor allem die Blätter nicht kräuseln oder abknicken. Die Zeitung muß dann mit einem Gewicht beschwert werden. Zu Beginn ist es empfehlenswert, häufig das Papier zu wechseln, um das Trocknen zu beschleunigen und Schimmelbildung zu verhindern.
Zwiebeln und Knollen wachsen oft auch noch nach dem Sammeln weiter: Um das zu verhindern reicht es aus, sie einige Minuten lang in kochendes Wasser zu halten, abzutrocknen, und sie dann auf die übliche Weise zu trocknen. Sollten sie zu dick sein, schneidet man der Länge nach ein Stück von ihnen ab.
In diesem Stadium ist es angebracht, die Pflanzen zu separieren und zu kennzeichnen, damit später keine Fehler bei der Beschriftung unterlaufen.

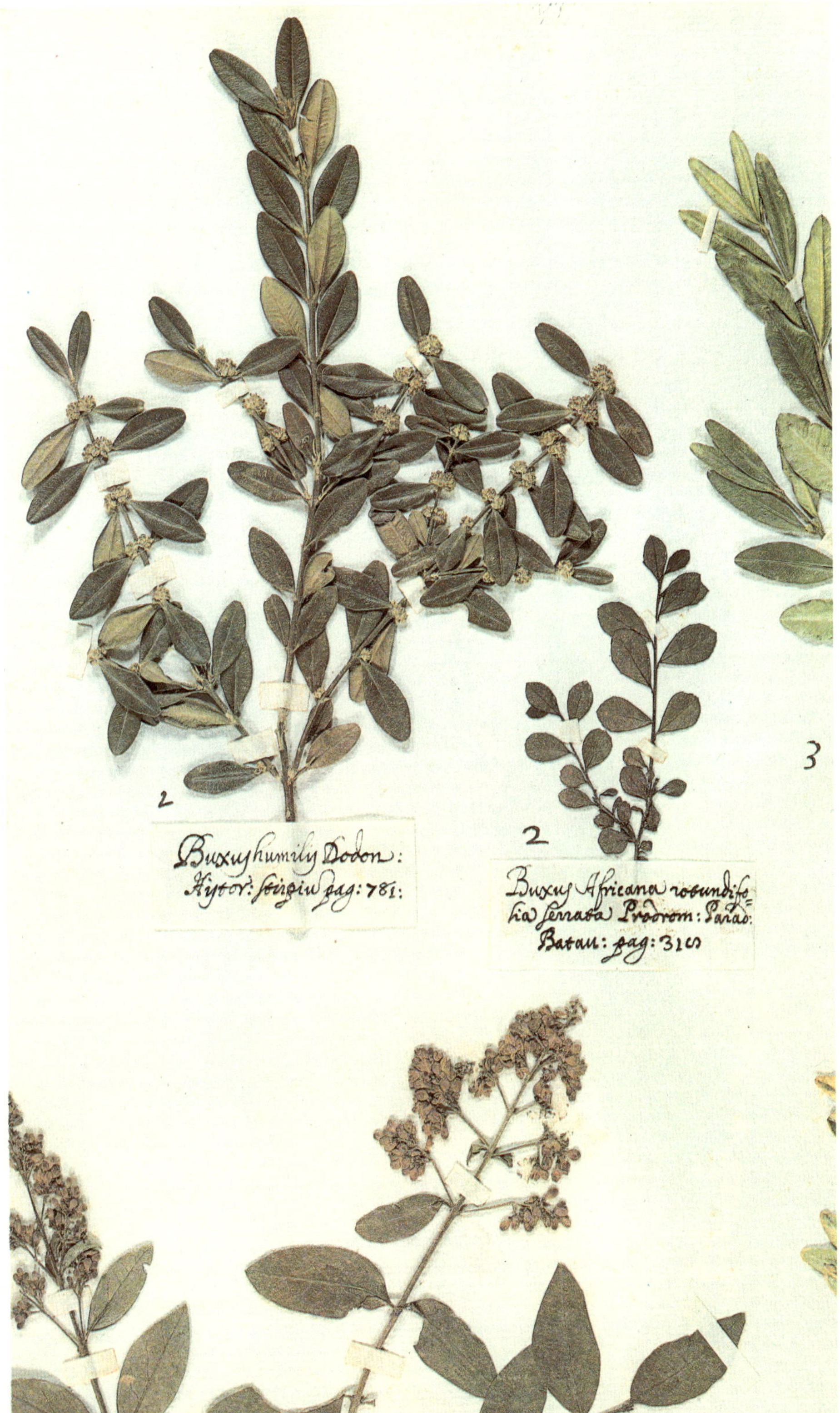
2
Buxus humilis Dodon:
Histor: stirpiu pag: 781:
2
Buxus Africana rotundifo=
lia serrata Prodrom: Parad:
Batav: pag: 310
3

Ordnen

Sind die Pflanzen einmal vollständig getrocknet, ist die größte Arbeit getan. Nun muß das gesammelte Material nur noch in eine endgültige und praktische Ordnung gebracht werden. Dazu sind Präzision und ein Minimum an Wissenschaftlichkeit vonnöten. Vor allem braucht man schweres Papier oder große Stücke dünnere Pappe, worauf man die Pflanzen mit Hilfe von gummiertem Papier befestigt. Kunststoffklebeband ist zu diesem Zweck völlig ungeeignet. Jetzt muß jede Pflanze ein eigenes Schild mit den wichtigsten Daten erhalten: dem deutschen Namen, der lateinischen Bezeichnung, dem Ort und Datum des Sammelns. Hat man die Absicht, ein wirklich wissenschaftliches Herbarium anzulegen, werden die Pflanzen nach Familien geordnet in unterschiedliche Mappen einsortiert, die dann in Schachteln mit den entsprechenden Beschriftungen untergebracht werden.

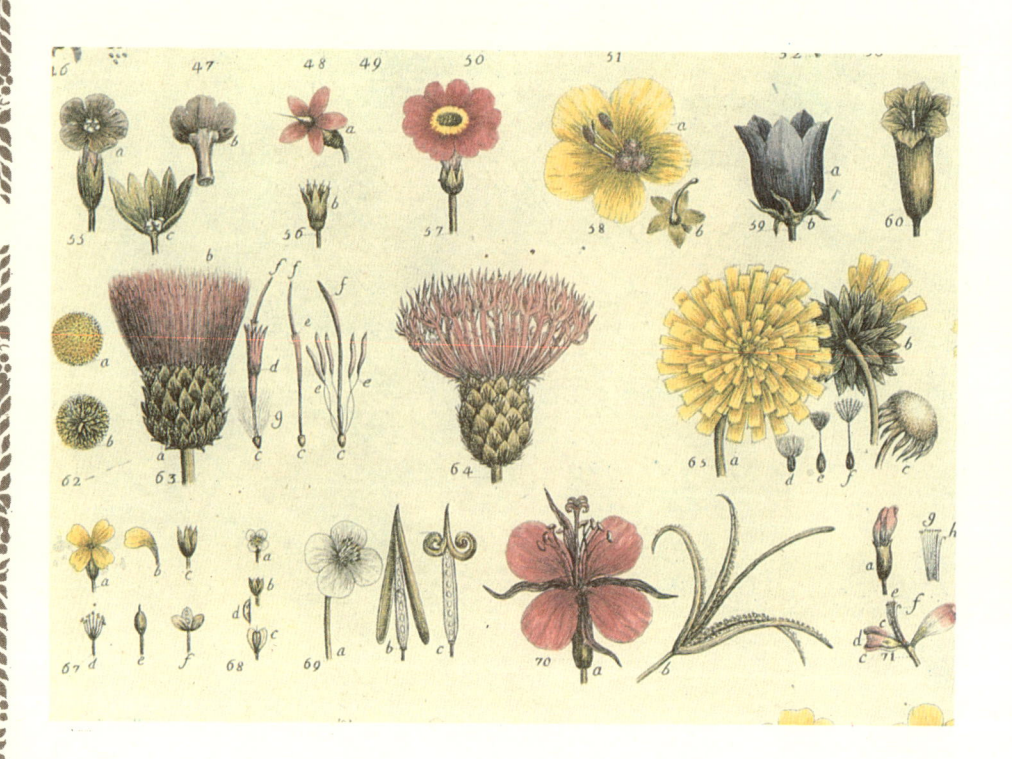

Konservieren

Es ist möglich, daß die Pflanzen im Laufe der Zeit von Insekten und Schimmelpilzen angegriffen werden. Um zu verhindern, daß Ihre Arbeit schon nach kurzer Zeit zerstört wird, sollten Sie ein wenig Mottenpulver in die Schachteln geben. Doch noch besser ist es, das Herbarium häufig zu kontrollieren und das Mottenpulver hin und wieder auszuwechseln.

Für die Gesundheit

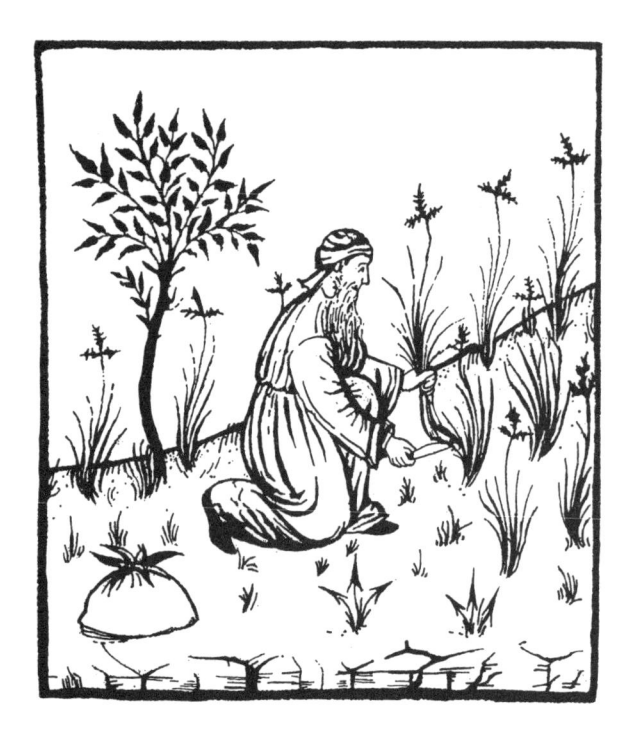

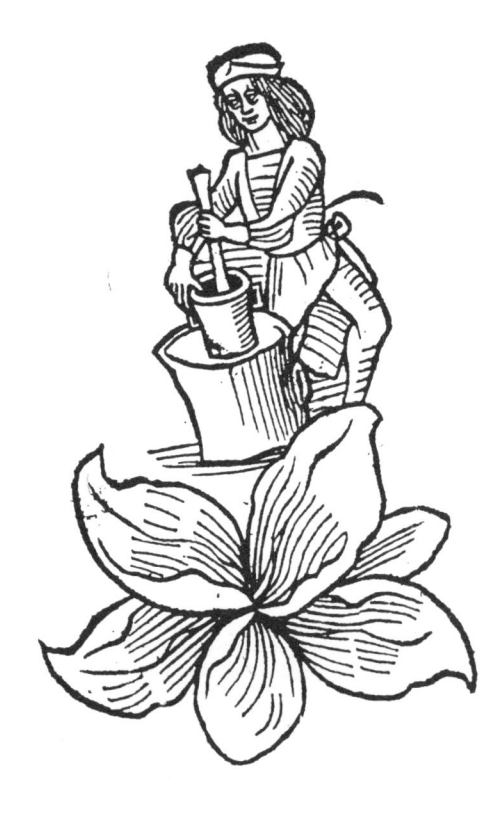

VOM SAMMELN, TROCKNEN UND KONSERVIEREN

Um die kostbaren Eigenschaften von Pflanzen vollständig nutzen zu können, ist es von grundlegender Bedeutung, daß das Sammeln, Trocknen und Konservieren korrekt durchgeführt wird. Die folgenden, allgemein gehaltenen Vorschläge sind als Ergänzung der spezifischeren Hinweise im systematischen Teil des Buches zu verstehen.

Das Sammeln der Pflanzen wird an trockenen und windstillen Tagen möglichst frühmorgens durchgeführt. Dazu sollte man auf keinen Fall Plastiktüten, sondern Körbe aus natürlichem Material verwenden, in die man die Kräuter und Pflanzen nicht zu dicht nebeneinanderlegt. Am besten eignen sich Kräuter, die auf dem Lande wachsen, möglichst weit entfernt von Quellen der Umweltverschmutzung. Darüber hinaus ist es wichtig, die in der folgenden Tabelle aufgeführten Sammelzeiten zu beachten, denn jede Pflanze entwickelt ihre nutzbringenden Wirkstoffe zu unterschiedlichen Jahreszeiten.

Das Trocknen wird unmittelbar nach dem Sammeln vorgenommen. Wenn man es sachgemäß durchführt, bleiben die Wirkstoffe der Pflanze für lange Zeit erhalten. Am wichtigsten ist es, Schimmelbildung zu verhindern. Daher sollte das Trocknen zügig und an gut gelüfteten Orten vorgenommen werden. Viele Pflanzen dürfen nicht der Sonne ausgesetzt werden, damit die Farben nicht ausbleichen und wertvolle Pflanzenöle nicht verloren gehen. Aus diesem Grund bieten sich Dachböden, geschützte Terrassen, oder, falls Wärme notwendig ist, die Nähe von Heizungen, Öfen oder die Küche an.

Zu Sträußchen zusammengebundene Pflanzen können kopfüber aufgehängt werden, allerdings möglichst nicht direkt an der Wand, damit die Luft frei zirkulieren kann. Eine andere Methode besteht darin, die Pflanzen in dünnen Lagen auf mit grobem Stoff bespannten Rahmen oder Gitterrosten (Metallroste sind allerdings zu vermeiden) auszubreiten. Härtere Kräuter oder empfindliche Blüten, deren Farben man unverändert erhalten möchte, kann man auch bei einer Höchsttemperatur von 30°C im geöffneten Ofen dörren.

Nach dem Trocknen muß die Pflanze leicht zwischen den Fingern zerbröseln. Fleischige Früchte erhalten dagegen eine gummiartige Konsistenz. Es ist ganz wichtig, daß die Kräuter und Pflanzen vollständig getrocknet sind, denn sonst besteht die Gefahr, daß sie innerhalb kürzester Zeit verschimmeln.

Für die Aufbewahrung bieten sich mit Korken verschließbare Tongefäße oder Gläser an. Letztere, die den Vorteil haben, daß man die ersten Anzeichen der Entstehung von Kondenswasser sofort bemerkt (sollte dies geschehen, müssen die Pflanzen sofort noch einmal getrocknet werden), müssen allerdings vor Licht geschützt werden.

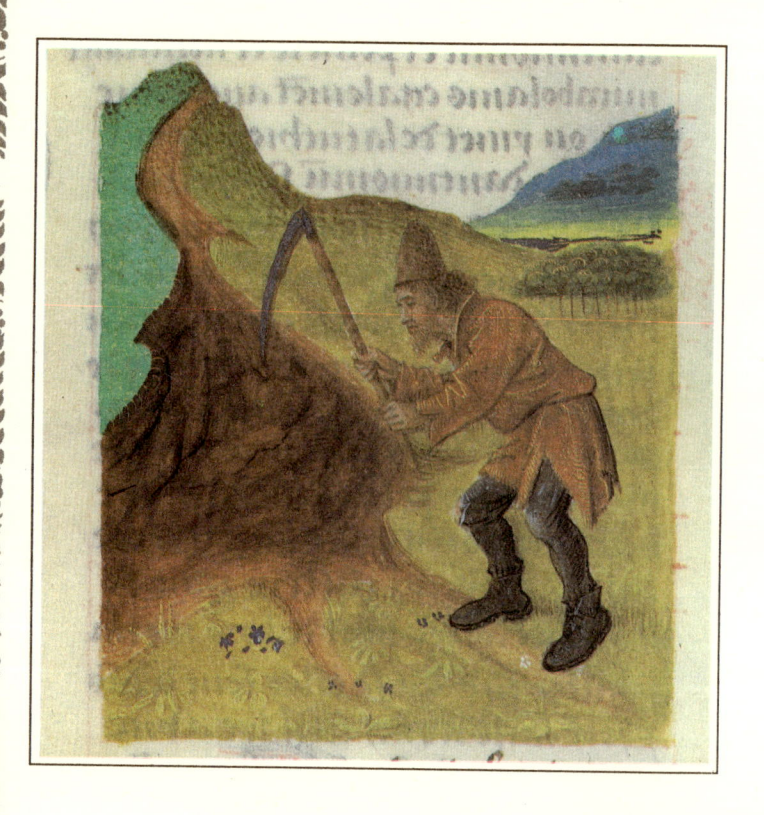

In jedem Fall erhält der entsprechende Behälter ein Etikett mit dem Namen der jeweiligen Pflanze.

Die konservierten Kräuter und Pflanzen sollten innerhalb eines Jahres verbraucht und durch neue ersetzt werden.

Um eine optimale Aufnahme der Wirkstoffe durch Flüssigkeit zu gewährleisten, ist es ratsam, die Kräuter kurz vor dem Gebrauch in einem Glas-, Porzellan- oder Steinmörser grob zu zerkleinern. Auch die holzigen Teile, die Samen und Wurzeln, müssen mit Hilfe einer Reibe, eines Mixers oder einer Kaffeemühle (sie dürfen allerdings ausschließlich zu diesem Zweck verwendet werden) auf die Größe eines Reiskorns reduziert werden.

Ein letzter Rat: Man sollte immer nur die Kräuter für den unmittelbaren Gebrauch zerkleinern, da ihre Wirkstoffe sehr schnell an Kraft verlieren.

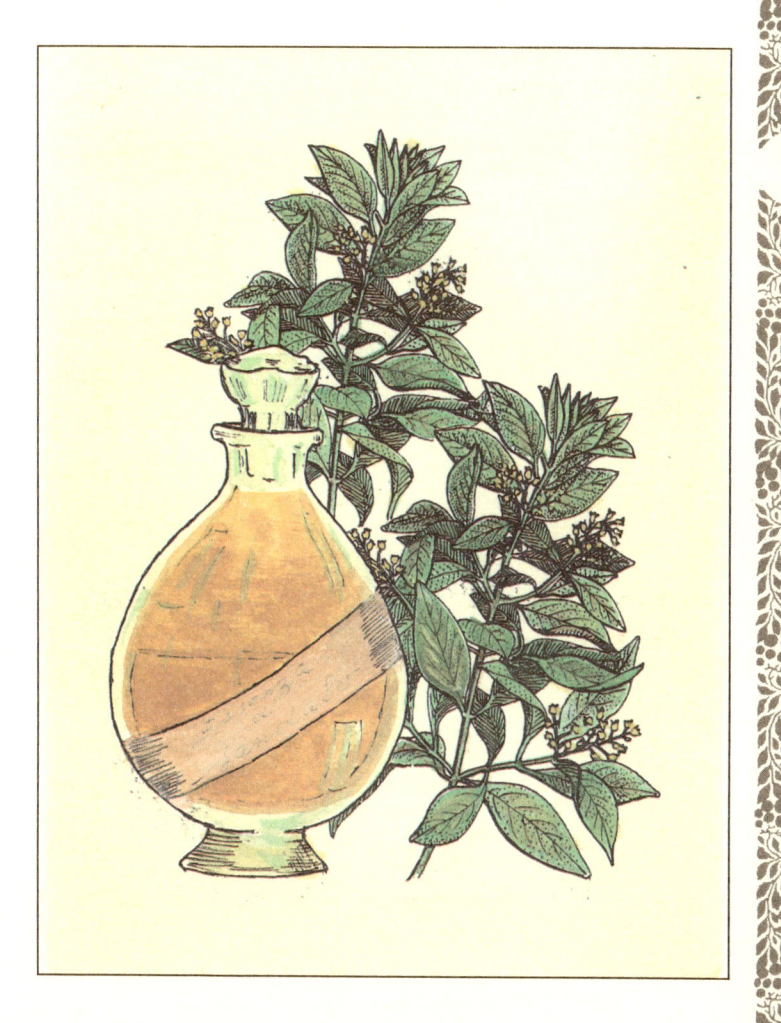

SAMMELKALENDER*

März: Beinwell, Brunnenkresse, Märzveilchen, Petersilienwurzel.

April: Beinwell, Brunnenkresse, Calendulablätter, Kastanienblätter, Löwenzahn, Stiefmütterchen.

Mai: Holunder, Kamille, Kirsche, Kornblume, Waldkiefersprosse, Waldmeister.

Juni: Schafgarbe, Borretsch, Calendulablüten, gemeiner Ackermennig, Immergrün, Malve, Myrte, Rosmarin, Salbei, Thymian, Walderdbeere.

Juli: Frauenmantel, Johanniskraut, Lavendel, Linde, Lorbeer, Melisse, Oregano, Pfefferminze, Schachtelhalm, Wasserminze, Ysop, Zichorie.

August: Basilikumblüten, Bohnenkraut, Fenchel, Flachs, Haselnuß, Himbeere, Iris, Kresse, Majoran, Petersilie, Sanddorn, Schlehe, Walnuß, Wegerich.

September: Brennessel, Brombeere, Hagebutte, Knoblauch, Zitronenkraut.

Oktober: Engelwurz, Wacholder.

Dezember: Bitterorange.

Die Monatsangaben sind Annäherungswerte, da die vegetativen Zyklen der Pflanzen von den unterschiedlichen Klimazonen abhängen. Weitere Daten von Sammelzeiten sind dem systematischen Teil zu entnehmen.

WICHTIGE HEILPFLANZEN-PRÄPARATE

Absud: Einen Absud erhält man, indem man die härteren oder ledernen Teile einer Pflanze wie Wurzel, Rinde oder Samen in Wasser kocht und so ihre Wirkstoffe freisetzt. Die Pflanzenteile sollten in einem zugedeckten Topf eine halbe bis eine Stunde lang kochen. Anschließend filtert man das Ganze, und der Absud ist gebrauchsfertig. Er wird in der Regel warm getrunken.

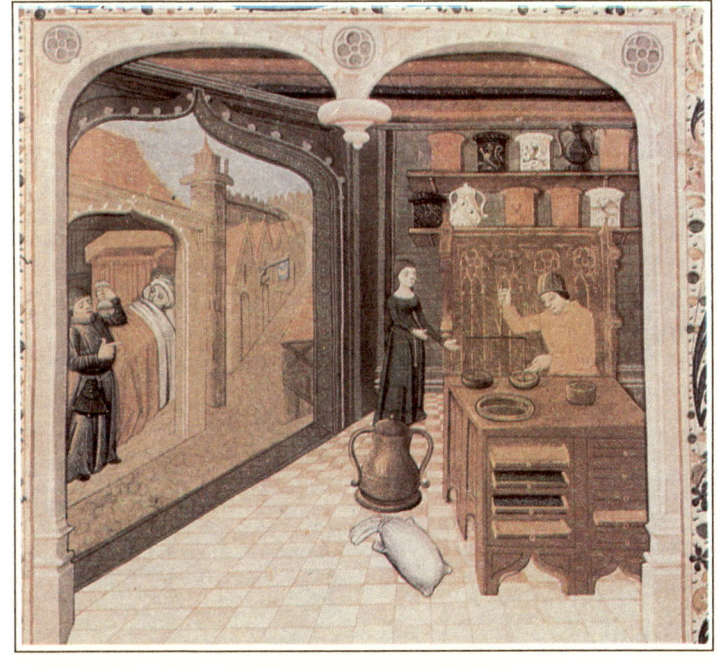

Ätherisches Öl: Eine Substanz, die den Wohlgeruch der jeweils verwendeten aromatischen und duftenden Pflanzen ausströmt. Sie wird benutzt, um heilsame Präparate zu bereichern. Üblicherweise werden ätherische Öle durch Destillation gewonnen, ein Vorgang, der zu kompliziert ist, um ihn im eigenen Hause durchzuführen. Es ist daher ratsam, die fertige Substanz in einem Spezialgeschäft wie einer Apotheke oder Drogerie zu kaufen. Bei der Destillation werden in einem Destillierkolben die ausgewählten Blüten in Wasser gekocht (ausgezeichnet eignen sich dazu widerstandsfähige Blüten wie die von Rosen oder Lavendel), bis der mit den ätherischen Ölen gesättigte Dampf durch eine gewundene Röhre in einen Kondensator steigt, wo er sich wieder in Flüssigkeit verwandelt (kondensiert). Diese Flüssigkeit wird in einem kleinen Behältnis aufgefangen, in dem die ölhaltige Substanz dann auf dem Wasser schwimmt und nur noch Öl und Wasser getrennt werden müssen.

Eine andere Methode ist das Einweichen. Dazu werden die Blüten in eine fette Substanz gegeben. Dann trennt man die Öle von dieser Substanz, indem man sie mit einer alkoholhaltigen Lösung vermischt und kräftig schüttelt. Diesen Vorgang wählt man üblicherweise bei empfindlichen Blüten; z.B. dem Veilchen, die keine Wärme vertragen.

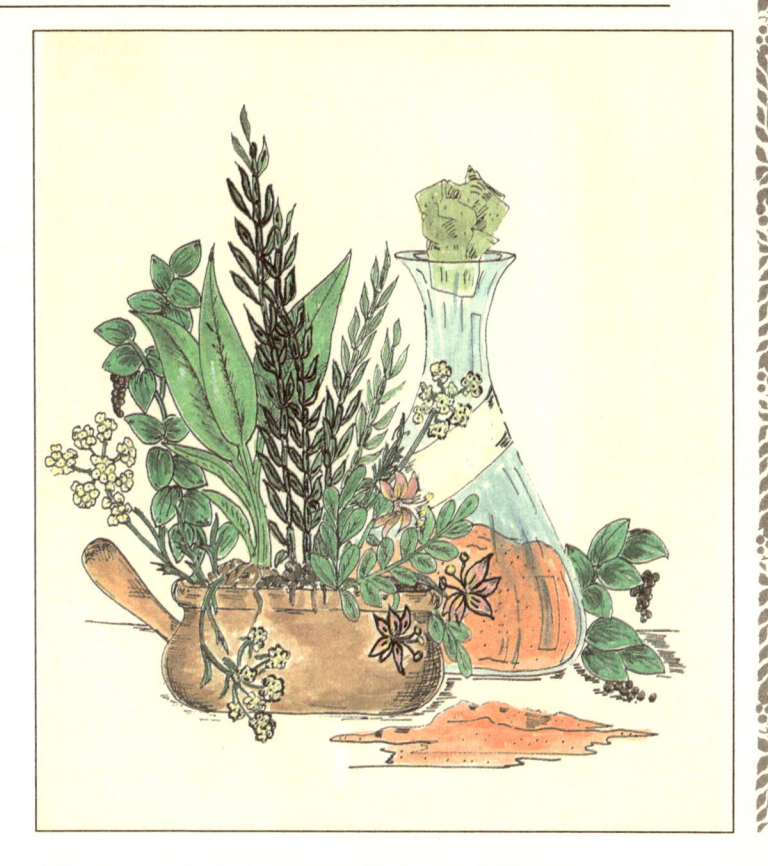

Aufguß: Man erhält einen Aufguß, indem man Blätter und Blüten mit kochendem Wasser übergießt und sie in einem zugedeckten Behältnis mindestens 15 Minuten ziehen läßt. Ein Aufguß muß unmittelbar nach der Zubereitung warm oder lauwarm, niemals aber kochend heiß oder kalt getrunken werden. Sollte das Präparat zu bitter schmecken, kann es gesüßt oder je nach Geschmack aromatisiert werden.

Breiumschlag: Aus einem Gemisch heilender Substanzen wird dieses Heilmittel hergestellt, das man auf die erkrankte Hautpartie oder die schmerzende Körperstelle aufträgt; in einigen Fällen besteht der Brei nur aus Blättern.

Inhalieren: Dabei setzt man das Gesicht den Dämpfen gekochter Kräuter aus. Je nach Pflanzenart kann das Inhalieren zur Reinigung des Gesichts dienen, oder dazu, die Haut zu beleben und mit Feuchtigkeit zu versorgen. Man kocht in einem kleinen Topf ein wenig Wasser zusammen mit einer Handvoll Kräutern auf. Nachdem man den Topf vom Feuer genommen hat, wird das Gesicht dem aufsteigenden Dampf ausgesetzt. Damit der Dampf das gesamte Gesicht erreicht, sollte man sich ein Handtuch über den Kopf legen. Wenn die Flüssigkeit nicht mehr dampft, kann sie erneut erhitzt und wiederverwendet werden.

Kalter Aufguß: Zur Herstellung dieses Präparates werden Kräuter in Wasser, Wein, Alkohol oder auch in Öl eingeweicht. Die Zubereitung ist zeitaufwendig, denn die Pflanze muß eine ganze Nacht oder auch mehrere Tage lang in der Flüssigkeit ruhen. Das Behältnis wird verschlossen an einem kühlen Ort – allerdings nicht im Kühlschrank – aufbewahrt.

Kompresse: Ein Stück Verbandsmull oder Gaze wird einfach oder doppelt gefaltet und mit pflanzlichen Stoffen getränkt. Anschließend legt man es auf die schmerzende Stelle oder die offene Wunde.

Lotion: Ein flüssiges Mittel, das zur Reinigung gereizter Hautzonen dient. Es wird mit einem Wattebausch aufgetragen.

Mundwasser: Mit diesem Präparat wird der Mund gespült oder gegurgelt. Es dient der Pflege der Mundhöhle und des Halses.

Saft: Diese Flüssigkeit wird durch Pressen oder Ausdrücken der frischen Teile einer Pflanze oder durch das Abfließenlassen der Lymphe aus dem Stamm gewonnen. Säfte sind reich an Vitaminen und Mineralien, doch erhalten sich diese Eigenschaften nur für kurze Zeit. Aus diesem Grund sollten sie unmittelbar nach der Zubereitung genossen werden.

Sirup: Ein trinkbares Präparat. Man erhält es, indem man einen Aufguß oder einen kalten Aufguß mit Zucker (in der Regel 500 g auf einen Liter) einkocht. Um den Geschmack des Sirups, der häufig für Kinder oder Personen mit empfindlichem Gaumen gedacht ist, zu verbessern, können aromatische Substanzen hinzugefügt werden.

Tinktur: Diese Lösung erhält man durch Einlegen der Pflanze in Alkohol oder Wein. Je nachdem welches von beiden man verwendet hat, bezeichnet man die Tinktur als hydroalkoholisch oder weinhaltig. Das Einlegen erfolgt über einen angemessenen Zeitraum in einem fest verschlossenen Gefäß, das an einem kühlen Ort ohne direkte Sonneneinstrahlung aufbewahrt werden sollte. Hin und wieder muß das Gefäß geschüttelt werden. Für hydroalkoholische Tinkturen verwendet man 95prozentigen Äthylalkohol, also solchen, der auch zur Herstellung von Likören benutzt wird. Auf gar keinen Fall darf denaturierter Alkohol, der zur Desinfizierung von Wunden dient, verwendet werden. Der Alkohol wird in destilliertem Wasser so weit verdünnt, bis der gewünschte Prozentsatz erreicht ist. Um z.B. einen Liter

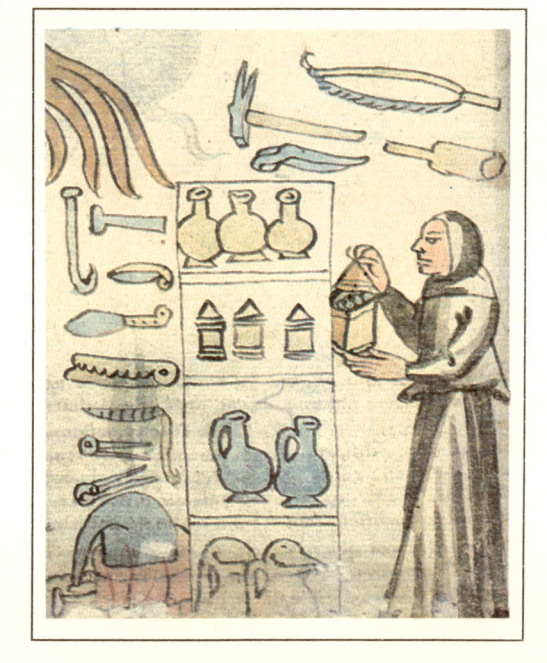

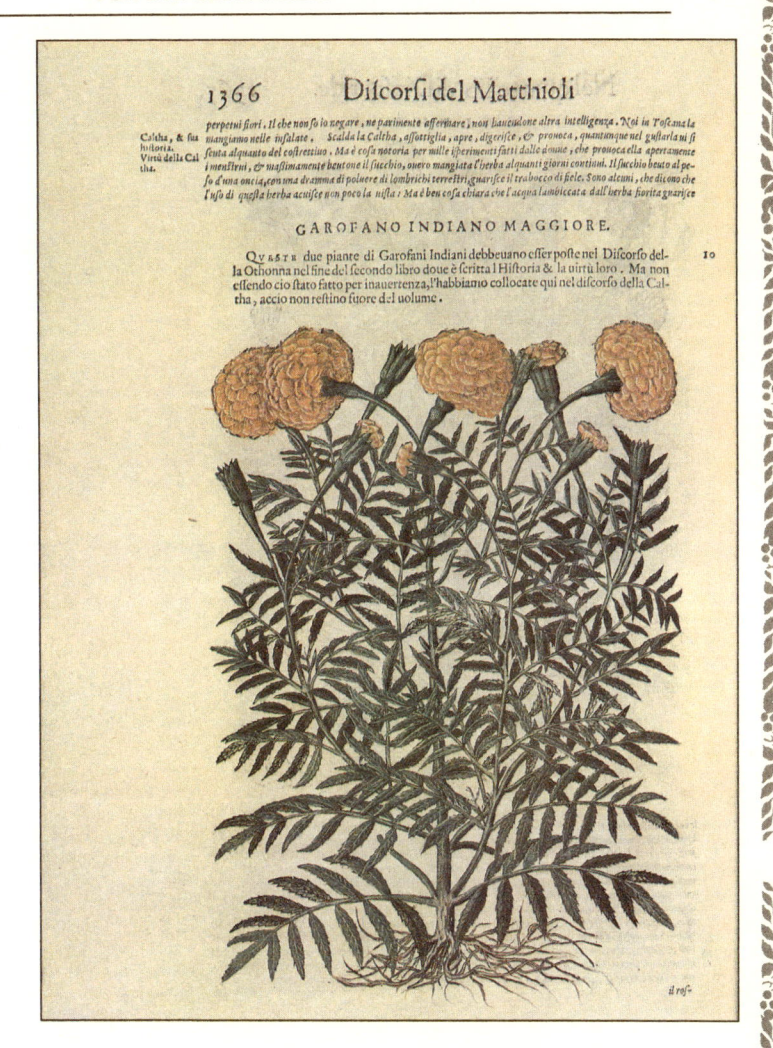

50prozentigen Alkohol herzustellen, werden 510 ml Alkohol mit 490 ml destilliertem Wasser vermischt.

Hydroalkoholische Tinkturen werden in niedrigen Dosierungen in Tropfen, mit Wasser verdünnt oder auf einem Zuckerwürfel, eingenommen. Es ist ratsam, solche Tinkturen in Apotheken oder anderen Spezialgeschäften zu kaufen, da ihre Zubereitung außerordentlich große Sorgfalt erfordert.

Für die weinhaltigen Tinkturen kann man rote oder weiße Weine verwenden. Das Verhältnis zwischen Essenz und Wein liegt in der Regel bei 1 zu 20. Zahlreiche Kräuter eignen sich zur Herstellung von Aperitifs, Digestiven oder Stärkungsmitteln.

KLASSISCHE KRÄUTER UND HEILPFLANZEN

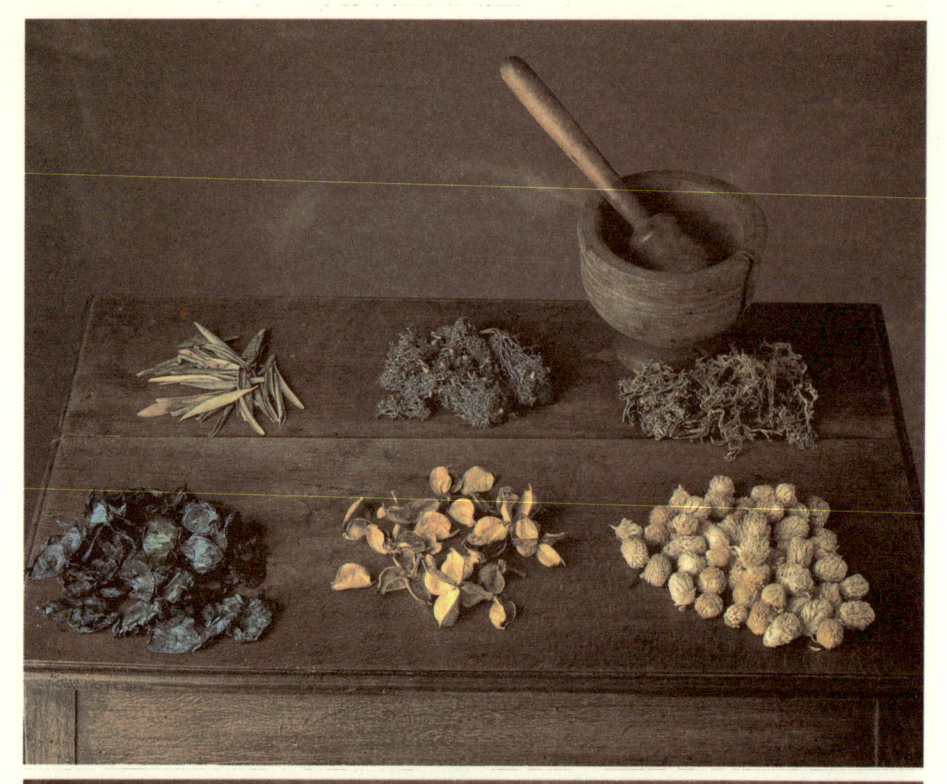

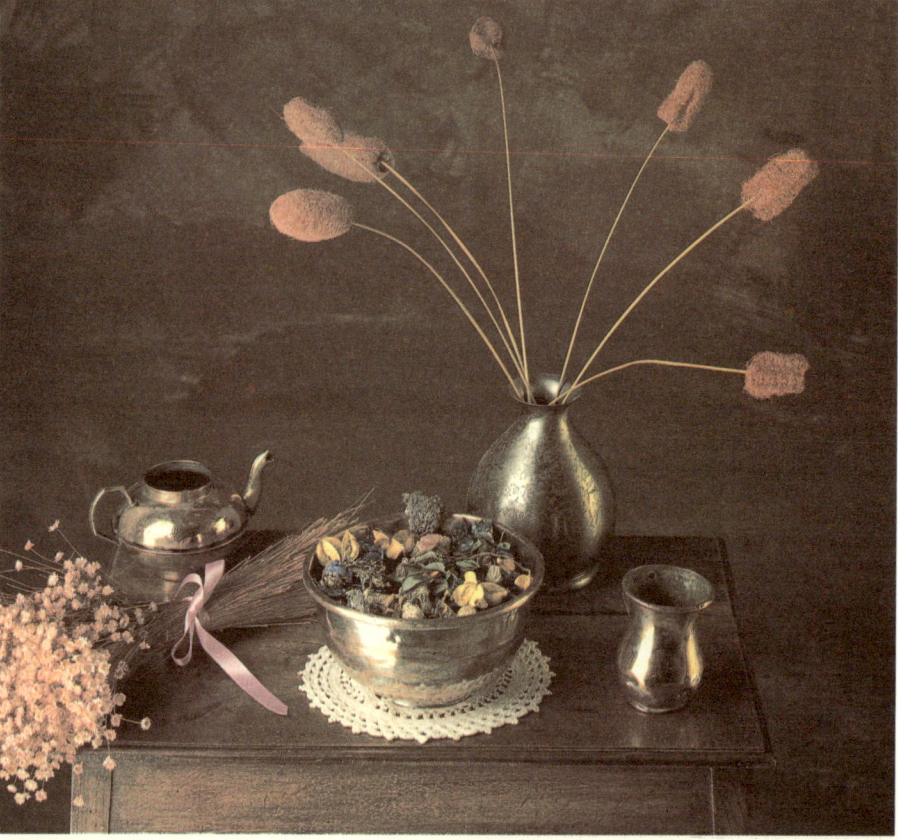

ZUBEREITUNG EINES POTPOURRIS

Es ist sehr leicht, selbst ein Potpourri aus den verschiedensten Pflanzen zusammenzustellen. Für seine Verwendung sind der Phantasie kaum Grenzen gesetzt. Es strömt nicht nur einen angenehmen Duft aus, sondern kann in einem entsprechend dekorativen Gefäß auch zur Verschönerung der Wohnung beitragen. Auch spitzenbesetzte Säckchen können damit gefüllt werden, die dann zwischen der Wäsche im Schrank oder an einem anderen Ort im Zimmer angenehm duften.
Man kann feuchte und trockene Potpourris zubereiten. Die erstere Herstellungsart ist einfacher, in ästhetischer Hinsicht ansprechender und sie erlaubt unzählige Variationen. Dazu vermischt man verschiedene Arten von getrockneten Blüten, Wurzeln, Rinden, kleinen Zapfen, Beeren, Kräutern usw. in einem schönen, offenen Gefäß. Um den Duft zu intensivieren, sollten der Mischung einige Tropfen eines ätherischen Öls der dominierenden Duftnote oder eines anderen Ihrer Wahl hinzugefügt werden. Dabei muß es sich nicht unbedingt um einen Blütenduft handeln. Soll der Duft über lange Zeit erhalten bleiben, kann man der Mischung auch ein Fixiermittel, wie Benzoeharz oder ein aus der Wurzel von Iris gewonnenes Pulver, zufügen. Das Potpourri sollte einige Wochen lang in einem luftdicht verschlossenen Gefäß aufbewahrt werden, damit sich die Düfte gleichmäßig verteilen können.
Um ein feuchtes Potpourri herzustellen, muß man über einige Erfahrung verfügen. Es ist auch nicht so schön anzusehen und sollte daher in verschlossenen Gefäßen aufbewahrt werden, deren Deckel durch Löcher luftdurchlässig sind. Die Blütenblätter werden

abwechselnd mit grobem Salz in ein luftdicht verschließbares Gefäß geschichtet. Vor dem Verschließen gibt man einen Teelöffel Zucker und einige Tropfen Aquavit dazu. Das Ganze läßt man dann zwei Monate lang ruhen. Nach Ablauf dieser Zeit werden die Blütenblätter mit ätherischen Ölen und Fixiermitteln vermischt.

Kräuter und Heilpflanzen

GEMEINE SCHAFGARBE

ACHILLEA MILLEFOLIUM

im Volksmund auch: Achillen- oder Soldatenkraut

BESCHREIBUNG
Pflanze: krautartig, wächst bis zu einer Höhe von 60 cm.
Stengel: aufrecht und flaumig.
Blatt: von intensivem Grün, länglich, in viele kleine Blättchen unterteilt, die zwischen den Fingern zerrieben stark nach Kampfer riechen.
Blüte: doldenartig mit kleinen weißen, manchmal auch rosafarbenen Blüten, sehr stark duftend.
Frucht: besteht aus einer kleinen Schale, in der sich kleine schwarze Samen befinden. Sie liegt im Blütenkelch.

VORKOMMEN UND KULTIVIERUNG
Sie wächst wild in jedem Klima, an Wegrändern, auf Wiesen und Weiden oder als Zierpflanze im Garten; sie paßt sich allen grasbewachsenen Böden an. Die Vermehrung erfolgt im Frühjahr durch Samen.

VERWENDBARE TEILE
Blüten und Blätter.

SAMMELZEIT
Blätter von Juni bis einschließlich September, Blüten unmittelbar nach dem Aufblühen zwischen Juli und August. Zum Trocknen die gesamte Pflanze zu Beginn der Blütezeit pflücken.

AUFBEWAHRUNG
Die Stengel getrocknet an einem luftigen und schattigen Ort in Gläsern oder Holzdosen.

GESCHICHTE UND LEGENDE
Der Name Achillenkraut geht auf die griechische Mythologie zurück. Der Zentaur Chiron hatte Achill die therapeutischen Eigenschaften dieser Pflanze verraten, der sie dann als Wundkraut für seine Soldaten vor den Mauern Trojas benutzte. Die blutstillende Wirkung des Krautes, das Dioskurides „Soldatenkraut" nannte, stand noch im Mittelalter im Vordergrund. Damals glaubte man auch, daß sein Geruch vor der Pest schütze. Die Chinesen benutzten die Schafgarbe für wahrsagerische Zwecke: Das Buch *I Ging* ist auch unter dem Namen „Orakel des Achillenkrautstengels" bekannt. In Deutschland und in Italien wurde Schafgarbe zur Konservierung und Aromatisierung von Wein verwendet, indem man blühende Zweige in die Fässer gab.

GESUNDHEIT
Der heiße Aufguß (3 g getrocknete Blätter auf 1 dl Wasser) ruft Schweißausbrüche hervor und ist daher ein ausgezeichnetes Mittel gegen Fieber und Erkältungskrankheiten. Ein Breiumschlag aus kleingehackten Blättern heilt Wunden; mit einem leichten Aufguß (8 g Blätter auf 1 dl Wasser) läßt sich eine Wunde säubern oder bei Zahnschmerzen gurgeln.

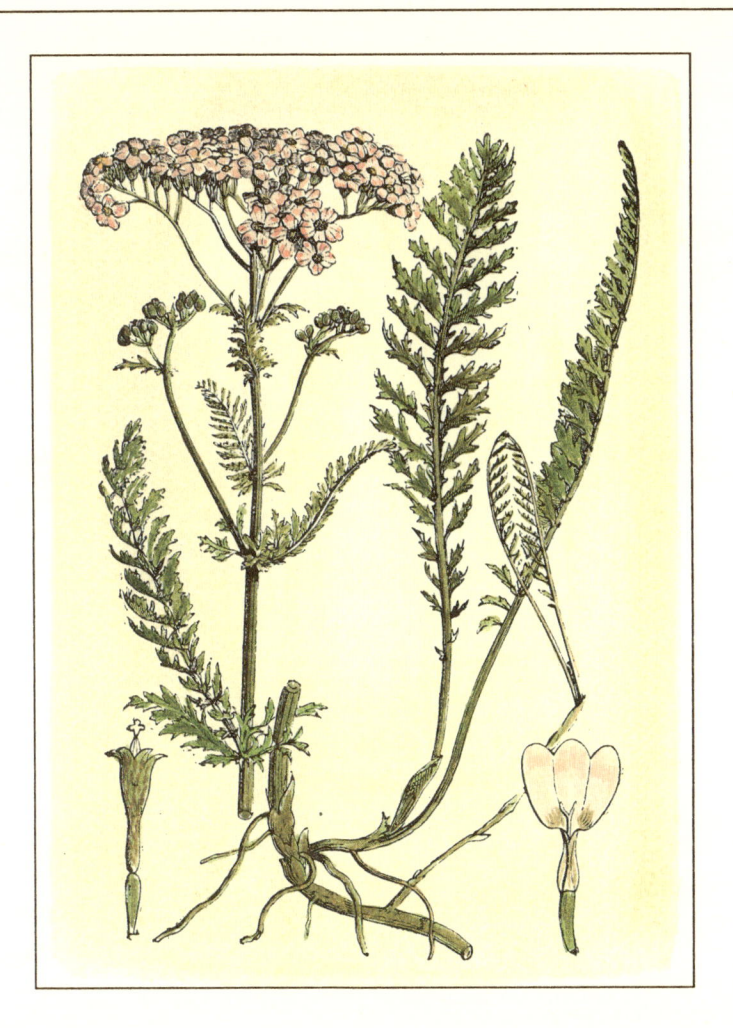

SCHAFGARBE

KOSMETIK
Für ein belebendes Bad oder eines mit abschwellender Wirkung für empfindliche Haut eine oder zwei Handvoll getrockneter Blüten und Blätter ins Badewasser geben. Der Absud (5 g der sehr fein zerkleinerten Pflanze auf 1 dl Wasser) kann täglich zum Einreiben der Kopfhaut verwendet werden. Er regt das Haarwachstum an.

KÜCHE
Zerkleinerte zarte Blätter der Schafgarbe verleihen Salaten einen angenehmen, etwas säuerlichen Geschmack.

Folgendes Rezept ergibt einen köstlichen Aperitif: 10 g Achillenkrautblüten und ein wenig Zitronenschale in einen Liter Roséwein geben und 10 Tage ruhen lassen. Dann die Flüssigkeit filtern und als erfrischenden Aperitif servieren.

KLASSISCHE KRÄUTER UND HEILPFLANZEN

KNOBLAUCH
ALLIUM SATIVUM

BESCHREIBUNG
Pflanze: krautartig, wächst bis zu einer Höhe von 50 cm.
Wurzel: in Zehen aufgeteilte Knolle mit kleinen Würzelchen.
Stengel: glatt, schalenförmig gegliedert.
Blatt: schmal und langgestreckt; umschließt im unteren Teil den Stengel.
Blüte: am oberen Teil des Stengels zu einer weißlichen Scheindolde vereint; dazwischen befinden sich kleine Brutzwiebeln. Sie fallen zu Boden und bilden die neuen Pflanzen.

VORKOMMEN UND KULTIVIERUNG
Diese Knoblauchart findet man nicht wild. Für den Gemüsegarten setzt man die Zehen am Ende des Winters in sonnigen Beeten aus.

VERWENDBARE TEILE
Die Knolle.

SAMMELZEIT
Die Knolle wird im Sommer, wenn die übrige Pflanze vertrocknet ist, aus dem Boden geholt.

AUFBEWAHRUNG
Die gesäuberten Knollen werden zu Zöpfen geflochten an trockenen Orten aufgehängt.

GESCHICHTE UND LEGENDE
Der Knoblauch kommt ursprünglich aus den asiatischen Wüstengebieten. Schon vor 5000 Jahren wurde er von den Sumerern verwendet. Bei den alten Ägyptern war er bereits Teil der Volksnahrung und eine Opfergabe für die Götter, während Priestern sein Verzehr verboten war. Dem Bericht des griechischen Geschichtsschreibers Herodot zufolge verschlang beim Bau der Cheobspyramide allein die Versorgung der Arbeiter mit Zwiebeln, Rettich und Knoblauch einen Millionenetat. Nach Plinius leisteten die Ägypter bei Knoblauch und Zwiebel ihre Eide. Bei den Griechen und Römern gehörte die Knolle zur täglichen Nahrung der Soldaten und Fischer, denn man war davon überzeugt, daß sie die körperliche Kraft stärken und die kämpferischen Qualitäten steigern könne. Volkstümlicher Aberglaube schrieb dem Knoblauch die Fähigkeit zu, vor dem Bösen Blick, dem Biß von Vampiren und vor Krankheiten zu bewahren (unter anderem Irrsinn), für die man böse Geister verantwortlich machte. Auf dem Land hängte man daher früher Kindern und Tieren Ketten aus Knoblauch um den Hals, um sie nachts vor Geistern zu schützen. Wegen seiner desinfizierenden und kräftigenden Wirkung wird Knoblauch heute noch sehr geschätzt. Gegen seinen durchdringenden Geruch helfen Petersilie oder Pfefferminz.

GESUNDHEIT
Knoblauch ist eins der wirkungsvollsten natürlichen Desinfektionsmittel. In Speisen verwendet, befreit er Magen und Darm von den am meisten verbreiteten Bakterien, schützt vor Halsschmerzen und Krankheiten der Atemwege. Einige Zehen mit wenigen Eßlöffeln

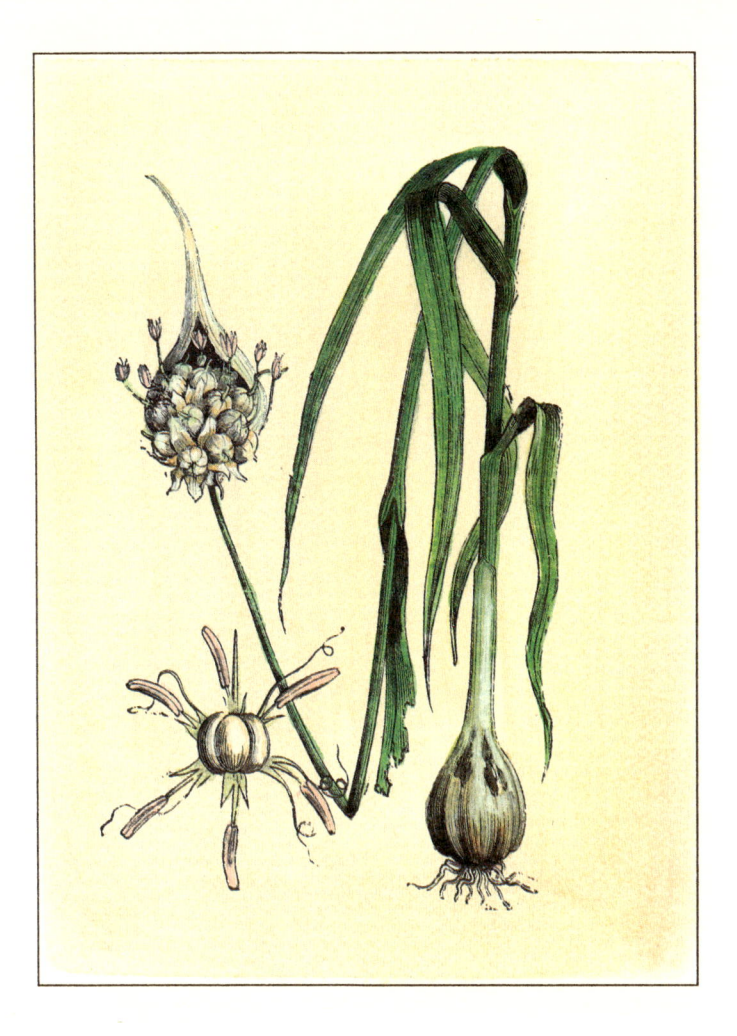

Wasser im Mörser zu Brei zerstampft und auf sterilen Verbandmull aufgetragen, sind ein wirksames Mittel gegen Warzen und Schwielen.

KOSMETIK
In die Kopfhaut einmassiert hilft Knoblauch gegen Haarausfall und Schuppen. Der starke Geruch ist allerdings ein Nachteil.

KÜCHE
Knoblauch eignet sich für zahlreiche gekochte Speisen und Salate. Zu feinem Brei zerstampft in Mayonnaise paßt er vorzüglich zu Fischgerichten.

RATSCHLÄGE FÜR HAUS UND GARTEN
Auch im Gartenbau kann der vielseitige Knoblauch angewendet werden. Durch seinen hohen Anteil an ätherischem Öl schützt er (pulverisiert und lose darumgestreut) junge Rosenstöcke vor Maulwürfen, schädlichen Insekten und Vögeln.

KLASSISCHE KRÄUTER UND HEILPFLANZEN

GEMEINER ACKERMENNIG

AGRIMONIA EUPATORIA

im Volksmund auch: Zehrkraut, Hawermünnkraut

BESCHREIBUNG
Pflanze: krautartig, mehrjährig, erreicht eine Höhe von ca. 60 cm.
Stengel: aufrecht, zylindrisch, behaart.
Blatt: graugrün, gesägt und behaart.
Blüte: fünf gelbe Blütenblätter, ährenförmig zusammengefaßt.
Frucht: besteht aus einem konischen Samen pro Blüte, der bis zur Keimung im Blütenkelch bleibt.

VORKOMMEN UND KULTIVIERUNG
In allen gemäßigten Zonen, besonders auf lehmhaltigen, trockenen Böden in sonnigen Lagen, vorzugsweise an Straßen- und Wegesrändern. Die Vermehrung erfolgt im Frühling durch Aussaat.

VERWENDBARE TEILE
Blüten und Blätter.

SAMMELZEIT
Die Blätter im Frühjahr und frühen Sommer, vor der Blüte. Die Blüten im Spätsommer. Man schneidet die Ähre unterhalb der Blüten ab.

AUFBEWAHRUNG
Blüten und Blätter werden an einem schattigen, luftigen Ort getrocknet und in Gläsern aufbewahrt.

GESCHICHTE UND LEGENDE
Einige Experten leiten die botanische Bezeichnung *Agrimonia* aus der Zusammensetzung des lateinischen Wortes für Feld, *ager, agri*, und dem griechischen Wort *monios*, „wild", her. Beide Begriffe weisen auf den Ort hin, an dem die Pflanze wächst. Andere führen den Namen dagegen auf *argemon* zurück, das griechische Wort für eine Augenkrankheit, die man glaubte, mit dieser Pflanze heilen zu können. *Eupatoria* stammt von Mithridates Eupator, dem an Pflanzenkunde interessierten König von Pontus, der diese Pflanze angeblich als erster in der Medizin anwandte.
Heute wird der Gemeine Ackermennig nur noch selten in der Pflanzenmedizin verwendet. Früher glaubte man unter anderem, daß er Leber- und Augenkrankheiten sowie den Verlust des Gedächtnisses heilen könne. Der Aufguß, ein wirksames Mittel gegen Heiserkeit, wird seit jeher von Schauspielern und Opernsängern geschätzt.

GESUNDHEIT
Ein Aufguß von Ackermennigblättern, der übrigens auch ein delikat duftendes Getränk ist, verschafft Linderung bei anhaltendem Husten und Heiserkeit. Der Gemeine Ackermennig eignet sich auch für einen belebenden, stärkenden und aromatischen Kräutertee, wohltuend besonders für Genesende.

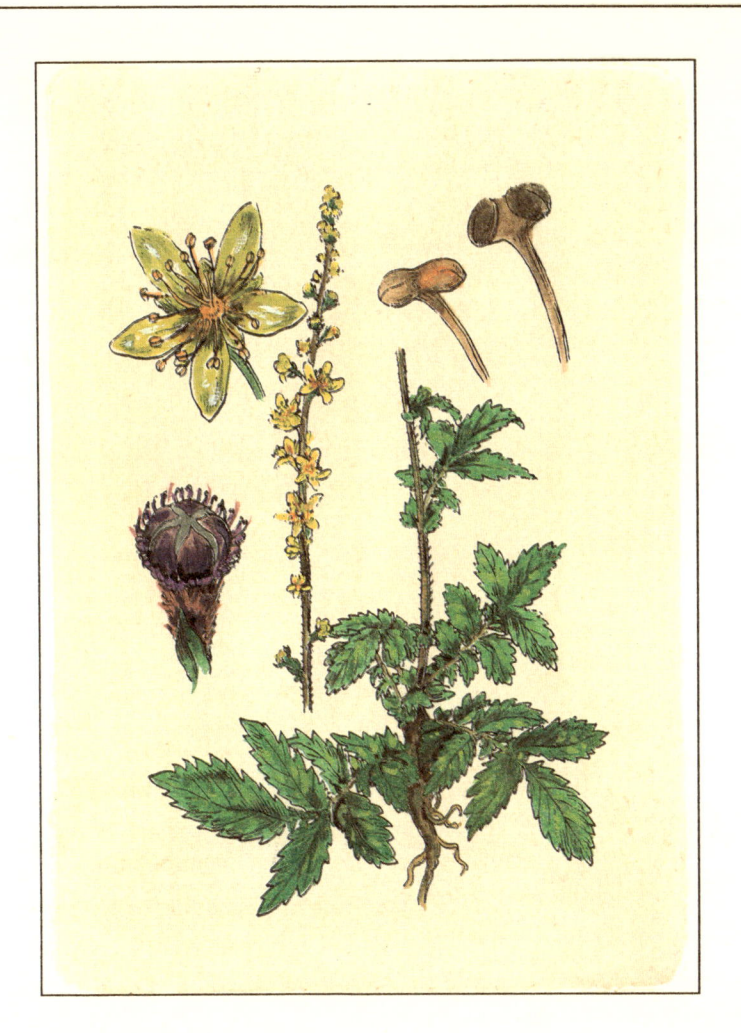

RATSCHLÄGE FÜR HAUS UND GARTEN

Die Blüten und Blätter des Gemeinen Ackermennigs eignen sich wegen ihres delikaten Duftes besonders gut als Zutaten für Potpourris. Wer gerne auf frisch duftenden Kissen schläft, sollte in die Überzüge mit Ackermennig und Waldmeister gefüllte Säckchen stecken. Solche Säckchen aus Großmutters alten Spitzen, mit bunten Seidenbändern zugebunden und im Kleiderschrank aufgehängt, verleihen der Wäsche einen angenehmen Duft.
Auch Wolle kann mit Ackermennig gefärbt werden; wenn dazu ein eisenhaltiges Beizmittel verwendet wird, ergibt sich ein schönes Graubraun. Man läßt ungefähr 200 g von dieser Pflanze drei Stunden lang kochen. In der Zwischenzeit gibt man die in dünne Stränge geteilte Wolle in ein aus 4 g Eisen und 7 g Weinstein pro 100 g Wolle hergestelltes Beizmittel. Nach drei Stunden wird die gebeizte Wolle dann in das Färbwasser getaucht und ganz langsam zum Kochen gebracht. Wenn die Wolle den gewünschten Farbton hat, nimmt man sie heraus und wäscht sie unter kaltem Wasser aus.

KLASSISCHE KRÄUTER UND HEILPFLANZEN

GEMEINER FRAUENMANTEL

ALCHEMILLA VULGARIS

im Volksmund auch: Herrgottsmäntelein, Regendächle, Taufänger

BESCHREIBUNG
Pflanze: krautartig, wächst bis zu einer Höhe von 40 cm.
Stengel: fleischig, mit oberirdischem Erdsproß, dem kleine Wurzel entspringen.
Blatt: fächerförmig mit gesägten Rändern, wächst mit langem Stengel direkt aus dem Erdsproß.
Blüte: sehr klein, von grün-gelblicher Färbung, bilden zu mehreren einen Blütenstand.
Frucht: ein oder mehrere im Blütenkelch eingeschlossene Samen.

VORKOMMEN UND KULTIVIERUNG
Frauenmantel wächst auf sonnigen Wiesen und Weiden vom Tiefland bis in Gebirge. Er gedeiht wild, doch kann man ihn auch im Spätsommer auf feuchten Böden in sonniger Lage aussäen. Zur Vermehrung können auch im Herbst die Wurzeln geteilt werden.

VERWENDBARE TEILE
Die Blätter.

SAMMELZEIT
Blätter ohne Stiele von Mai bis August.

AUFBEWAHRUNG
Die Blätter werden an einem schattigen Ort ausgebreitet getrocknet. In Papiertüten oder Dosen aufbewahren.

GESCHICHTE UND LEGENDE
Der botanische Name dieses Krauts hat seinen Ursprung in volkstümlichen Vorstellungen von Alchemie und Magie. Der Legende nach gingen einst die Alchemisten bei Sonnenaufgang hinaus, um den frischen Tau, der sich im Kelch des Blattes gesammelt hatte, in kostbaren Ampullen aufzufangen. In volkstümlicher Symbolik steht die Pflanze, die den lebensspendenden Tau (auch als Tränen des Himmels gedeutet) auffängt, für die weibliche Fruchtbarkeit oder ganz allgemein für Schönheit und Fruchtbarkeit. Ihr wurde auch Schutzwirkung gegen bösartige Kreaturen und Dämonen zugeschrieben.

GESUNDHEIT
Der Frauenmantel wurde früher gegen Magen- und Darmkatarrhe und als besonders wirksames Wundheilmittel verwendet. Seine entzündungshemmenden Eigenschaften lassen sich nutzen, indem man Mullbinden mit einem Aufguß aus den Blättern (10 g auf 1 dl Wasser) tränkt und sie auf die entzündete Haut oder ein Furunkel legt, um den Eiter herauszuziehen. Im letzteren Fall können auch die für einige Minuten in kochendes Wasser getauchten frischen Blätter (nachdem sie abgekühlt sind) als Breiumschlag direkt auf das Furunkel aufgelegt werden. Der Aufguß (10 g auf 1 dl Wasser) ist auch als entzündungshemmender Badezusatz verwendbar. Mundspülungen mit einem Aufguß von Frauenmantel helfen bei Hals- und Zahnschmerzen.

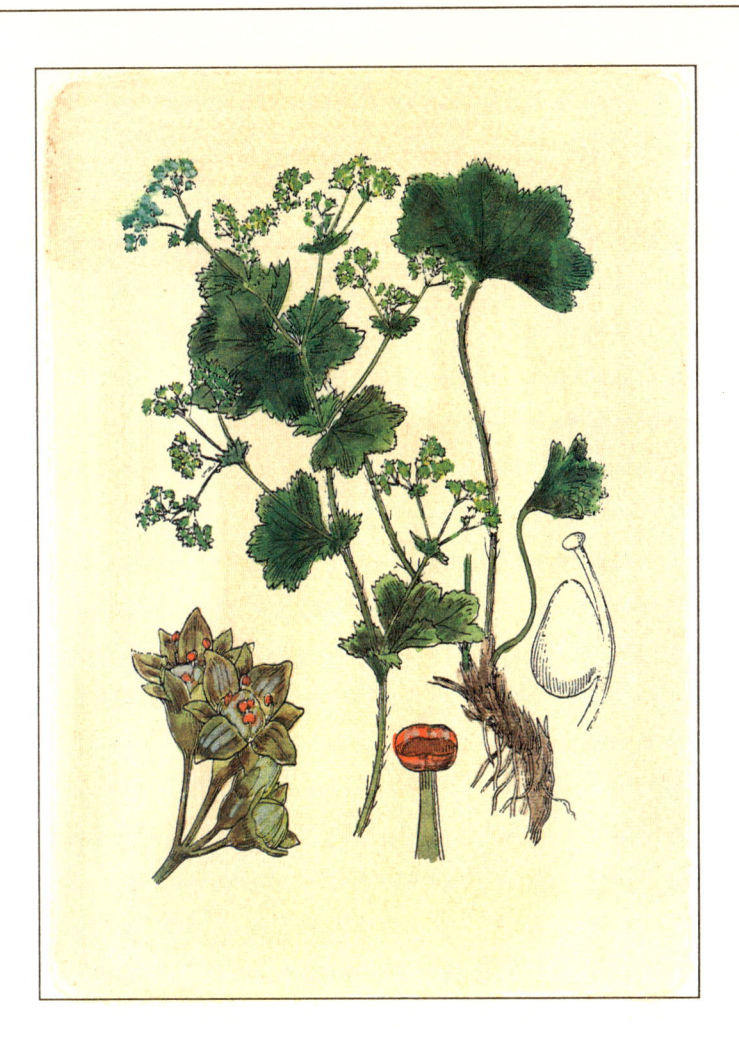

FRAUENMANTEL

KOSMETIK
Der Saft aus den Blättern des Frauenmantels ist, direkt auf die Haut aufgetragen, ein gutes Tonikum, besonders für fettige Haut. Ein Aufguß ergibt ein weniger konzentriertes Tonikum.

KÜCHE
Die Verwendungsmöglichkeiten dieses Krautes in der Küche sind recht begrenzt: Junge, frische Blätter verleihen Salaten eine ungewohnte Geschmacksnote.

LORBEER
LAURUS NOBILIS

BESCHREIBUNG
Pflanze: immergrüner Strauch, der eine Höhe von mehreren Metern erreichen kann.
Stamm: hölzern, mit glatter Rinde, jüngere Zweige sind grün.
Blatt: von dunkelgrüner Farbe, länglich-oval, ledern, mit wellenförmigem Rand.
Blüte: sie sprießt zwischen Blatt und Zweig; ist von hellgelber Farbe.
Frucht: schwärzlich, äußerlich einer kleinen Olive ähnlich.

VORKOMMEN UND KULTIVIERUNG
Er wächst im gesamten Mittelmeergebiet wild in Wäldern und in der Macchia. Er eignet sich auch als Kübelpflanze und kann zwischen Juli und August durch Stecklinge vermehrt werden.

VERWENDBARE TEILE
Blätter und Früchte.

SAMMELZEIT
Die Blätter das ganze Jahr über, die reifen Früchte im Herbst.

AUFBEWAHRUNG
Die Blätter werden - wenn nicht frisch verbraucht - an einem luftigen Ort getrocknet, die Beeren bei niedriger Temperatur im Ofen getrocknet und in Gläsern aufbewahrt.

GESCHICHTE UND LEGENDE
In der Antike wurde der Lorbeer zum Symbol der Ehre, denn der Legende nach war die Nymphe Daphne um ihrer Ehre willen auf der Flucht vor dem verliebten Gott Apoll in einen Lorbeerbaum verwandelt worden. Der Baum war zugleich Symbol der Freude und des Friedens. Man hielt ihn für die nobelste aller Pflanzen, weil nicht einmal ein Blitz ihm etwas anhaben konnte. Aus diesem Grund wurde der Lorbeer im alten Rom in den kaiserlichen Gärten angepflanzt. Die römischen Kaiser wanden sich bei Triumphzügen und Zeremonien einen Lorbeerkranz ums Haupt und trugen ihn wie eine kostbare Krone. Dieser Brauch setzte sich bis ins Mittelalter und in die Renaissance fort, doch wurden nun nicht mehr Herrscher mit Lorbeer gekrönt, sondern Dichter und Schriftsteller. In England, Frankreich und Italien lebt die Ehrung mit Lorbeer noch in Namen akademischer Titel fort.

GESUNDHEIT
Bei Rheuma und Muskelzerrungen ist eine ölige Tinktur mit Lorbeer wirksam. Dafür legt man 20 g Beeren fünf Tage lang in Olivenöl ein. Mit dieser Tinktur massiert man dann die schmerzenden Stellen. Ein entspannendes, die Schweißbildung reduzierendes Fußbad erhält man, wenn man eine Handvoll Lorbeerblätter in sehr heißes Wasser gibt.
Es gilt darauf zu achten, den Lorbeerbaum nicht mit dem sehr ähnlichen, ausgesprochen giftigen Kirschlorbeer zu verwechseln. Er hat größere, glänzende Blätter und wird häufig in Gärten als Hecke angepflanzt.

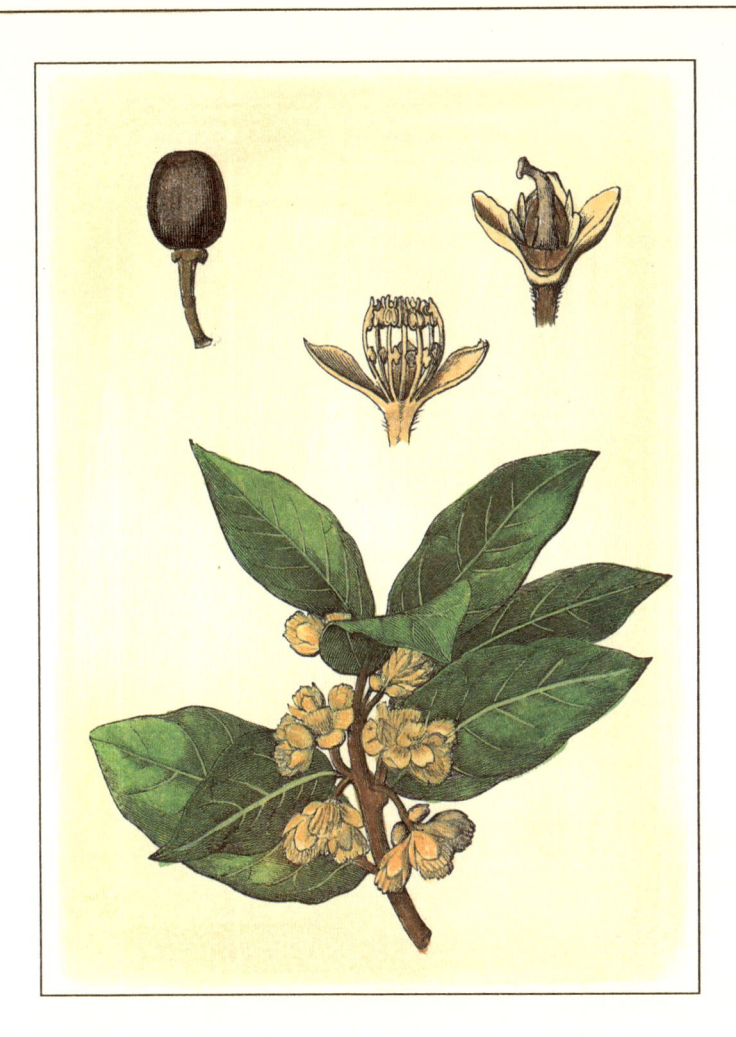

KÜCHE
Mit zwei Thymianzweigen, Oregano, einem Sträußchen Petersilie und einem Lorbeerblatt stellt man ein *Bouquet garni* her, aber darüber hinaus werden Lorbeerblätter unter anderem zum Aromatisieren und Konservieren von Marinaden, Fleisch, Patés und getrockneten Feigen verwendet.

RATSCHLÄGE FÜR HAUS UND GARTEN
Ein paar Lorbeerblätter im Vorratsschrank halten Insekten, vor allem Samenkäfer fern.

KLASSISCHE KRÄUTER UND HEILPFLANZEN

ENGELWURZ
ANGELICA ARCHANGELICA

BESCHREIBUNG
Pflanze: krautartig, wächst bis zu einer Höhe von 2 m.
Wurzel: fleischig bis schwammig.
Stengel: gerillt, markig-röhrig, oben verzweigt.
Blatt: grün, gefiedert in kleine gezackte und glatt-glänzende Blättchen.
Blüte: gelb-grünlich gefärbt, in kleinen Dolden angeordnet, die wiederum vereint eine große Dolde bilden.
Frucht: besteht aus zwei mit drei Kämmen ausgestatteten Samen.

VORKOMMEN UND KULTIVIERUNG
Die Pflanze stammt ursprünglich aus dem Norden Europas, wild wachsend findet man sie jedoch häufiger in kontinentalem Klima. Sie kann gegen Ende des Sommers in einem humosen, feuchten Boden flach ausgesät werden, wobei die Samen ziemlich nah an der Erdoberfläche bleiben sollten. Wildwachsend sät sich die Pflanze selbst aus, indem die Samen zu Boden fallen.

VERWENDBARE TEILE
Die gesamte Pflanze.

SAMMELZEIT
Die Wurzeln im Herbst, die Blätter vor der Blüte der Pflanze und die Früchte, sobald sie völlig ausgereift sind.

AUFBEWAHRUNG
Wurzeln und Früchte in der Sonne trocknen und anschließend die ersteren in Leinensäckchen, letztere in Gläsern aufbewahren. Die Blätter an einem luftigen Ort trocknen und in Stoffsäckchen aufbewahren.

GESCHICHTE UND LEGENDE
Engelwurz ist eine süßlich duftende Pflanze par excellence, ihre von Nektar überquellenden Blüten werden ständig von Bienen besucht. Heute nutzt man die Pflanze daher vor allem für die Duftherstellung und in der Kochkunst, während sie in der Vergangenheit üblicherweise als Heilpflanze galt; man hielt Engelwurz für ein Mittel gegen jegliches Übel. In alten Herbarien und Traktaten wird sie „Wurzel des Heiligen Geistes" und „Engelskraut" genannt: Man glaubte in der Tat, der Erzengel Michael habe das Kraut geheiligt, weshalb es angeblich die Macht besaß, vor bösem Zauber und Geistern zu schützen. Kräuterkundler des 16. Jahrhunderts waren der Ansicht, Engelwurz sei das wirksamste Mittel gegen die Pest. Als diese Krankheit weit verbreitet war, empfahlen sie, an einer in Essig getauchten Wurzel der Pflanze zu riechen, um sich vor Ansteckung zu schützen. Ein Engel soll einem Eremiten das Wissen über dieses Heilmittel überbracht haben.
In den Ländern Nordeuropas wurden dem Mehl in Zeiten von Hungersnöten zum Brotbacken gemahlene Wurzeln der Pflanze beigegeben.
Auch den Duft dieser Pflanze wußte man zu nutzen: Vor allem zur Zeit der Renaissance

ENGELWURZ

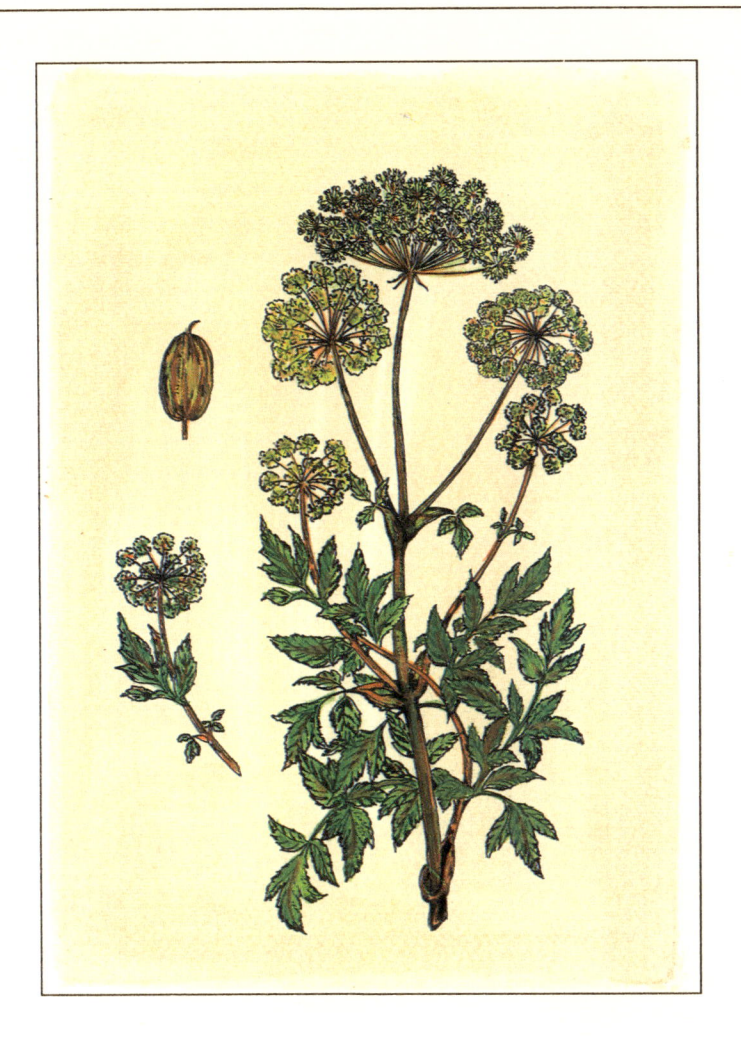

wurden die Blätter der Engelwurz verbrannt – nicht nur, um den Duft zu genießen, sondern auch, um Räume zu desinfizieren. Das Kraut war einer der Bestandteile eines parfümierten Wassers, mit dem man Wäsche wusch. In einem großen Kochtopf stellte man einen hochkonzentrierten Aufguß aus verschiedenen aromatischen Kräutern her (Engelwurz, Rosmarin, Melisse, Lorbeer) und vermischte ihn dann mit Wasser im irdenen Waschgefäß, in dem die Wäsche ausgewaschen wurde.

GESUNDHEIT
Ein Täßchen vom Aufguß der Engelwurz (2 g auf 1 dl Wasser), vor oder nach dem Essen, kann appetitanregend wirken oder für eine bessere Verdauung sorgen. Engelwurz ist daher eine wichtige Zutat für Liköre, die vor allem von Mönchen hergestellt werden. Erinnert sei hier nur an den berühmten *Chartreuse*.
Ein heißer Tee aus 1,5 g Engelwurzsamen pro dl Wasser bringt den Körper zum Schwitzen und ist daher gegen Erkältung und Bronchitis wirksam. Der gut gefilterte und im oben genannten Verhältnis zubereitete Aufguß aus Engelwurzsamen wirkt als Packung auf müden Augen entspannend.
Personen, die keinen Zucker zu sich nehmen dürfen, wird vom Verzehr der Engelwurz in jeglicher Form abgeraten.

KOSMETIK

Ein Aufguß aus Engelwurzsamen oder -wurzeln (1,5 g auf jeden dl Wasser) kann als erfrischendes Reinigungsmittel für die Haut dienen. Man trägt es entweder direkt oder mit einem Wattebausch auf. Engelwurz gehört zu den Hauptbestandteilen eines Duftwassers, das unter dem Namen *Wasser der Karmeliterinnen* bekannt ist; ein Destillat aus Orangenblüten und Alkohol, zahlreichen Gewürzen und Melisse, Koriander und Zitronenschale. Im 16. Jahrhundert wurde es zum ersten Mal in einem französischen Karmeliterkloster hergestellt.

KÜCHE

Die frischen Blätter eignen sich zum Aromatisieren von gekochtem Obst oder Fischgerichten. Der frische Stengel muß dazu erst von der ihn umgebenden bitteren Membran befreit und anschließend fein gehackt werden. Gering dosiert verleiht er Marmeladen und Konfitüren einen aromatischen Geschmack.

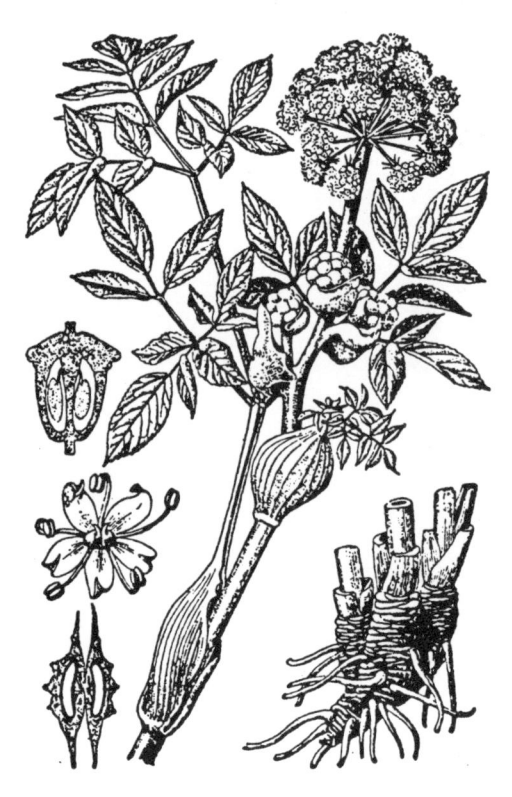

Hier ein ganz einfaches Rezept für ein Engelwurzelixir, das sich sowohl durch seine verdauungsfördernden Eigenschaften als auch durch seinen angenehmen Geschmack auszeichnet. Dazu läßt man 50 g feingehackte Wurzel der Pflanze 20 Tage lang in 1/2 Liter Alkohol ziehen. Der Aufguß sollte zwei- bis dreimal am Tag geschüttelt werden. Nach Ablauf der Zeit gibt man einen Zuckersirup hinzu (1/2 Liter Wasser auf 250 g Zucker, einige Minuten lang kochen lassen).

Die jungen Blattzweige der Engelwurz können zu Beginn des Sommers gepflückt und kandiert als Dekoration für Torten verwendet werden. Nachdem man sie abgeschnitten hat – sie sollten nicht zu lang sein – werden sie einige Sekunden in kochendes Wasser gehalten, um die bittere Außenhaut entfernen zu können. Dann läßt man sie so lange kochen, bis sie leuchtend grün geworden sind. Anschließend gießt man die Flüssigkeit ab und fügt einen Zuckersirup aus Zucker und Wasser in gleichen Teilen hinzu. Man läßt alles eine weitere halbe Stunde kochen und dann ruhen. Am nächsten Tag den Sirup abgießen, noch einige Minuten lang aufkochen und erneut über die Engelwurzzweige geben. Dieser Vorgang wird einige Tage lang so oft wiederholt, bis der Sirup vollständig aufgesogen ist. Dann streut man noch mehr Zucker über die kandierten Zweige und läßt sie, durch ein Tuch vor Fliegen geschützt, auf einem Rost trocknen. Wenn sie vollständig trocken sind, bewahrt man sie in einem gut verschlossenen Glas zwischen Butterbrotpapier auf.

Frische Blätter verleihen auch Weichkäse ein apartes Aroma. Für einen delikaten Käsekuchen vermischt man 3 Eier, 1 EL junge, gehackte Engelwurzblätter, 220 g Weichkäse, 75 g Zucker, 5 g Sultaninen und 1 Eßlöffel Zitronensaft miteinander und gibt die Masse in eine mit Mürbeteig ausgekleidete feuerfeste Form. Im Ofen bei 180° C ungefähr eine halbe Stunde lang backen. Dann sollte die Käsemasse fest geworden sein. Abkühlen lassen und servieren.

RATSCHLÄGE FÜR HAUS UND GARTEN

Die aromatischen Engelwurzblätter ergeben zusammen mit anderen Essenzen, die je nach Geschmack ausgewählt werden, ein angenehm frisches Potpourri.

KLASSISCHE KRÄUTER UND HEILPFLANZEN

BITTERORANGE
CITRUS AURANTIUM

BESCHREIBUNG
Pflanze: ein Baum, der mehrere Meter hoch werden kann.
Stamm: holzig; die jungen Äste sind grün und dornig.
Blatt: von leuchtendem Grün, oval, leicht zugespitzt, mit zwei kleinen Flügeln am Blattstengel; zwischen den Fingern zerrieben stark duftend.
Blüte: sehr stark duftend, weiß, aus fünf Blütenblättern zusammengesetzt, isoliert oder zu mehreren zwischen den Blättern angeordnet.
Frucht: kugelförmig, mehr oder weniger eingedrückt, mit sehr runzliger Schale, erst grün, dann orangefarben. Das Fruchtfleisch befindet sich unter einer dichten, weißlichen Haut.

VORKOMMEN UND KULTIVIERUNG
Sie wächst nicht wild, wird aber fast überall im milden Klima des Mittelmeerraumes angebaut. Die Vermehrung erfolgt durch Stecklinge, die im Frühling unter eine Glasglocke gesetzt werden.

VERWENDBARE TEILE
Die Blüten, Blätter und Früchte.

SAMMELZEIT
Die Blüten und Blätter im Frühjahr bis Sommer, die Früchte, bevor sie vollständig ausgereift sind, noch in grünem Zustand.

AUFBEWAHRUNG
Alle Teile an einem schattigen, luftigen Ort trocknen, um Schimmelbildung zu vermeiden. Anschließend in Papiertüten oder Holzdosen aufbewahren; die Blüten vorzugsweise in Porzellanbehältern.

GESCHICHTE UND LEGENDE
Der Baum mit den „goldenen Äpfeln", der die Conca d'Oro, die Ebene um Palermo berühmt gemacht hat und sie mit seinem Duft erfüllt, stammt ursprünglich aus den tropischen Zonen Asiens. Die Araber führten die Pflanze im Hochmittelalter, zur Zeit ihrer Eroberungen, ins westliche Mittelmeer ein. Allerdings war die Orange schon den alten Römern bekannt. Ihr italienischer Name, Arancia, verweist noch auf den orientalischen Ursprung dieser Pflanze; er leitet sich aus dem persischen Wort *narang* ab. Ursprünglich wurde die Bitterorange – von den Medici zum Symbol ihres Wappens erkoren und später, zur Zeit Ludwigs XIV. in den Orangerien von Versailles in Kübeln gepflanzt – wegen ihrer duftenden Blüten (die man in der Parfumherstellung und zum Würzen verwendete) und der aromatischen Schale wegen geschätzt. Die schöne Frucht der Sorte *Citrus vulgaris* mit ihrem süß-sauren, an Vitamin C reichen Fruchtfleisch ist zu einem festen Bestandteil unserer Nahrung geworden. Doch in der Heilpflanzenkunde ist der Gebrauch der Bitterorange üblich, von der hier die Rede ist. Die Bitterorange wird vor allem in Südfrankreich angebaut. Sie dient zur Herstellung von Kosmetika, auch auf industrieller Ebene. So nutzt man das Destillat der Blüten beispielsweise für Parfum.

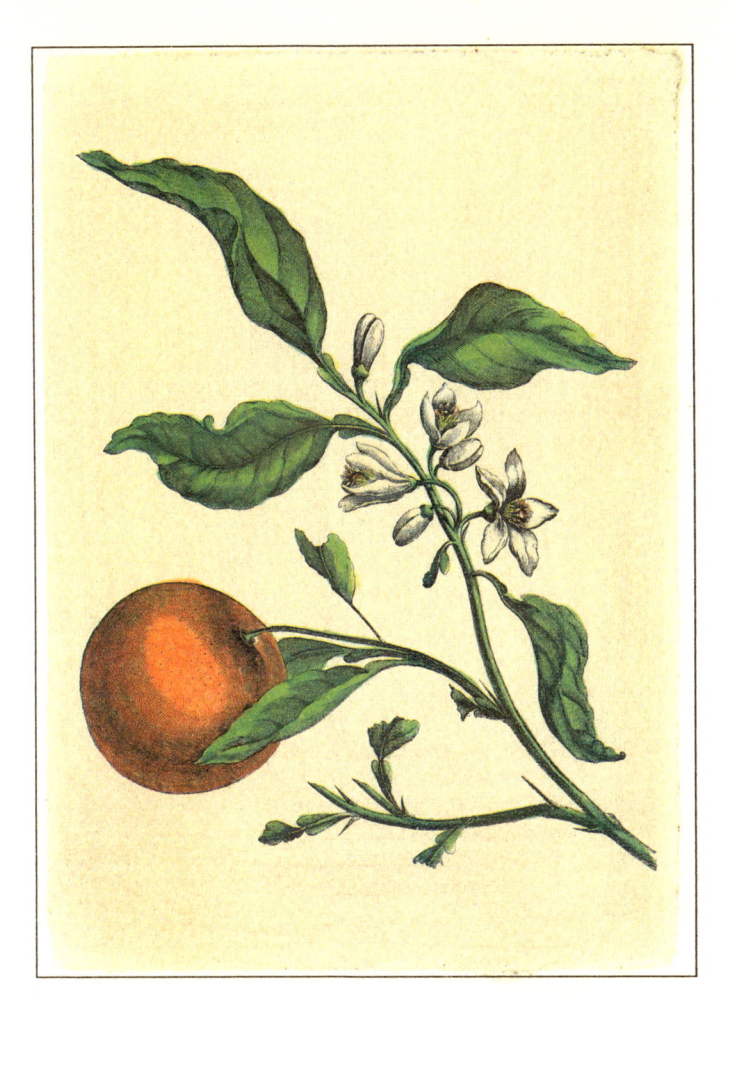

BITTERORANGE

GESUNDHEIT
Blätter wie Blüten der Bitterorange haben beruhigende Eigenschaften und werden vor allem für Kinder als Schlafmittel verwendet. Dazu vor dem Schlafengehen eine Tasse Orangenblütenaufguß trinken (2 g auf 1 dl Wasser).
„Neroliöl", ein Destillat aus den Blüten der wilden Orange und in jedem Spezialgeschäft erhältlich, wird gerne in der Aromatherapie verwendet. Es beruhigt angespannte Nerven. Ein mit einigen Tropfen Neroliöl angereichertes heißes Bad zu nehmen, wirkt nach einem anstrengenden Tag wegen seiner aromatischen Dämpfe, die durch Nase und Haut aufgenommen werden, äußerst entspannend. Man kann mit Sojaöl verlängertes Neroliöl auch für Massagen verwenden.
Ein Aufguß aus der getrockneten Schale oder den Blättern (2 g auf 1 dl Wasser), vor oder nach dem Essen getrunken, erleichtert die Verdauung und hilft bei Magenschmerzen.

KOSMETIK
Man sollte sich den angenehmen Duft der Orangenblüten bei der häuslichen Zubereitung von Schönheitsprodukten zunutze machen. Zum Auswaschen der Haare eine Handvoll getrockneter Blüten in ungefähr 5 dl kochendes Wasser geben. Das Ganze filtern und mit Wasser zum Auswaschen der Haare vermischen. Orangenblüten sind auch Bestandteil für

ein Tonikum, das erfrischend und leicht adstringierend auf die Haut wirkt und sie samtig weich macht: Man vermischt dafür vier Eßlöffel destilliertes Hamameliswasser mit vier Eßlöffeln Zitronensaft und gibt vier Eßlöffel Orangenblütenwasser und einige Tropfen Zitronenöl hinzu. Das Tonikum wird in einer Flasche aufbewahrt und muß vor Gebrauch kräftig geschüttelt werden.

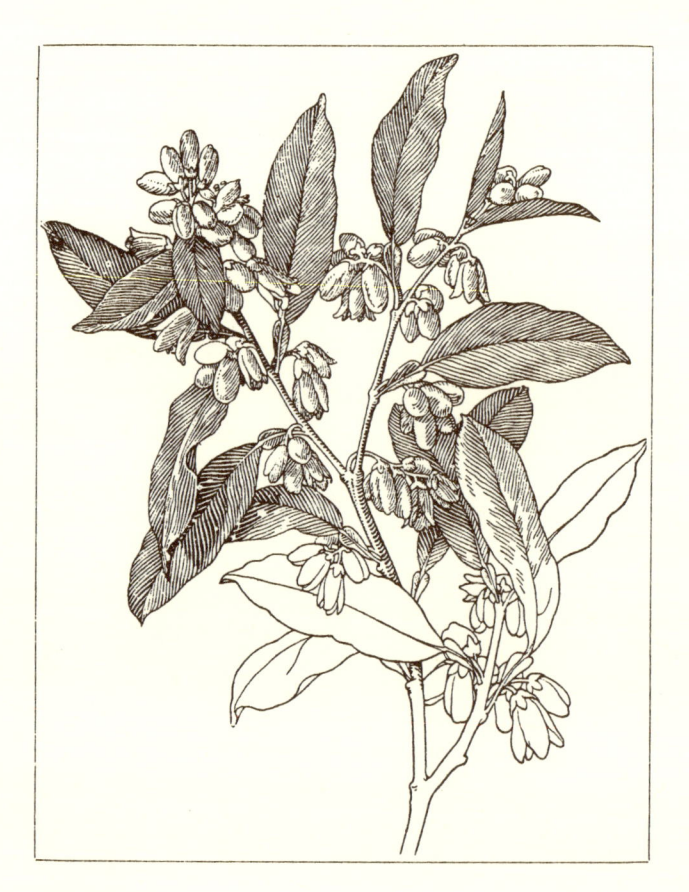

KÜCHE

Die Bitterorange wird wegen ihres sauren Geschmacks nicht verzehrt. Doch gerade wegen dieser Säure ist sie unter Hinzufügung größerer Zuckermengen bestens für die Zubereitung von kandierten Früchten und Marmelade geeignet. Zur Herstellung von Marmelade kocht man die Orangen zunächst in Wasser weich. Anschließend legt man sie für zwei Tage in kaltes Wasser, das häufig gewechselt wird. Dann schneidet man sie in horizontaler Richtung von der Mitte aus in Scheiben, wobei darauf zu achten ist, daß sämtliche Kerne entfernt werden. Anschließend läßt man sie ohne Wasser mit 150 g Zucker pro 100 g Orangen bei niedriger Hitze kochen, bis eine streichfähige Marmelade entsteht.

Das Rezept für kandierte Engelwurzstiele ist auch für kandierte Orangen, ebenfalls eine gute Tortendekoration, geeignet.

RATSCHLÄGE FÜR HAUS UND GARTEN

Auch für die Herstellung sogenannter aromatischer Kugeln kann man sich den Wohlgeruch der Bitterorange zunutze machen. Sie verleihen der Wäsche in Schränken und Schubladen einen angenehmen Duft und sind außerdem dekorativ.

Der Gebrauch solcher aromatischen Kugeln läßt sich bis ins 16. Jahrhundert zurückverfolgen: Urspünglich wurden sie aus grauem, mit anderen Zutaten vermischtem Bernstein hergestellt, oder bestanden aus einer silbernen oder goldenen, mit Löchern versehenen Kugel, die kostbare, mit Essenzen vermischte Gewürze enthielt. Zur Herstellung einer über Jahre duftenden aromatischen Kugel sollte man eine Bitterorange nehmen (man kann natürlich auch andere Zitrusfrüchte wählen, doch ist die Bitterorange wegen ihres ausgeprägten Aromas vorzuziehen), und mit einer Nadel Löcher in sie hineinstechen. In jedes Loch steckt man eine Gewürznelke (insgesamt werden etwa 30 g benötigt), oder auch getrocknete Rosenknospen. Um den Duft noch zu verstärken, streut man Zimt, Muskatnuß und aus der Wurzel von Iris gewonnenes Pulver über die Frucht. Wenn man die Kugel als Dekoration aufhängen möchte, läßt man auf der Schale zwei sich kreuzende Streifen frei und bindet ein Samt- oder Seidenband mit einer schönen Schleife herum, an dem man die Kugel dann aufhängen kann.

Orangenschale kann mit vielen anderen Zutaten zu einem Potpourri vermischt werden. Das folgende ist ein ganz besonderes, das sich neben seinem süßen Duft auch noch durch seine warmen Orangefarbtöne auszeichnet: Man vermischt getrocknete Calendulablüten, getrocknete Orangenschalen, 30 g Rosmarin und ein paar Tropfen ätherisches Orangenblüten-, Zitronen- und Mandarinenöl miteinander. Als Fixiermittel kann man 30 g Benzoeharz verwenden.

KLASSISCHE KRÄUTER UND HEILPFLANZEN

WALDMEISTER

GALIUM ODORATUM

im Volksmund auch: Herzfreudeli, Maikraut

BESCHREIBUNG
Pflanze: krautartig, wächst bis zu einer Höhe von 60 cm.
Stengel: vierkantig und glatt.
Blatt: dunkelgrün, lanzettförmig, glatt, in kleinen Kronen um den Stengel herum angeordnet.
Blüte: sternförmig, klein, in kleinen Dolden angeordnet, von weißer Farbe.
Frucht: aus zwei Samen gebildet (Achänen), kugelförmig, von Flaum bedeckt.

VORKOMMEN UND KULTIVIERUNG
Er wächst wild, vorzugsweise in lichten Wäldern häufig als Begleiter von Buchen. Man kann ihn auch im Sommer aussäen, oder kleine Wurzelteile zu jeder Jahreszeit in feuchten Böden im Schatten einpflanzen.

VERWENDBARE TEILE
Blüten und Blätter.

SAMMELZEIT
Er wird zu Beginn der Blütezeit gepflückt, indem man den Stengel wenige Zentimeter über der Erde abtrennt.

AUFBEWAHRUNG
Beim Trocknen der Pflanze darauf achten, daß sie nicht dunkel wird; sie verliert sonst die meisten ihrer Eigenschaften. Sie wird daher vorzugsweise frisch verwendet.

GESCHICHTE UND LEGENDE
Auf Waldspaziergängen begegnet man dieser schönen, aromatischen Pflanze häufig. Man erkennt sie leicht an der kranzförmigen Anordnung ihrer Blätter. In der Vergangenheit wurde sie vor allem dazu benutzt, Wohnräumen und der Wäsche einen angenehmen Duft zu verleihen. Zur Zeit des Hexen- und Aberglaubens sollte Waldmeister auch böse Geister abwehren. In den Ländern Nordeuropas wird mit Waldmeister ein köstliches Getränk zubereitet, die Maibowle".

GESUNDHEIT
Waldmeistertee (2 g auf 1 dl Wasser) ist ein ausgezeichnetes, harmloses Beruhigungsmittel, das sich besonders gut bei jahreszeitlich bedingten Depressionen oder bei Wetterfühligkeit bewährt hat. Es ist zudem wohlschmeckend.

KÜCHE
Eine gekühlt servierte Maibowle ist eine Köstlichkeit, leicht anregend, ein ausgezeichneter Aperitif. Aus einer Flasche trockenem Weißwein bereitet man einen Aufguß mit zehn Waldmeisterstengeln und einem Teelöffel Zucker zu. Man läßt ihn einige Stunden ziehen, filtert ihn und serviert ihn kühl möglichst in Sektflöten. Walderdbeeren sorgen für einen Farbakzent.

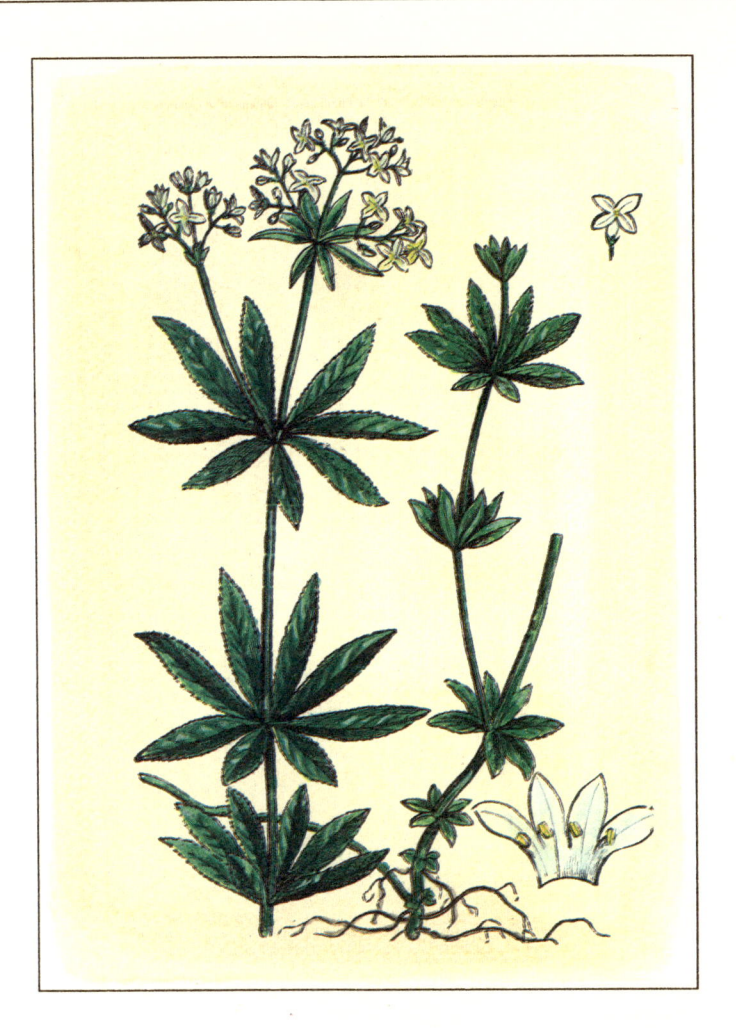

RATSCHLÄGE FÜR HAUS UND GARTEN

Waldmeistersträußchen oder Säckchen mit getrockneten Blüten und Blättern vertreiben in Kleiderschränken auch unerwünschte Insekten. Die Blätter sind ein beliebter Bestandteil von Potpourris.

Mit getrocknetem Waldmeister kann man Briefpapier und Lesezeichen schmücken, was zudem den Effekt hat, das Papier vor Insektenfraß zu schützen. Eine Anleitung zur Herstellung von Lesezeichen und Briefpapier findet sich unter dem Stichwort „Stiefmütterchen".

BASILIKUM

OCIMUM BASILICUM

BESCHREIBUNG
Pflanze: krautartig, wächst bis zu einer Höhe von 50 cm.
Stengel: vierkantig, verzweigt und verholzend.
Blatt: leicht langgestreckt, leuchtend grün und glänzend. Es gibt auch eine Sorte mit fast violetten Blättern.
Blüte: an der Spitze jedes Zweiges bildet sich über zwei Blättchen eine Art Ähre mit kleinen weißen Blüten. Die Blüten der purpurnen Sorte sind rosa.
Frucht: vier kleine schwarze Samen, im Kelch eingeschlossen.

VORKOMMEN UND KULTIVIERUNG
Es wächst nicht wild, sondern wird in fruchtbaren Böden in sonniger Lage angepflanzt; man sät die einjährige Pflanze im Frühling in Töpfen aus, die man mit Glasplatten abdecken sollte, um die Wärme zu halten.

VERWENDBARE TEILE
Blüten und Blätter.

SAMMELZEIT
Die Blätter den ganzen Sommer über, die Blüten im August bis September, wobei man die gesamte Blütenähre abtrennt.

AUFBEWAHRUNG
Die Blätter können getrocknet werden, doch in der Küche verwendet man sie vor allem frisch. Die Blüten an einem kühlen und luftigen Ort trocknen und dann in Gläsern aufbewahren.

GESCHICHTE UND LEGENDE
Basilikum stammt ursprünglich aus Indien; schon vor viertausend Jahren baute man es in ganz Asien und Ägypten an. Die Römer führten es in Europa ein, während es erst im 16. Jahrhundert von den englischen Kolonisatoren nach Amerika gebracht wurde.
Nach der hinduistischen Religion in Indien gilt Basilikum als den Göttern Krishna und Vishnu heilig; man pflanzt es um deren Tempel herum an. Es gilt als Symbol der Vollkommenheit. Man schrieb ihm nicht nur die Fähigkeit zu, den Geist zu reinigen, sondern auch Malaria zu heilen.
In der christlichen Tradition hat seine Verehrung ihren Ursprung in zwei Legenden: Laut der einen ist es erstmals dem Topf entsprossen, in dem Salome den abgeschlagenen Kopf Johannes des Täufers vergraben hatte, die andere erzählt, daß die Kaiserin Helena, die Mutter des römischen Kaisers Konstantin, es am Ort der Kreuzigung Christi gefunden und in der ganzen Welt verbreitet habe. Um den Respekt vor der Heiligkeit dieser Pflanze zu wahren, konnte der mittelalterliche Pflanzenkundler das Basilikum erst pflücken, nachdem er sich die Hände mit dem Wasser von drei verschiedenen Brunnen gewaschen und frische Kleidung angelegt hatte.
Dieser bescheidenen Pflanze, die heute als Zutat für würzige mediterrane Gerichte in

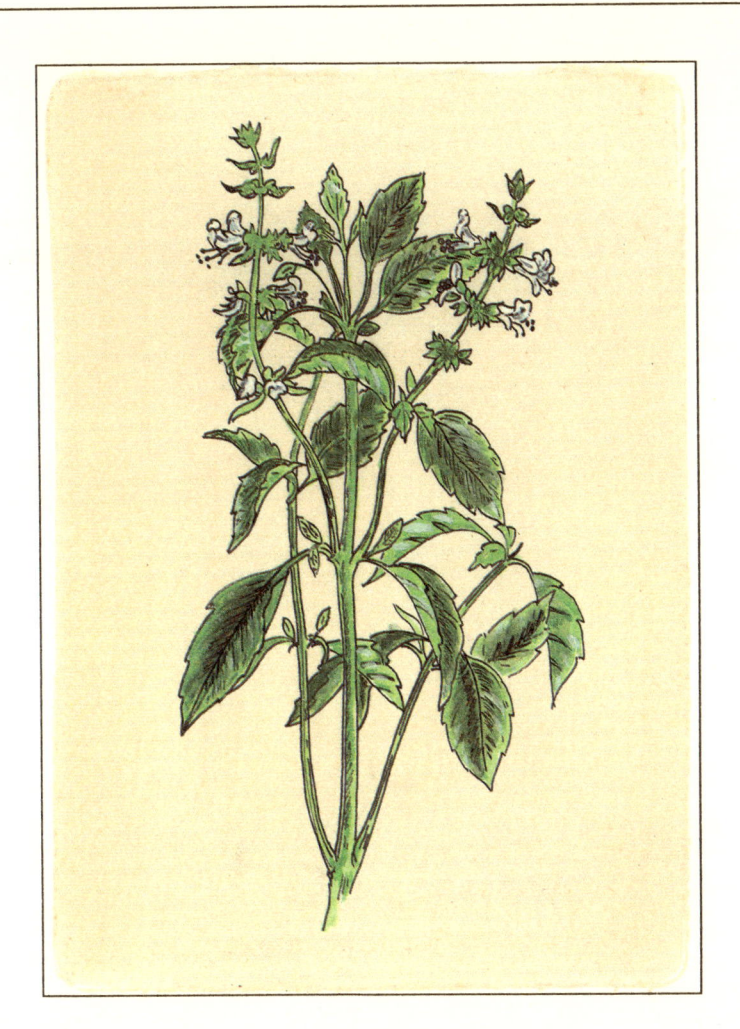

zahlreichen Blumentöpfen gedeiht, wurde in der Vergangenheit der größte Respekt entgegengebracht, was auch die Etymologie des Namens bestätigt. Einige Sprachwissenschaftler sind der Meinung, er gehe auf den legendären Drachen *basiliscus* zurück, gegen dessen tödlichen Blick die Pflanze ein wirksames Mittel war. Andere dagegen glauben, daß Basilikum sich vom griechischen Wort *basilikos*, „königlich", herleite.

GESUNDHEIT
Basilikum wirkt leicht beruhigend, die frischen Blätter helfen gegen Magenschmerzen und Übelkeit; außerdem besitzt es verdauungsfördernde Eigenschaften: Wenn nötig, nach dem Essen eine Tasse vom heißen Aufguß aus Blättern oder Blüten (3 g in 1 dl Wasser) trinken. Bei Entzündungen im Mund oder Hals hilft Gurgeln mit einem recht konzentrierten Aufguß (ungefähr 6 g je dl Wasser) aus Blättern und Blüten. Wenn man die Schläfen mit ätherischen Öl aus den Blättern einreibt, vergehen Kopfschmerzen. Schließlich kann man noch die getrockneten, gehackten Blüten wie Schnupftabak verwenden, um die Atemwege frei zu machen.

KOSMETIK
Für Kosmetika nutzt man die stimulierenden und antiseptischen Eigenschaften des Basi-

likums. Ein kalter Aufguß (3 g Blätter auf 1 dl Wasser) ist ein hervorragendes, belebendes Tonikum für müde Haut.

KÜCHE

Vielfach wird Basilikum in der Küche verwendet, darum hier einige einfache Ratschläge, wie man diese Pflanze, die im Winter schwer zu finden ist, am besten konserviert. Vom Gebrauch getrockneten Basilikums zur Zubereitung von Speisen ist abzuraten, denn durch das Trocknen verliert es größtenteils sein frisches, appetitliches Aroma und schmeckt fast wie Minze. Man sollte es lieber zu kleinen Sträußen gebunden in Plastiktüten oder Eiswürfeln (mit denen man auch ein sommerliches Getränk schmücken kann) einfrieren. In diesem Fall sollten die Blätter erst im Moment der Verwendung aufgetaut werden, da sie durch das Einfrieren weich werden.

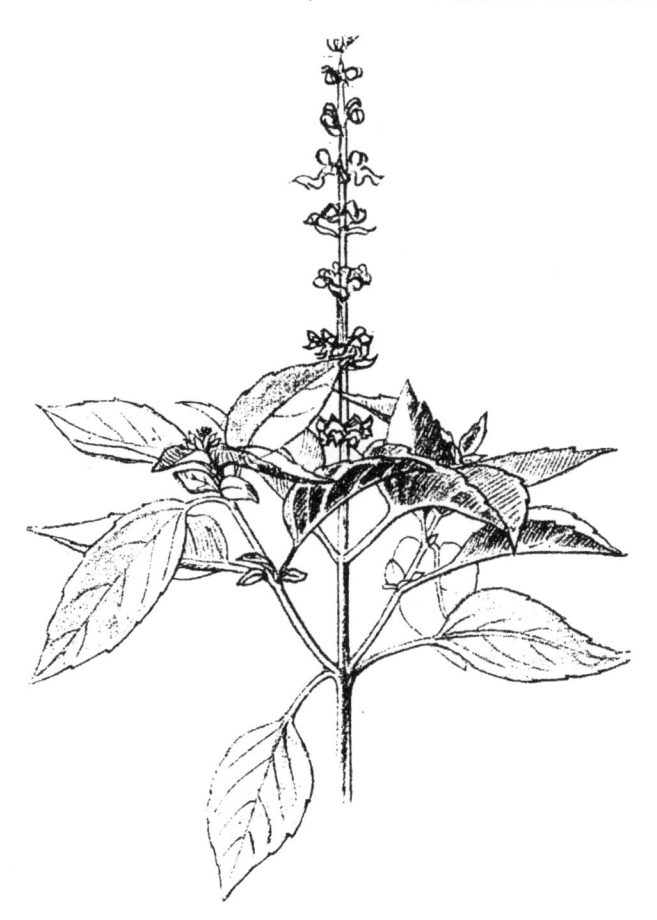

Es gibt eine Unmenge von Möglichkeiten, mit Basilikum zu würzen: sommerliche Salate oder Tomatensoßen (die man erst gegen Ende der Kochzeit mit Basilikum abschmecken sollte, um das Aroma zur Geltung kommen zu lassen), Suppen, Fleischgerichte, Vorspeisen, Gemüsegerichte. Basilikum ist die Grundlage des berühmten *Pesto alla Genovese*, für den man 50 g Basilikumblätter, 2 Knoblauchzehen, Salz, 25 g Pinienkerne oder Nüsse im Mörser zerkleinert und mit 3-4 TL Öl und 50 g Pecorino oder Parmesankäse vermischt. Die zarten gehackten Blätter können zur Aromatisierung von Weichkäse verwendet werden.

Als Aufstrich für kleine Appetithappen oder als Beilage zu gekochtem Fisch empfehlen wir das folgende einfache Rezept: 150 g Butter schaumig rühren und zwei Knoblauchzehen, eine Handvoll feingehackte Basilikumblätter und den Saft einer halben Zitrone hinzufügen.

Besonders lecker ist Basilikum in gefüllten Kürbisblüten: Zwei Zucchini, eine Handvoll grüne Bohnen und zwei Kartoffeln zusammen weichkochen. Danach das Gemüse – wobei das Püree nicht zu wässrig werden sollte – passieren und in einer Schüssel mit ein wenig geschmolzener Butter, einem geschlagenen Ei, geriebenem Parmesankäse, einem Eßlöffel Öl, einigen Basilikumblättern und einer gehackten Knoblauchzehe vermischen. Diese Füllung gibt man in die gewaschenen und von Stiel und Stempel befreiten Kürbisblüten. Sie werden in eine mit Öl oder Butter eingefettete feuerfeste Form gelegt und bei einer Temperatur von 230°C circa eine Viertelstunde im Ofen gebacken. Dann kann das Ganze mit einigen Basilikumblättern dekoriert serviert werden.

Für frische Salate empfiehlt sich auch ein Basilikumessig: Einige Basilikumblätter in Essig geben und ein paar Tage in einem verschlossenen Gefäß ziehen lassen. Vor Gebrauch filtern.

RATSCHLÄGE FÜR HAUS UND GARTEN

Die Tradition lehrt, daß eine Basilikumpflanze auf dem Fensterbrett Fliegen und Mücken abhält. Auch beim Gärtnern macht es sich nützlich: In der Nähe von Tomaten angepflanzt, hält es Schädlinge von ihnen fern.

KLASSISCHE KRÄUTER UND HEILPFLANZEN

BORRETSCH

BORRAGO OFFICINALIS

im Volksmund auch: Gurkenkraut

BESCHREIBUNG
Pflanze: krautartig, wächst bis zu einer Höhe von 60 cm.
Stengel: fleischig, verzweigt, von stacheligen Haaren bedeckt.
Blatt: länglich oval, mit wellenförmigem Rand, behaart.
Blüte: blau-violett, mit fünf sternförmig angeordneten Blütenblättern.
Frucht: kleine schwarze Samen (Achänen) im Blütenkelch.

VORKOMMEN UND KULTIVIERUNG
Er ist in allen gemäßigten Zonen Europas und Amerikas verbreitet, wächst häufig auf steinigen Böden. Borretsch im Frühling aussäen und die jungen Pflanzen anschließend an einen sonnigen Platz versetzen.

VERWENDBARE TEILE
Blüten und Blätter.

SAMMELZEIT
Die Blätter im Frühjahr, die Blüten, sobald sie sich im Sommer geöffnet haben.

AUFBEWAHRUNG
Blätter und Blüten müssen liegend an einem schattigen Ort getrocknet werden. Die Blätter in Kartons oder Leinensäckchen aufbewahren, die Blüten lichtgeschützt in Glasbehältern. Doch empfiehlt sich der Gebrauch des frischen Borretsch.

GESCHICHTE UND LEGENDE
Borretsch stammt ursprünglich aus dem Mittleren Orient, von wo ihn die Römer nach Europa einführten. Der Name ist vom lateinischen Wort *borra*, „Gewebe aus rauher Wolle" abgeleitet und bezieht sich vermutlich auf seine Behaarung. Andere sind der Meinung, der Name stamme vom Arabischen *abu r-rach,* „Vater des Schweißes", ein auf den ersten Blick seltsamer Begriff. Er erhält jedoch Sinn, wenn man die in der Medizin genutzte Eigenschaft des Borretsch, Schweißausbrüche hervorzurufen, in Betracht zieht. Die Römer und die Ärzte der im Mittelalter berühmten Schule von Salerno, hielten ihn für ein ausgezeichnetes Mittel gegen Melancholie.
In der jüngeren Vergangenheit wurde er vor allem in Frankreich und England im Gemüseanbau wichtig. Auch ein erfrischendes sommerliches Getränk läßt sich mit dieser Pflanze herstellen.
Borretsch gilt seit langem als eine für die Imkerei besonders geeignete Pflanze. Man pflanzt ihn auch heute noch in großen Mengen in die Nähe von Bienenstöcken, denn sein Nektar verleiht dem Honig ein ausgesprochen angenehmes Aroma.

GESUNDHEIT
Einige Tassen des Aufgusses von Borretschblüten (1 g auf 1 dl Wasser) täglich wirken bei starkem Husten beruhigend und senken Fieber. Mit einem Aufguß aus Blättern und

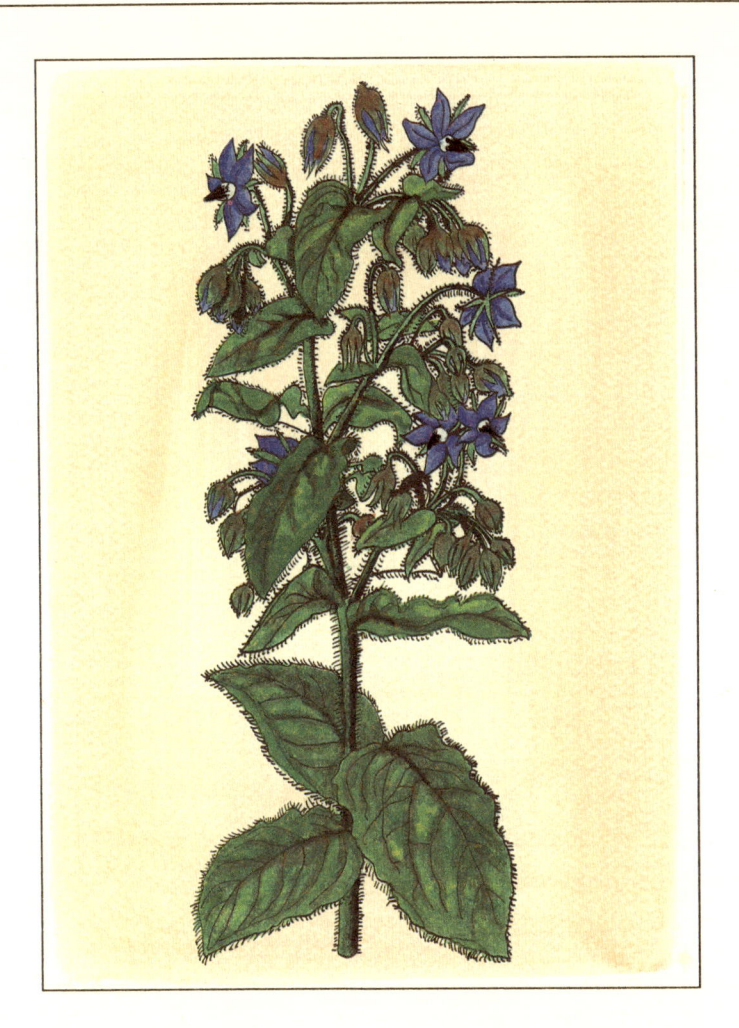

Blüten (5 g auf 1 dl Wasser) kann man bei Mund- oder Hautreizungen Mundspülungen vornehmen oder abschwellende Umschläge machen. Als Aufguß oder schmackhafter Salat wirkt er blutreinigend.

KÜCHE

Borretschblätter kann man im Salat genießen, gekocht wie Spinat oder auch feingehackt in einem Omelett. Die sorgfältig gewaschenen und abgetrockneten Blätter können in einen Teig aus Mehl, Salz, Eiern und Wasser getaucht und anschließend frittiert werden. Die Schönheit der Blüte wird auch zu dekorativen Zwecken genutzt: Man kann sie in Eiswürfeln einfrieren oder mit Zucker kandieren und Torten damit verzieren (s. Calendulablüten).

KLASSISCHE KRÄUTER UND HEILPFLANZEN

CALENDULA
CALENDULA OFFICINALIS
im Volksmund auch: Ringelblume oder Studentenblume

BESCHREIBUNG
Pflanze: krautartig, wächst bis zu einer Höhe von 50 cm.
Stengel: wenig verzweigt, mit dünnem Flaum versehen.
Blatt: untere Blätter langgestreckt, samtig und grün, obere kleiner und schmaler.
Blüte: was wie eine einzelne gelb- und orangefarbene Blüte erscheint, ist in Wirklichkeit eine Vielzahl von Strahlen- und Scheibenblüten.
Frucht: stark gekrümmte Schalen, in denen sich je ein Same befindet.

VORKOMMEN UND KULTIVIERUNG
Diese alte Zier- und Kulturpflanze wächst selten wild auf Feldern und Wiesen. Im Frühling kann man sie im Garten aussäen. Die dekorative, fast ganzjährig blühende Pflanze, wird zur Drogengewinnung landwirtschaftlich kultiviert.

VERWENDBARE TEILE
Blüten und Blätter.

SAMMELZEIT
Die Blätter, einzeln gepflückt, von März bis November. Die Blüten von Juni bis August.

AUFBEWAHRUNG
Vor direkter Sonneneinstrahlung geschützt in dünnen Lagen trocknen. In Glas- oder Porzellanbehältern im Dunkeln aufbewahren.

GESCHICHTE UND LEGENDE
Der Name Calendula ist wahrscheinlich vom lateinischen Wort *calendae* – erster Tag des Monats – abgeleitet, weil sie fast das ganze Jahr über am ersten Tag jedes Monats blüht. Vielleicht steht der Name aber auch mit dem Wort Kalender in Verbindung, weil sich ihre Blüte im Tagesrhythmus öffnet und schließt. Aus diesem Grunde wurde sie in mittelalterlichen Schriften auch als *Solis sponsa*, „Sonnenbraut", bezeichnet. Unter dem volkstümlichen Namen „Mariengold" ist die Pflanze vielleicht deshalb bekannt, weil ein Calendula-Aufguß Erleichterung bei Menstruationsschmerzen verschafft.
Die Heilwirkung der Ringelblume ist spätestens seit dem Mittelalter bekannt. Vereinzelt wird sie auch als Mittel überliefert, das zu Liebeskünsten und als Liebestrank Verwendung findet.
Einst diente sie auch als Barometerblume: War die Blüte morgens nach 7 Uhr geschlossen, kündete dies Regen; öffnete sie sich zwischen 6 und 7 Uhr, verhieß dies einen schönen Tag.

GESUNDHEIT
Vor allem bei Verbrennungen und Brandwunden (auch bei Sonnenbrand), Insektenstichen, schlecht heilenden Wunden und Hautrötungen ist Calendula ein ausgezeichnetes Heilmittel. In solchen Fällen wird empfohlen, einen Aufguß von 6 g Calendulablüten und -blättern pro Liter herzustellen, und die Wunden circa eine Stunde lang mit getränkten

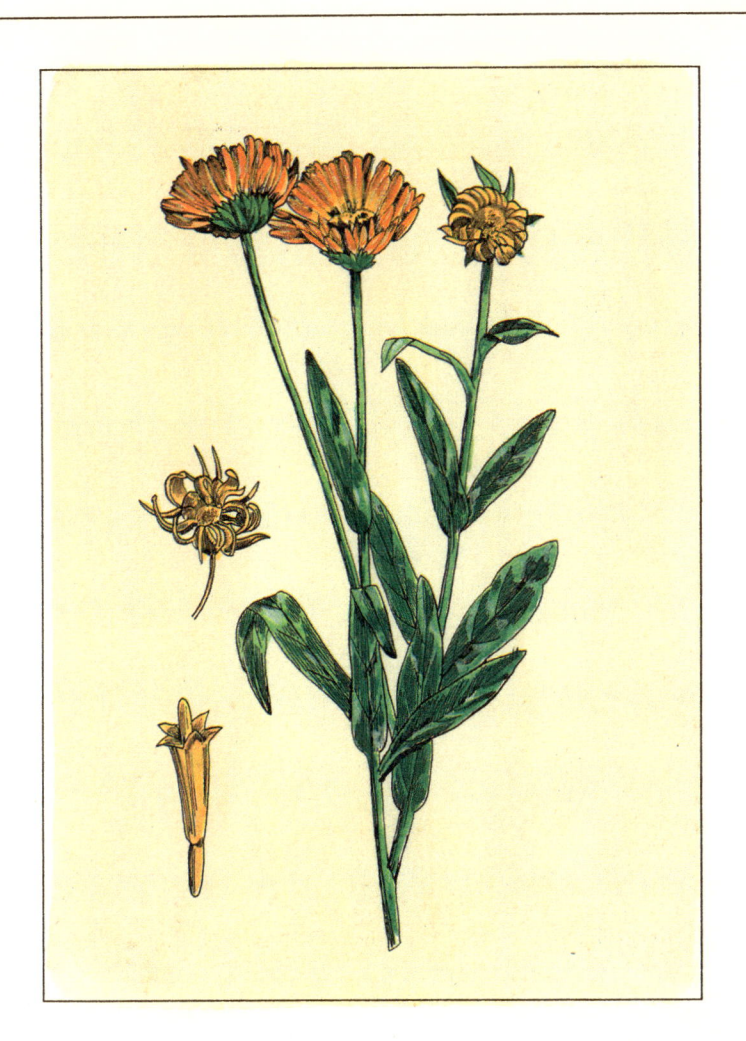

Gazekompressen zu behandeln.
Gegen Hühneraugen, Warzen und Hornhaut kann man viermal am Tag eine Packung aus Calendulablättern auflegen.
Hilfreich gegen Bauch- oder Menstruationsschmerzen ist ein Aufguß von einem Gramm Calendulablüten in einem dl Wasser, von dem eine Tasse pro Tag getrunken werden sollte.

KOSMETIK
Für ein feuchtigkeitsspendendes und entspannendes Bad dem Badewasser einen Aufguß von Calendulablüten beigeben. Man kann auch einfach eine kräftige Handvoll Blüten in ein Stoffsäckchen geben und dieses gut im Badewasser ausdrücken. Von Kälte aufgerauhte Hände werden, circa 10 Minuten lang in einen Aufguß von Calendulablüten und -blättern getaucht, wieder glatt.
Wegen ihrer adstringierenden Eigenschaften wird die Pflanze bei der Herstellung von Reinigungsmilch und Gesichtswassern verwendet. Zur Herstellung einer erfrischenden Gesichtsmilch das folgende Rezept: 3 EL starken Calendula-Aufguß und 1 TL Borax in eine Tasse mit kochendem Wasser geben und kräftig mit 2 EL Weintraubenkernöl verrühren. Anschließend 4 EL Mandelmilch und 5 Tropfen Zitronenöl hinzufügen. Abkühlen lassen und vor dem Gebrauch gut schütteln.

KÜCHE

Frische Blütenblätter der Calendula geben sommerlichen Salaten nicht nur eine aparte Farbnote, sondern verleihen ihnen auch ein delikates, ganz spezielles Aroma. In Essig eingelegte Blütenknospen haben einen angenehmen Geschmack und können als Ersatz für Kapern verwendet werden.

Aus den zahlreichen Rezepten sei dieser köstliche Salat hervorgehoben: 200 g Vollkornreis mit einem halben TL gemahlenem Kurkuma (einem aromatischen Gewürz) circa 40 Minuten lang kochen lassen. Den abgegossenen Reis unter kaltem Wasser abbrausen. 500 g Erbsen mit etwas frischer Minze 15 Minuten lang dämpfen. Anschließend die Erbsen mit dem Reis vermischen und die Salatsoße aus 1 dl Milchserum und 4 EL Olivenöl hinzufügen. Abkühlen lassen und vor dem Servieren 2 EL gehackte Minze und die Blätter von 4 Calendulablüten hinzufügen, mit denen man dieses Gericht auch garnieren kann.

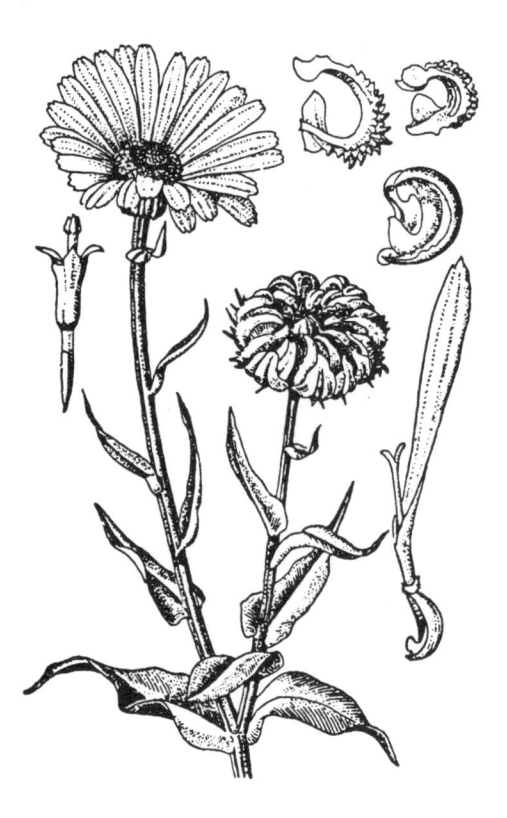

Saft aus Calendulablütenblättern erhält man, wenn man sie in einem Mixer zerkleinert oder mit dem Mörser zerstampft. Auf Butter oder Weichkäse überträgt er seine natürlichen Farbstoffe und sein Aroma. Er bietet sich so zur Zubereitung schmackhafter Vorspeisen und Appetitanreger an.

Calendulablütenblätter können, ebenso wie zahlreiche andere Kräuter, auf folgende Weise in Zucker kandiert und zur Dekoration von Torten verwendet werden: Man schlägt ein Eiweiß auf, ohne es jedoch zu Schnee zu schlagen, und pinselt die zuvor gründlich gewaschenen und abgetrockneten Blütenblätter damit ein. Anschließend taucht man die auf diese Weise klebrig gewordenen Blütenblätter in Zucker und gibt sie dann zum

Trocknen auf ein mit einem Blatt Papier bedecktes Blech in den lauwarmen Ofen. Die kandierten Blätter in einem Einmachglas aufbewahren.

Auch Pflaumenmarmelade erhält durch Calendulablüten einen interessanten Geschmack. Man läßt 2 kg mit Wasser bedeckte Pflaumen auf kleiner Flamme köcheln. Nach dem Abgießen werden die Früchte für die Marmelade passiert. Am nächsten Tag 120 g Zucker auf jeden dl Fruchtsaft hinzufügen und das Ganze so lange kochen, bis es fest wird. Die Marmelade einige Minuten abkühlen lassen, dann mit 80 g Calendulablütenblättern vermischen und zur Aufbewahrung in Gläser füllen.

RATSCHLÄGE FÜR HAUS UND GARTEN

Es hat sich als sehr nützlich herausgestellt, Calendula neben anderen Pflanzen im Gemüsegarten auszusäen, da ihre Wurzeln eine Substanz abgeben, die Schädlinge bis zu einer Entfernung von einem Meter tötet.

Mit Calendulablütenblättern läßt sich Wolle in schönen, natürlichen Gelbtönen färben. Doch muß man darauf achten, daß man sich nicht verätzt, wenn man dafür 25 g Alaun und 7 g Weinstein in kochendem Wasser auflöst. Anschließend dieser Flüssigkeit circa 5 Liter warmes Wasser hinzufügen und 100 g nasse Wolle hineingeben. Das Ganze sollte ungefähr zwei Stunden langsam köcheln. Danach wird die Wolle in das Farbbad gelegt, in dem sich ein mit 100 g Blütenblättern und 300 g ganzen Calendulablütenköpfchen gefülltes Säckchen aus dünnem Stoff befindet. Nach circa zweistündiger Kochzeit die Wolle auswaschen und zum Trocknen aufhängen.

KAMILLE
MATRICARIA CHAMOMILLA

BESCHREIBUNG
Pflanze: krautartig, wächst bis zu einer Höhe von 50 cm.
Stengel: verzweigt.
Blatt: grün, vielfach gefiedert.
Blüte: in der Mitte befinden sich gelbe Scheibenblüten, die weiße Blüten umgeben.
Frucht: besteht aus einem kleinen schwarzen Samen.

VORKOMMEN UND KULTIVIERUNG
Sie wächst überall wild, auf Äckern und Wiesen, an Wegrändern und auf Ödland. Man kann Kamille, die fast das ganze Jahr über blüht, im Herbst auf allen Arten von Böden aussäen.

VERWENDBARE TEILE
Die Blüten.

SAMMELZEIT
Im Frühjahr, zu Beginn der Blütezeit; möglichst frühmorgens pflücken.

AUFBEWAHRUNG
Die Blüten liegend an einem schattigen und luftigen Ort trocknen, wobei man darauf achten muß, daß die Köpfchen nicht zerstört werden. Möglichst lichtgeschützt in Gläsern aufbewahren.

GESCHICHTE UND LEGENDE
Die Kamille zählt zu den ältesten und bekanntesten Heilpflanzen. Sie wird sicherlich als eine der wenigen auch von Personen verwandt, die eigentlich für Pflanzenheilkunde wenig Sympathie hegen. Sie war bereits den Ägyptern bekannt, die sie dem Sonnengott Ra gewidmet hatten. Sie schätzten besonders ihre Wirksamkeit gegen Fieber. Die Araber benutzten Kamillenöl für Massagen gegen Rheuma. Die beiden griechischen Ärzte Hippokrates und Dioskurides hielten sie für fähig, Geburtsschmerzen zu lindern und die Menstruation zu regulieren.

Mit diesen therapeutischen Eigenschaften scheint auch der lateinische Name *matricaria* (von *matrix*, „Muttertier", „Uterus") in Zusammenhang zu stehen. *Chamomilla* dagegen leitet sich aus dem Griechischen her und bedeutet wörtlich „Boden-Apfel" von *chamai*, auf dem Boden, und *melon*, Apfel, nach dem apfelartigen Duft der rundlichen Blütenköpfchen. Ein mit Kamillenblüten aromatisierter spanischer Sherry heißt bezeichnenderweise Manzinilla, „kleiner Apfel".

Unter den zahlreichen Kamillensorten sei hier noch auf die „römische Kamille" (*Anthemis nobilis*) hingewiesen, die gezüchtet und von einigen für besser gehalten wird als die gemeine Kamille. In Wirklichkeit sind die Eigenschaften der „römischen Kamille" mit denen der *matricaria* vergleichbar. Kamille wurde vor allem in England früher zur Anlage weicher, duftender Pflanzenteppiche verwendet, die häufig geschnitten und betreten werden mußten, um sie dicht zu erhalten und das Blühen zu verhindern.

KAMILLE

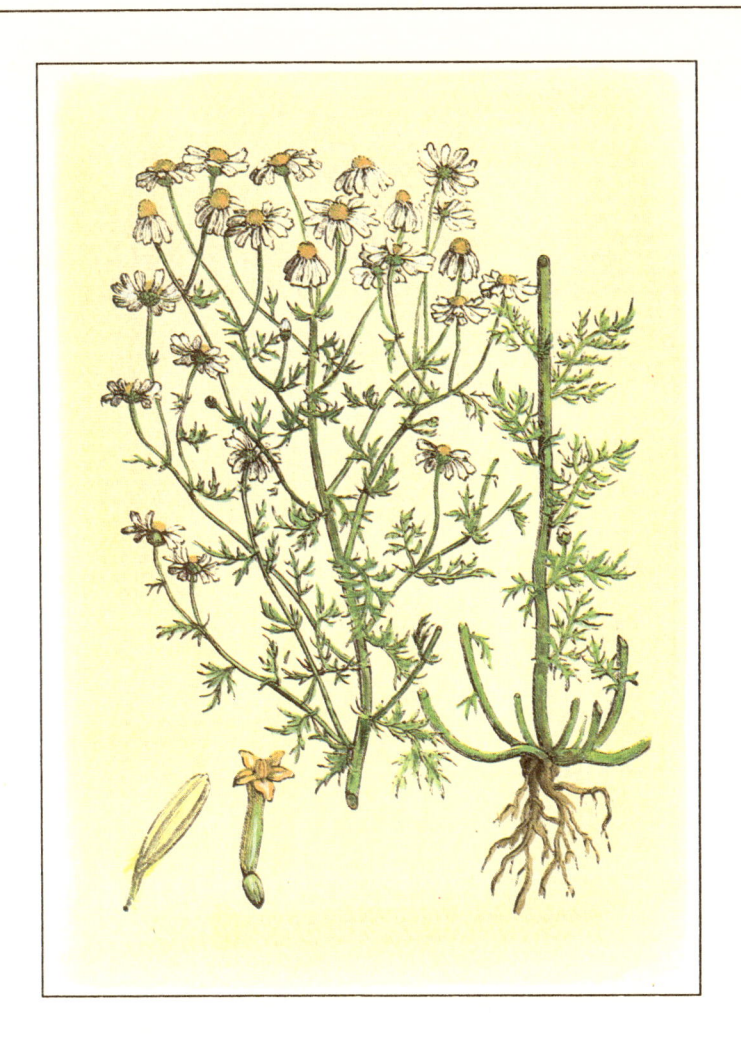

GESUNDHEIT

Kamille hat unzählige wohltuende Eigenschaften, die zum größten Teil bekannt sind. Ein Kamillenaufguß, zweimal täglich getrunken (6 g je dl Wasser), ist wegen seiner beruhigenden Wirkung ein ausgezeichnetes Mittel gegen die verschiedensten Schmerzen: Bauchschmerzen, Magenschmerzen, Menstruationsschmerzen.

Beschwerden einer starken Erkältung und einer entzündeten Nase, die das Atmen erschwert, lindert das Einatmen der Dämpfe eines aus einer Handvoll Blüten zubereiteten Aufgusses. Der Kopf sollte dabei von einem Handtuch bedeckt sein, damit die Wärme und die wirksamen Dämpfe nicht entweichen. Das gleiche Ergebnis erzielt man, wenn man einige Tropfen ätherisches Öl ins heiße Badewasser gibt und die Dämpfe einatmet. Ein solches Bad wirkt zudem entspannend und beruhigend.

Wer vor Anspannung nicht einschlafen kann, sollte vielleicht einmal das altbewährte Mittel unserer Großväter ausprobieren, die beruhigende aromatische Kräuter zwischen die Kissen in ihre Betten legten. Dazu eignet sich ein Säckchen aus leichtem Stoff mit einer Mischung aus gleichen Teilen Pfefferminz und Kamillenblüten und der Hälfte Waldmeister. Ein Bad oder einfach nur das Waschen mit einem in Wasser ausgedrückten Säckchen mit Kamillenblüten wirkt auf gerötete, irritierte Haut außerordentlich erfrischend.

Schmerzen in den Gelenken können abgeschwächt werden, wenn man zwei Wochen lang eine Handvoll frischer oder getrockneter Blüten an einem warmen Ort in Öl einweicht und damit dann die schmerzende Stelle massiert.

KOSMETIK

Die Kamille verschafft nicht nur Linderung bei vielen kleinen alltäglichen Gebrechen, sondern hilft auch, die Schönheit zu erhalten. Wegen ihrer beruhigenden und reinigenden Wirkung trägt ein Kamillendampfbad (etwa 5 Minuten) dazu bei, die Haut glatt und weich zu machen: Dafür gibt man 5 g Kamille in eine Schüssel mit kochendem Wasser und circa die halbe Menge Rosmarinblätter dazu.

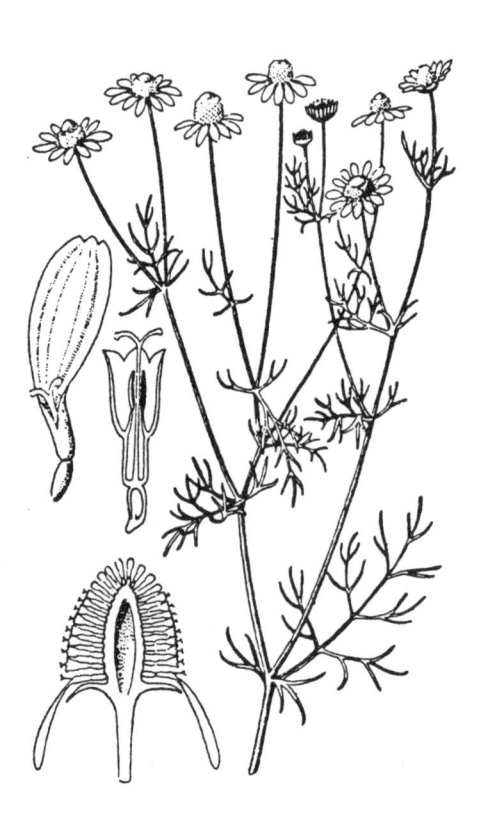

Wer eine Lotion vorzieht, bereitet einen 1 dl starken Kamillenaufguß zu (10 g Blüten auf 1 dl) und fügt ihm den Saft einer mittelgroßen Gurke und 2 EL Glyzerin hinzu. Die Lotion muß gut vermischt und im Kühlschrank aufbewahrt werden.
Wer wüßte nicht, daß blonde Haare, mit Kamille gewaschen und zusätzlich längere Zeit der Sonne ausgesetzt, heller werden? Aber vielleicht ist nicht allgemein bekannt, daß die Kopfhaut angenehm duftet, wenn man die Haare mit Kamille und anderen Aromen auswäscht: In ein Musselinsäckchen eine Handvoll Kamillenblüten, etwas weniger Tagetesblütenblätter, Orangenblüten und getrockneten Holunder geben, im Haarwaschwasser einweichen und gut ausdrücken, damit die Substanzen freigesetzt werden. Anschließend die Haare gründlich mit diesem delikat duftenden Aufguß auswaschen.

RATSCHLÄGE FÜR HAUS UND GARTEN

Die Kamille wirkt nicht nur auf den Menschen positiv, sondern auch auf andere Pflanzen. Um die jungen Pflanzen im Gemüsegarten gesund zu erhalten, besprüht man sie mit einem Aufguß aus Kamillenblüten. Ein kühler, feuchter Winkel eines großen Gartens kann für die Herstellung eines natürlichen und ökologischen Düngemittels mit Kamille reserviert werden, das gesundheitsschädigende chemische Dünger ersetzt: Die organischen Haushalts- und Gartenabfälle (Blätter, Obstschalen) mit Erde mischen. Ein Aufguß aus Kamille und anderen Kräutern beschleunigt die zur Humusbildung notwendige Fermentation, und bald darauf wird man diesen äußerst reichhaltigen Kompost über die Pflanzen des Gartens verteilen können.

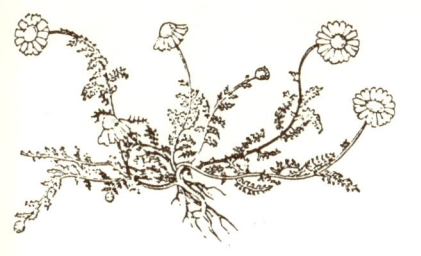

KASTANIE

CASTANEA SATIVA

im Volksmund auch: Marone

BESCHREIBUNG
Pflanze: Baum, der eine Höhe von 10-15 m erreichen kann.
Stamm: holzig, mit glatter Rinde.
Blatt: lanzettförmig, gesägt, glatt und leuchtend grün. Im Herbst werden die Blätter gelb und fallen im Winter.
Blüte: an derselben Pflanze befinden sich männliche Blüten in Ährenform und weibliche in einer Blütenhülle.
Frucht: Die Kastanie ist von einer braunen Schale umgeben und von einer stacheligen Hülle geschützt, die erst grün ist und dann bräunlich wird.

VORKOMMEN UND KULTIVIERUNG
Sie wächst wild in Wäldern bis zu einer Höhe von 1000 bis 1200 m.

VERWENDBARE TEILE
Die Blüten und Rinde für medizinische Zwecke, die Früchte zum Verzehr.

SAMMELZEIT
Die Blätter im Frühjahr, die Rinde im Herbst. Sie wird von größeren Ästen mit einem Messer abgetrennt. Die Früchte werden im Herbst gesammelt.

AUFBEWAHRUNG
Die Rinde in der Sonne trocknen, die Blätter im Schatten ausbreiten. Rinde und Blätter in Pappkartons aufbewahren.

GESCHICHTE UND LEGENDE
Eines der schönsten Schauspiele, das die Natur uns bietet, ist ein herbstlicher Kastanienwald, wenn sich die Blätter rötlich und gelb verfärben. An einem schönen Herbsttag gibt es nichts Besseres, als einen Spaziergang in diesen vergoldeten Wäldern zu unternehmen und die süßen Kastanien zu sammeln. Der Baum, der im 5. Jahrhundert vor Christus aus Persien in Europa eingeführt wurde, war schon in römischer Zeit bekannt und beliebt: Plinius bezeugt, daß die Früchte geröstet verzehrt wurden, und daß Kastanienmehl die Grundlage eines besonderen Brotes für die Priesterinnen der Erdgöttin Cybele war, die sich nicht von Getreide ernähren durften.

GESUNDHEIT
Der Aufguß aus den Blättern (2 g in 1 dl Wasser) beruhigt Husten und desinfiziert den Hals.
Mit einem Aufguß aus Blättern oder einem Absud aus Rinde (in beiden Fällen 5 g auf einen dl Wasser) kann gerötete Haut gewaschen werden oder man kann Umschläge damit machen.

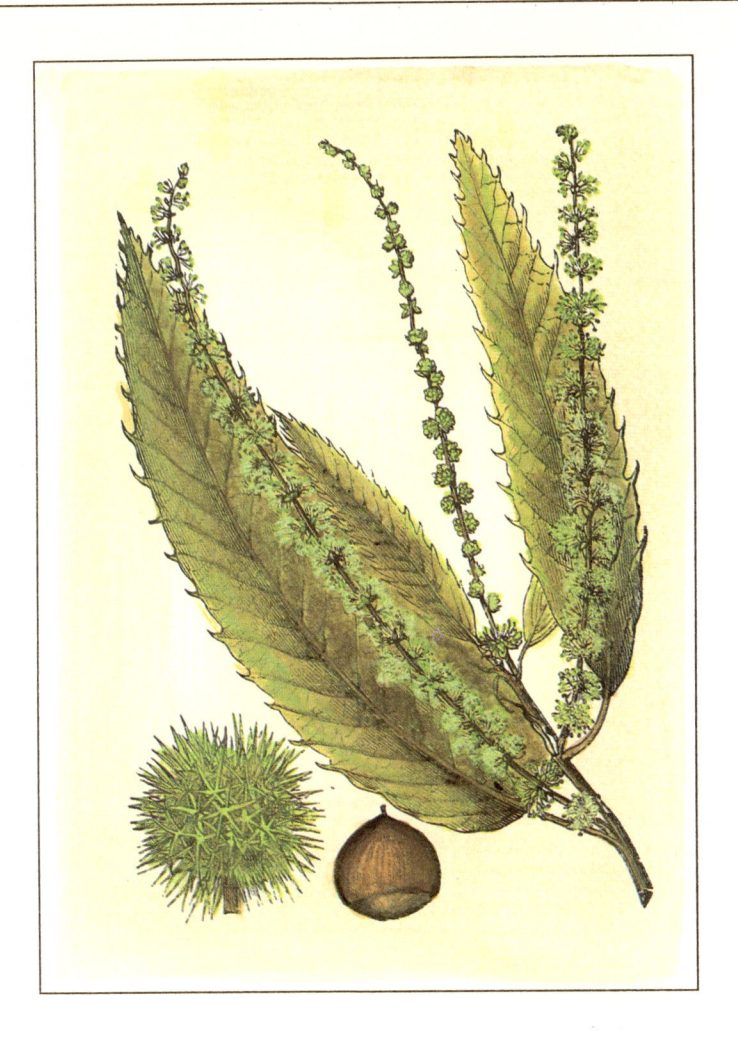

KOSMETIK

Wenn die Kastanien zum Verzehr gekocht werden, kann man das Kochwasser zum Auswaschen der Haare verwenden, die dadurch rötliche Reflexe erhalten.

KÜCHE

Im Winter gibt es in der Küche für Kastanien zahlreiche Verwendungsmöglichkeiten. Man kann sie in einer mit Löchern versehenen Pfanne auf dem offenen Kaminfeuer rösten oder einfach in Wasser kochen, aber auch kompliziertere Süßspeisen aus Kastanien zubereiten. Hier ein einfaches Rezept für *Marrons glacés*: Große Kastanien schälen und in Zuckerwasser kochen. Anschließend legt man sie in einen Topf mit Zuckerwasser (1 EL Wasser pro 100 g Zucker), und läßt sie einige Minuten lang kochen. Dann werden sie im Ofen getrocknet.

ZITRONENKRAUT

LIPPIA CITRIODORA

im Volksmund auch: Punschpflanze

BESCHREIBUNG
Pflanze: Strauch, wächst bis zu einer Höhe von 2 m.
Stamm: der ältere Teil ist holzig, verzweigt, junge Zweige sind grün.
Blatt: hat einen kurzen Stiel, lanzettförmig, mit leicht gesägtem Rand, hellgrün.
Blüte: malvenfarben, sehr klein, in Ähren angeordnet.
Frucht: zwei kleine Nüsse, die einen Samen enthalten.

VORKOMMEN UND KULTIVIERUNG
Es wird in allen milden Zonen angebaut, und in sonnigen und geschützten Lagen kann es einige Jahre überleben. Die Vermehrung erfolgt im Sommer durch Stecklinge, in der Regel durch einen jungen Zweig, der im Herbst schon Wurzeln schlägt.

VERWENDBARE TEILE
Blüten und Blätter.

SAMMELZEIT
Die Blätter im Sommer morgens, bevor es zu heiß ist; die Blüten während der Blütezeit. Sie werden an der Basis der Ähre abgetrennt.

AUFBEWAHRUNG
Die Blätter und Blüten läßt man im Schatten trocknen und bewahrt sie in Keramikbehältern auf.

GESCHICHTE UND LEGENDE
Das Zitronenkraut, ursprünglich aus Südamerika, wurde gegen Ende des 18. Jahrhunderts von den Spaniern nach Europa gebracht. Sie schätzten vor allem seinen delikaten Duft und begannen, es zur Herstellung von Parfums zu verwenden. Auch der lateinische Gattungsname *citriodora* bezieht sich auf seinen Duft. In der Vergangenheit wurden den Gästen bei Banketten statt Besteck kleine, mit Zitronenkraut parfümierte Wasserschalen gereicht. Die Pflanze läßt sich auch in Töpfen ziehen. Allerdings muß sie vor dem Winter beschnitten und dann an einen geschützten Ort gestellt werden. Befolgt man diesen Rat, wird man immer seine duftenden Blätter zu Hand haben, mit denen man Pfirsiche, die verschiedensten Füllungen und Torten verfeinern kann.

GESUNDHEIT
Das Zitronenkraut ist eine der wenigen Pflanzen, aus denen man nicht nur gesunde, sondern auch wohlschmeckende Kräutertees zubereiten kann. Eine Tasse des leichten Aufgusses aus Blüten und Blättern (2 g auf 1 dl Wasser), nach dem Essen getrunken, ist außerordentlich verdauungsfördernd. Gegen Kopfschmerzen hilft ein mit Zitronenkraut, einem Drittel Lavendel und einem Sechstel Majoran gefülltes, unter das Kopfkissen gelegtes Stoffsäckchen.

ZITRONENKRAUT

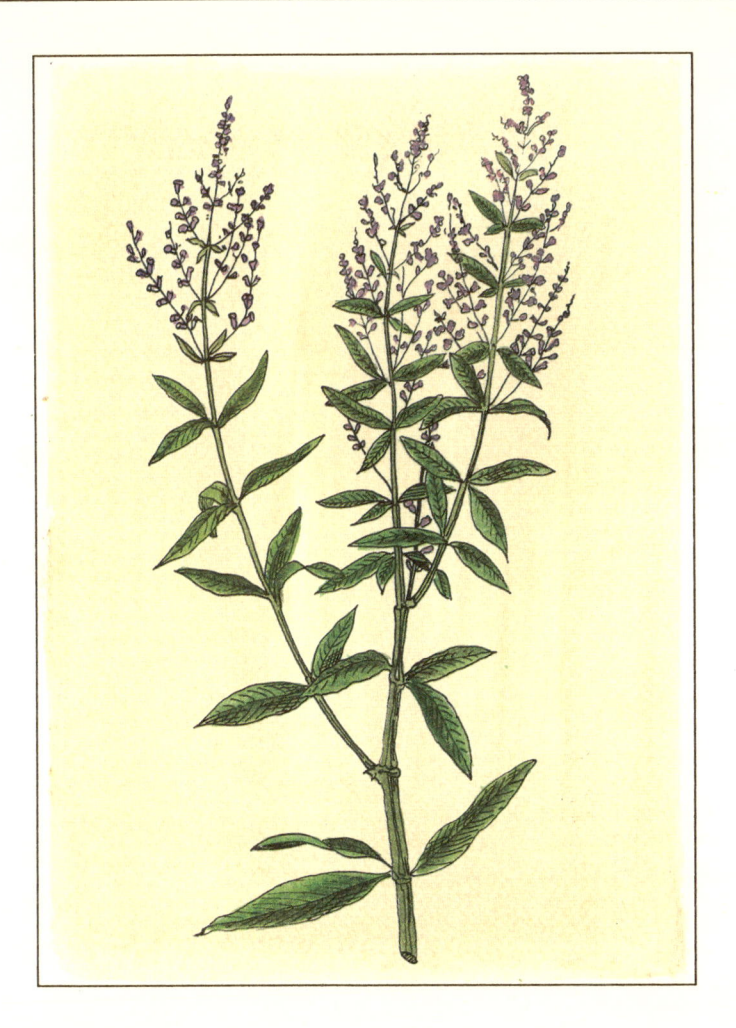

RATSCHLÄGE FÜR HAUS UND GARTEN
Die Blüten und Blätter eignen sich für Potpourris mit frischem Zitronenduft. Um in Kleiderschränken und Schubladen einen angenehmen Duft zu verbreiten, sollte man die folgende Kräutermischung in Säckchen aus leichtem Musselin füllen: zu gleichen Teilen Blätter und Blüten des Zitronenkrauts, Lavendel und Geranie, zu geringeren Teilen gehackte Pfefferminzblätter.

ZICHORIE

CICHORIUM INTYBUS

im Volksmund auch: Kaffeezichorie, Wegwarte

BESCHREIBUNG
Pflanze: krautartig, wächst bis zu einer Höhe von 1 m.
Wurzel: große fleischige Hauptwurzel mit zahlreichen kleinen Wurzeln.
Stengel: verzweigt, unten mit Flaum versehen.
Blatt: lanzettförmig, eingeschnitten und gesägt, nach oben hin kleiner werdend.
Blüte: was einzelne Blütenblätter zu sein scheinen, sind in Wirklichkeit in einem Blütenstand zusammengefaßte ganze Blüten, von blauer Farbe.
Frucht: besteht aus einem kleinen Samen.

VORKOMMEN UND KULTIVIERUNG
Sie wächst überall wild, besonders auf sonnigen Feldern und Wiesen. Will man sie aussäen, ist der März der beste Monat.

VERWENDBARE TEILE
Wurzeln und Blätter.

SAMMELZEIT
Die Blätter vor dem Blühen im Frühjahr, danach vertrocknen sie und sind nicht mehr genießbar. Die Wurzeln der mindestens einjährigen Pflanzen werden im Herbst gesammelt.

AUFBEWAHRUNG
Die Blätter liegend an einem schattigen, luftigen Ort trocknen. Die Wurzeln der Länge nach aufschneiden und in der Sonne oder im Ofen bei niedriger Temperatur trocknen.

GESCHICHTE UND LEGENDE
Die Zichorie wird seit Jahrtausenden als Medizin geschätzt. In einem vor 6000 Jahren entstandenen ägyptischen Papyrus wird sie wegen ihrer heilenden Eigenschaften erwähnt. Von den Griechen, die sie *kichora* nannten, wurde sie ebenfalls angepflanzt und Dioskurides empfahl, sie zur Anregung des Magens und der Leber zu verzehren. In der italienischen Sprache wird die bescheidene, anspruchslose Pflanze auch als „die Häßliche" bezeichnet. Doch ist dieser Spitzname eigentlich ein wenig übertrieben – ihre blauen Blüten sind wunderschön. Seit dem 17. Jahrhundert wird Zichorie gegessen, und heute werden einige gezüchtete Sorten allgemein angebaut.

GESUNDHEIT
Der Absud (4 g pro dl Wasser) wirkt reinigend auf den Organismus und erleichtert die Verdauung, wenn man vor dem Essen eine Tasse davon trinkt. Diese wohltuende Wirkung erzielt man auch, wenn man Zichorienblätter ganz einfach roh im Salat verspeist, denn sie enthalten viel Pottasche.
Bei geröteter Haut hilft es, die geschälte, in Wasser gekochte Wurzel, von einer Mullbinde bedeckt, auf die Stelle zu geben.

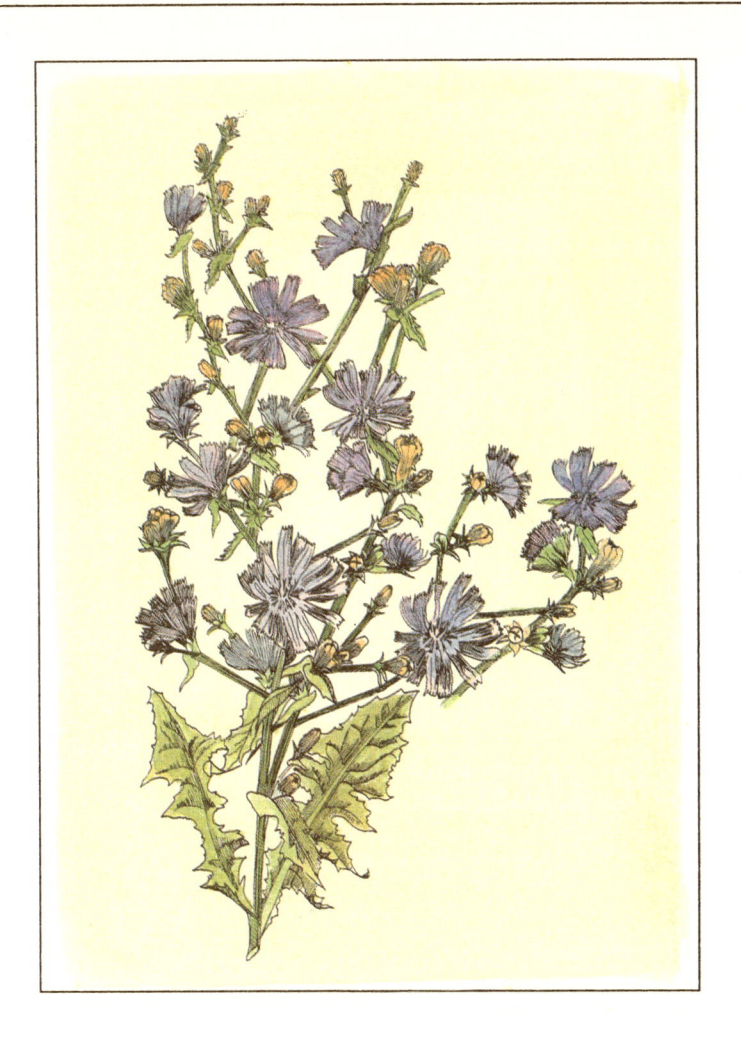

KÜCHE

In der Vergangenheit wurde die feingemahlene und geröstete Wurzel der Zichorie als Kaffeersatz verwendet, denn sie war billiger und leichter zu finden. Heute ist sie als solcher nur noch wenig im Gebrauch, obwohl sie, mit Bohnenkaffee vermischt, die Wirkung des Koffeins zu mildern scheint. Aus den saftigen Blättern der Zichorie läßt sich ein ausgezeichneter Salat zubereiten: Er sollte mit Nüssen, Staudensellerie, Liebstöckel- und Fiengrecosamen vermischt und mit einer Vinaigrette (5 Teile Öl, ein Teil Essig, Zitronensaft, Salz und Pfeffer) angemacht werden.

KIRSCHE

PRUNUS AVIUM

im Volksmund auch: Vogelkirsche

BESCHREIBUNG
Pflanze: Baum, der eine Höhe von 10 m erreichen kann.
Stamm: holzig, verzweigt.
Blatt: oval-langgestreckt, mit gezacktem Rand, Stengel, befindet sich an der Spitze der Zweige.
Blüte: weiß mit 5 Blütenblättern, die in kleinen Dolden zusammengefaßt sind. Blütezeit April-Mai.
Frucht: Steinfrucht, sie ist rund, fleischig, rot, und bei voller Reife schwärzlich, zu Gruppen zusammengefaßt. Im Inneren befindet sich ein hölzerner Kern.

VORKOMMEN UND KULTIVIERUNG
Sie wächst wild in Wäldern, in mildem Klima auch in gebirgigen Gegenden. Hybride und selektierte Arten werden gezüchtet.

VERWENDBARE TEILE
Die Früchte und die Stiele der Früchte.

SAMMELZEIT
Sowohl die Früchte als auch die Stiele, wenn sie reif sind.

AUFBEWAHRUNG
Die Frucht wird frisch verzehrt; die Stiele im Schatten trocknen und in Dosen aufbewahren.

GESCHICHTE UND LEGENDE
Diese wildwachsende Kirschsorte trägt leicht bitter schmeckende Früchte. Durch Selektion wurden aus ihr die veschiedensten Sorten gezüchtet. Die Kirsche muß schon in prähistorischer Zeit bekannt gewesen sein, denn in fossilen Abfällen hat man Kirschkerne aus dem Neolithikum gefunden. Auch die wilde Kirsche ist zum Verzehr geeignet: Ihre Früchte sind kleiner und dunkler als die der gezüchteten Sorten und können frisch gegessen oder für Marmelade und Gelee verwendet werden. Kirschwasser wird aus der Weichselkirsche gebrannt. Das Holz des Kirschbaums hat eine schöne, rötliche Färbung; vor allem im 18. Jahrhundert benutzte man es häufig zur Herstellung eleganter Möbel.

GESUNDHEIT
Die Kirschstiele sind in der Pflanzenmedizin für ihre harntreibende Wirkung bekannt: Eine oder zwei Tassen Tee aus dem Absud (2 g Stiele pro dl Wasser) helfen bei der Elimierung der Harnsäure. Bei rauher und gereizter Haut haben sich Umschläge mit in etwas konzentrierterem Absud (6 g pro dl Wasser) getränkten Mullbinden bewährt.

KOSMETIK
Das frische Fruchtfleisch kann als belebende Maske auf die Haut aufgetragen werden.

KIRSCHE

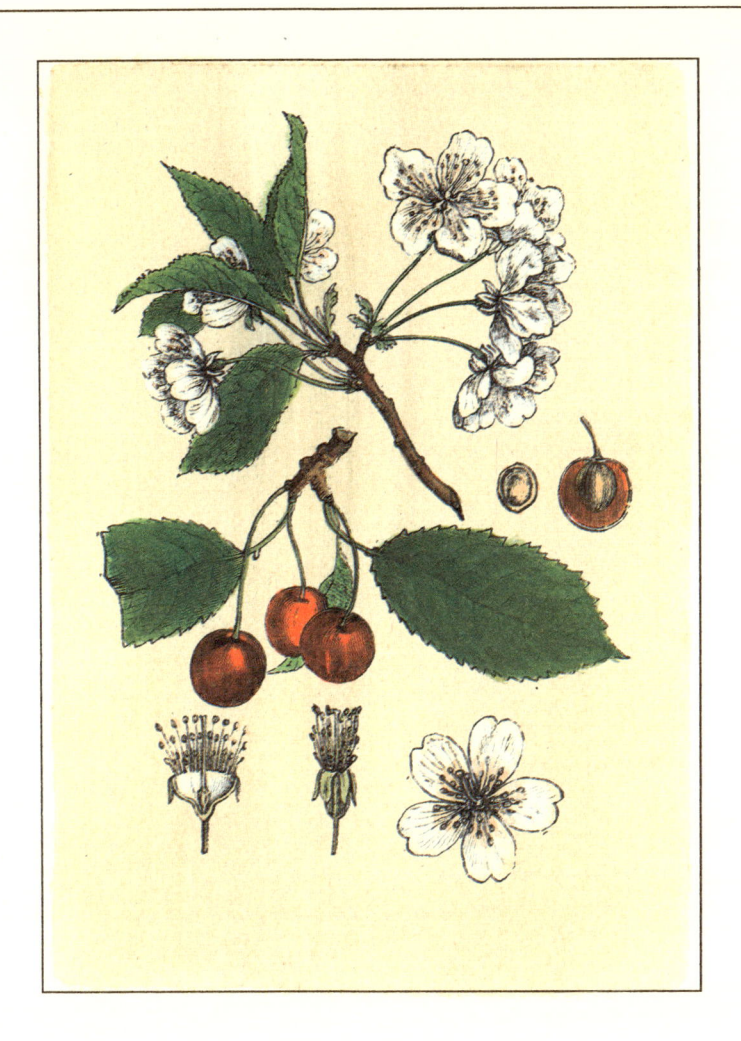

KÜCHE

Wegen ihres säuerlichen Geschmacks bieten sich die Früchte des *Prunus avium* besonders für die Verwendung in der Küche an: Man kann sie in Brände einlegen, Marmelade daraus kochen oder zahlreiche Süßspeisen mit ihnen zubereiten. Das folgende Rezept ergibt ein köstliches Gelee: Ungefähr 500 g Kirschen entsteinen, in Stückchen schneiden und passieren. Den Saft auffangen. In der Zwischenzeit 250 g Zucker in 2 dl Wasser kochen lassen und diesen Sirup dann in den Kirschsaft rühren; alles mit 25 g in Wasser aufgelöster Gelatine und vier Eßlöffeln Rum vermischen. In eine Form füllen und in den Kühlschrank stellen.

KLASSISCHE KRÄUTER UND HEILPFLANZEN

GEMEINER BEINWELL

SYMPHYTUM OFFICINALE

im Volksmund auch: Hasenbrot, Schwarzwurzel

BESCHREIBUNG
Pflanze: krautartig, wächst bis zu einer Höhe von 60 cm.
Wurzel: fleischiger Erdstock, außen schwarz, innen weiß.
Stengel: steif, verzweigt, von seidigem Flaum bedeckt.
Blatt: groß, oval langgestreckt, am Stengel anliegend, runzlig und behaart.
Blüte: die Blüten bilden eine Rispe, sind glockenförmig und rosa oder violett gefärbt.
Frucht: besteht aus vier kleinen Samen (Achänen), die auf dem Boden des Kelches eingeschlossen sind.

VORKOMMEN UND KULTIVIERUNG
Er wächst wild in allen milden Klimazonen auf feuchten und sumpfigen Böden. Man sät ihn im Frühjahr in sonniger Lage aus.

VERWENDBARE TEILE
Die Wurzeln, Blüten und Blätter.

SAMMELZEIT
Die Blätter wenn sie jung und zart sind, die Blüten zu Beginn der Blütezeit (Mai), die Wurzeln ganzjährig. Zum Trocknen empfiehlt es sich allerdings, sie im Herbst zu sammeln.

AUFBEWAHRUNG
Die gut von Erdresten gesäuberten Wurzeln in der Sonne trocknen, dann in vertikaler Richtung aufschneiden und in Glasbehältern aufbewahren. Die Blüten und Blätter werden an einem schattigen und luftigen Ort in leichten Leinensäckchen verwahrt.

GESCHICHTE UND LEGENDE
Der griechische Begriff *symphuo*, „ich vereine, halte zusammen", spielt auf eine Eigenschaft an, die der Pflanze nicht nur in der volkstümlichen Tradition, sondern auch von der modernen Medizin zugeschrieben wird: Schon vor 4000 Jahren glaubte man, der Beinwell könne gebrochene Knochen wieder zusammenwachsen lassen und offene Wunden verschließen. Abgesehen von legendären Heilerfolgen, die dieser Pflanze angedichtet wurden, beschleunigt vor allem die Wurzel durch die Substanz Allantoin die Vernarbung von Wunden. Aus diesem Grund wird sie auch heute noch in der Dermatologie verwendet.

GESUNDHEIT
Der Beinwell ist ein ausgezeichnetes Heilmittel für viele Hautprobleme: Jucken, Rötungen, Verbrennungen, Wunden oder durch Kälte aufgerauhte Haut. Man kann mit dem Absud der Wurzel (10 g pro dl Wasser) Waschungen oder Umschläge machen. Ein Breiumschlag aus den zu Mus verarbeiteten Blättern oder aus der geriebenen und mit kochendem Wasser vermischten Wurzel eignet sich hervorragend zur Behandlung von Quet-

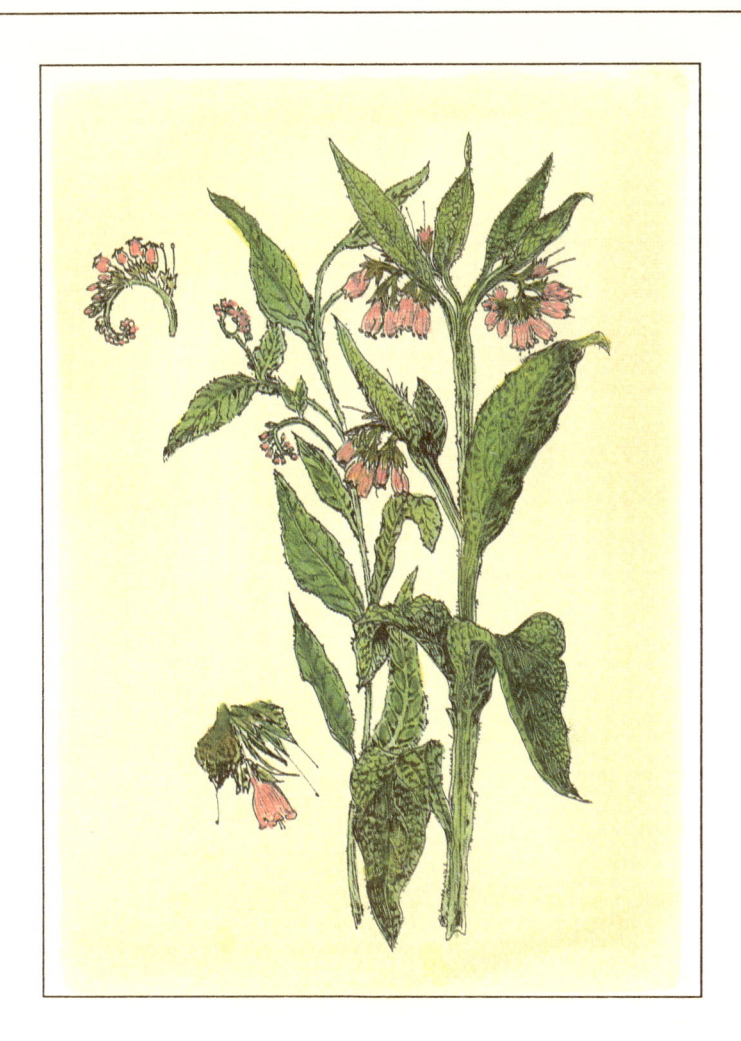

schungen und Schwellungen. Ein wichtiger Rat: Zum Sammeln des Beinwells unbedingt Handschuhe tragen, da der Flaum Hautreizungen hervorrufen kann.

KOSMETIK
Der konzentrierte Aufguß aus den Blättern oder der Absud aus den Wurzeln, in warmem Wasser aufgelöst und dem Badewasser zugesetzt, wirkt belebend und erhält die Haut weich und gesund.

KÜCHE
Die fritierten Blätter schmecken köstlich. Einen Teig aus Mehl, Milch und Eiern zubereiten, die Blätter hineintauchen und fritieren. Mit Zucker und flüssiger Sahne servieren.

BRUNNENKRESSE
NASTURTIUM OFFICINALE

BESCHREIBUNG
Pflanze: krautartig, ihre Höhe variiert von 10 bis 90 cm.
Stengel: fleischig und hohl, im unteren Teil kriechend und von kleinen Wurzeln bedeckt.
Blatt: dunkelgrün, fleischig und rundlich, gefiedert.
Blüte: weiß, klein, zu kleinen Dolden angeordnet.

VORKOMMEN UND KULTIVIERUNG
Sie wächst wild in Bächen und Teichen in allen Teilen der Erde. Man kann auch auf sehr feuchten Böden oder an einem Brunnentrog kleine Stückchen des wurzelbesetzten Stengels anpflanzen.

VERWENDBARE TEILE
Die Blätter.

SAMMELZEIT
Man pflückt sie von März bis September, wobei man darauf achten muß, daß sie in sauberem, von Ungeziefer freiem Wasser steht. Die schmackhafte, scharfe Brunnenkresse wird frisch gegessen.

GESCHICHTE UND LEGENDE
Brunnenkresse ist sehr reich an Vitaminen und nützlichen Substanzen wie Eisen und Kalk, und man hielt sie schon in der Antike für ein hervorragendes Heilmittel u.a. gegen Blutarmut und Rachitis bei Kindern. Im 17. Jahrhundert bereitete man aus der Brunnenkresse eine Arznei gegen Skorbut zu.
Der lateinische Begriff *nasturtium* setzt sich aus den Worten *nasus*, „Nase", und *tortus*, „schief", in Anspielung auf den scharfen Geruch dieses Krautes, zusammen. Das deutsche „Kresse" wird von manchen auf das lateinische Verb *crescere*, „wachsen", zurückgeführt, und als Hinweis auf das rasche Wachstum der Pflanze betrachtet. Andere meinen, es rühre vom althochdeutschen *kras, gras*, „Speise" her. Das althochdeutsche *brunno* ist nicht unser heutiger Brunnen, sondern die Quelle, das Quellwasser.

GESUNDHEIT
Der Saft der Brunnenkresse, den man mit Hilfe einer Zentrifuge gewinnt, ist reich an Mineralstoffen und Vitamin C. Einige einfache und wirksame Anwendungsmöglichkeiten: Das Kauen von Blättern der Brunnenkresse stärkt das Zahnfleisch. Das frische Kraut wirkt zudem verdauungsfördernd. Ein Breiumschlag aus einem Mus der Blätter (10 Minuten lang auf der Haut) hat reinigende und antiseptische Wirkung und ist daher besonders bei Akne und Haarausfall zu empfehlen.

KOSMETIK
Der auf die Kopfhaut aufgetragene Saft wird bei Haarausfall verwendet.

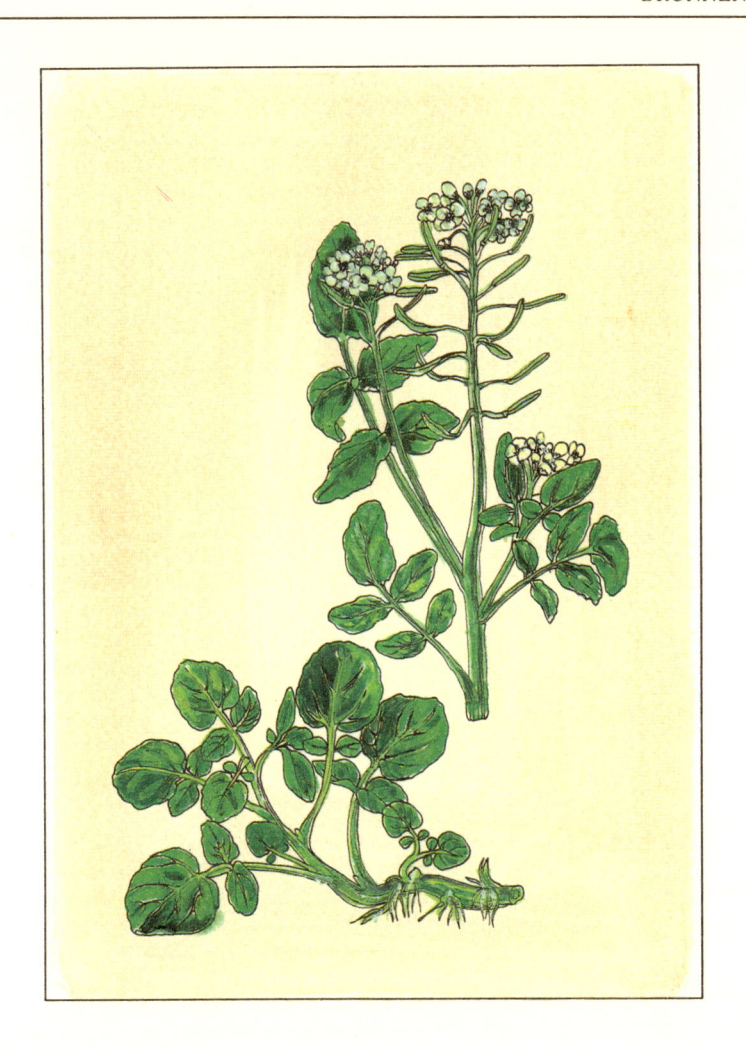

KÜCHE

Mit Brunnenkresse lassen sich köstliche Salate zubereiten, aber auch kleingehackt auf Butter und Brot schmeckt sie ausgezeichnet. Sie kann auch wie Spinat gekocht und mit Öl und Zitrone angemacht werden. Folgendes Rezept ergibt eine delikate Suppe: Eine kleingeschnittene halbe Zwiebel in Butter anbraten, zwei Sträußchen Brunnenkresse und ein Sträußchen Petersilie hinzufügen und auf kleiner Flamme wenige Minuten kochen lassen. Einige Kartoffeln, einen halben Liter Milch und 3/4 Liter Wasser hinzufügen. 15 Minuten kochen lassen. Alles pürieren und mit Salz und Pfeffer abschmecken. Wieder auf den Herd setzen und langsam rühren, bis eine feine Creme entsteht, die mit frischer Brunnenkresse und einer Sahnehaube dekoriert wird.

EFEU

HEDERA HELIX

im Volksmund auch: Immergrün, Wintergrün

BESCHREIBUNG
Pflanze: kletternd und immergrün.
Stamm: grün, der ältere Teil holzig, mit kleinen Wurzeln versehen, mit denen er an Mauern und Pflanzen haftet.
Blatt: von dunkelgrüner Farbe, annähernd herzförmig, von lediger Konsistenz.
Blüte: besteht aus fünf gelb-grünlichen Blütenblättern, die an der Spitze des Zweiges zu Dolden zusammengefaßt sind.
Frucht: kugelförmig, schwarz, zu Sträußchen vereint, enthält einige Samen. Sie ist giftig.

VORKOMMEN UND KULTIVIERUNG
Er wächst überall, vorzugsweise an schattigen Stellen und wird als Kletterpflanze im Garten an Mauern und Zäunen angepflanzt.

VERWENDBARE TEILE
Die Blätter.

SAMMELZEIT
Sie können das ganze Jahr über gepflückt werden.

AUFBEWAHRUNG
Die Blätter werden an schattigen, luftigen Orten getrocknet und in Leinensäckchen aufbewahrt. Besser ist es jedoch, sie frisch zu verwenden, da sie jederzeit leicht zu finden sind.

GESCHICHTE UND LEGENDE
Efeu, der sich mit seinen Zweigen hartnäckig an Bäume und Mauern klammert, ist zum Symbol der Treue geworden. Im Griechenland der Antike bekränzte man Brautpaare mit Efeu. Doch war diese Pflanze in Griechenland zugleich das Symbol für ungebremste Leidenschaft und Sinnlichkeit und als solches dem Gott Dionysos geweiht. Seine Begleiterinnen, die Mänaden, wanden sich während orgiastischer Feierlichkeiten, die ihm zu Ehren stattfanden, Efeugirlanden um den Kopf. Efeu kann hunderte von Jahren alt werden. Wenn er an einem Baum hochwächst, kann er dessen Überleben gefährden, häufig erstickt er die Gastpflanze.

GESUNDHEIT
Efeu ist innerlich nur nach Konsultation eines Spezialisten anzuwenden. Einige gehackte Blätter im warmen Wasser ergeben ein entspannendes Fußbad.

KOSMETIK
Um schwarze Haare stark und glänzend zu erhalten, kann man ins Wasser zum Auswaschen der Haare einen Absud aus 3-4 Efeublättern pro dl Wasser geben.

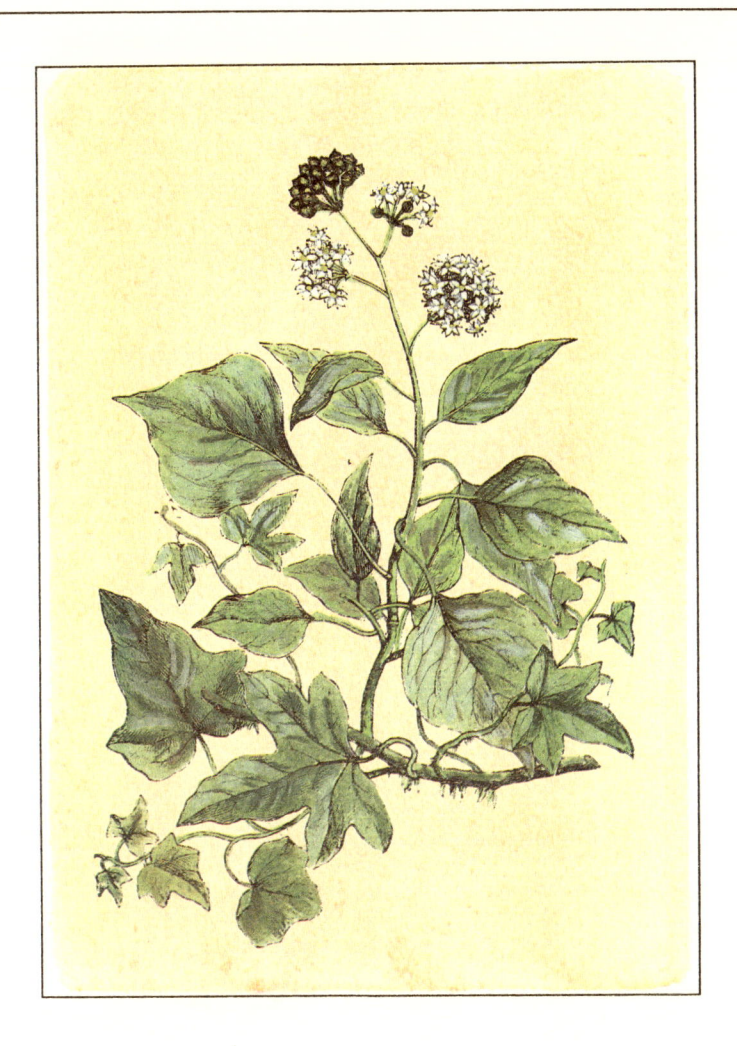

RATSCHLÄGE FÜR HAUS UND GARTEN

Die Asche von verbrannten trockenen Efeuzweigen ist ein ausgezeichnetes Silberputzmittel. Für schwarze Kleidung, die ihre ursprüngliche Frische und Farbintensität verloren hat, sollte man einen Aufguß aus 40 Efeublättern herstellen, die man zwei Stunden lang in einen Liter Wasser gelegt hat. Man entfernt die Blätter und wäscht die Kleider in dieser Flüssigkeit aus.

SCHACHTELHALM

EQUISETUM ARVENSE

im Volksmund auch: Zinnkraut, Scheuerkraut

BESCHREIBUNG
Pflanze: krautartig, wächst bis zu einer Höhe von 40 cm.
Wurzel: fleischiger Erdsproß, aus dem kleine Wurzeln hervorgehen.
Stengel: zu Beginn des Frühjahrs wächst ein Stengel, der mit einer Ähre versehen ist, die Sporen zur Vermehrung enthält. Nach Absterben der Sporenträger treibt der Wurzelstock unfruchtbare, hellgrüne Stengel mit nadelförmigen Ästchen hervor.

VORKOMMEN UND KULTIVIERUNG
Er wächst wild fast auf der gesamten Nordhalbkugel, in Gräben und an Abhängen. Man findet ihn bis zu einer Höhe von 2500 m. Auf Äckern ist er ein Unkraut, das wegen seiner tiefreichenden Wurzeln sehr schwer zu entfernen ist.

VERWENDBARE TEILE
Der grüne Stengel.

SAMMELZEIT
Im Sommer, wenn der grüne Stengel gewachsen ist.

AUFBEWAHRUNG
An der Sonne oder bei niedrigen Temperaturen im Ofen trocknen und in Pappkartons aufbewahren. Frisch wird er vor allem in zerstoßener Form verwendet.

GESCHICHTE UND LEGENDE
Der Schachtelhalm wurde in prähistorischer Zeit einige Meter hoch. Trotz des geringeren Wuchses besitzt die heutige Pflanze sonst noch die gleichen Charakteristika. Der Arzt und Botaniker Mattioli, der im 16. Jahrhundert den Traktat über die Pflanzenheilkunde des Griechen Dioskurides veröffentlichte und kommentierte, erklärt den Ursprung des Namens *Equisetum*, „Pferdeschwanz", damit, daß die ausgewachsene Pflanze einem Pferdeschwanz ähnelt. Er berichtet auch vom Gebrauch, den man zu seiner Zeit in der sienesischen Maremma von dem ährenförmigen Sproß machte: Während der Fastenzeit wurde er anstelle von Fisch in Wasser gekocht, in Mehl gewälzt und in der Pfanne fritiert. Schon die Römer benutzten Schachtelhalm zu dem Zweck, der sich in dessen volkstümlichen Bezeichnungen im Deutschen erhalten hat: Sie reinigten damit Töpfe und Pfannen.

GESUNDHEIT
Der Schachtelhalm enthält mineralische Salze, vor allem Kalzium und Silizium, und Vitamine. In der Pflanzenheilkunde wird er deshalb z.B. gegen die Brüchigkeit der Knochen alter Menschen, zur Heilung von Frakturen, zur Eliminierung der weißen Flecken bei schwachen Nägeln oder bei Kalziummangel von Kindern verwendet. Kneipp empfahl Schachtelhalm bei Blasenkrankheiten und Blutungen. Ein Absud von 5 g pro dl Wasser ist als Nagelbad bei brüchigen Nägeln geeignet oder als Packung für geschwollene, gerötete Augenlider.

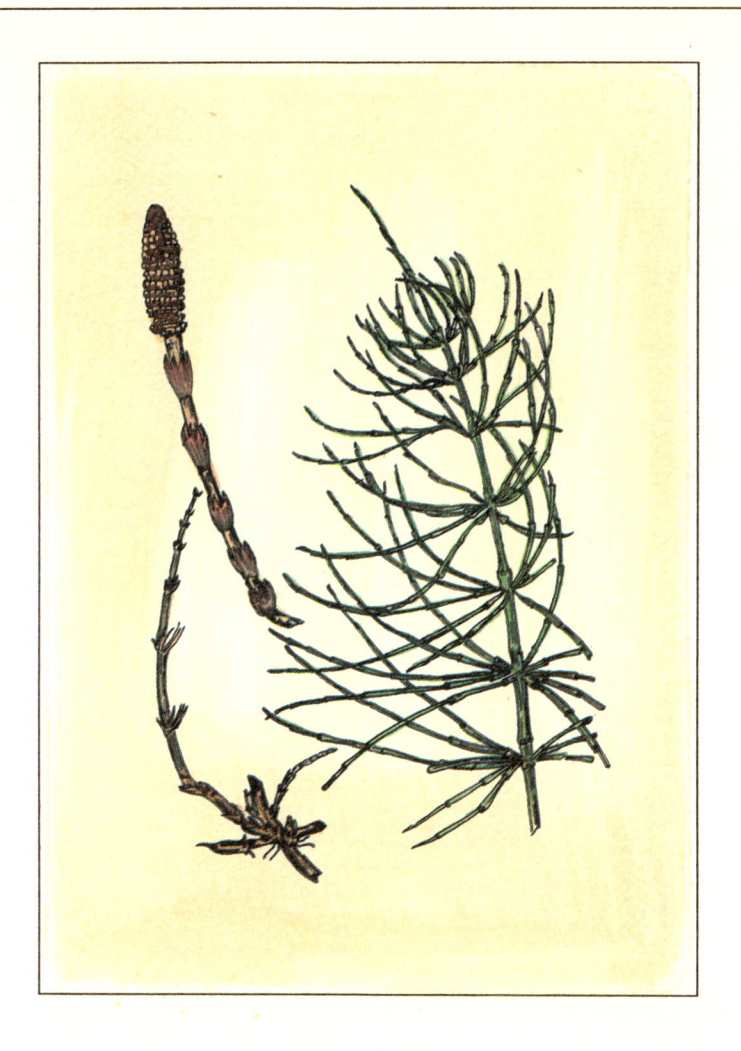

KOSMETIK
Bei spröden Haaren hilft das Auswaschen mit einem konzentrierten Aufguß aus Schachtelhalmstengeln. Dazu benötigt man zehn Stengel auf einen halben Liter Wasser.

RATSCHLÄGE FÜR HAUS UND GARTEN
Grüne Schachtelhalmstengel eignen sich vorzüglich zum Polieren von Metallgegenständen. Sie werden auch zum Färben von Wolle und Stoffen verwendet; wenn sie in Chrombeize gegeben werden, entsteht ein schönes helles Ockergelb.

KLASSISCHE KRÄUTER UND HEILPFLANZEN

FENCHEL

FOENICULUM VULGARE

BESCHREIBUNG
Pflanze: krautartig, wächst bis zu einer Höhe von 50 cm – 1 m.
Wurzel: spindelförmig, aus übereinanderliegenden Hüllen gebildet; die süßliche Sorte hat eine fleischigere Wurzel.
Stengel: aufrecht, von grün-bläulicher Farbe.
Blatt: gefiedert, an der Basis umhüllt es den Stengel.
Blüte: gelb, klein, mehrere Blüten zu Dolden vereint, die wiederum zu größeren Dolden zusammengefaßt sind.
Frucht: besteht aus kleinen länglichen und gerippten Samen (Achänen).

VORKOMMEN UND KULTIVIERUNG
Wilder Fenchel wächst überall am Mittelmeer, er bevorzugt allerdings trockene, steinige Böden. Die süße Sorte wird wegen ihrer fleischigen, wohlschmeckenden Wurzel angebaut; sie wird im Spätsommer auf weichen Böden in sonniger Lage ausgesät.

VERWENDBARE TEILE
Die gesamte Pflanze.

SAMMELZEIT
Die Stengel werden den ganzen Sommer über gepflückt, die Wurzeln gräbt man im Herbst aus.

AUFBEWAHRUNG
Die blühenden Stengel werden an einem luftigen Ort zum Trocknen aufgehängt, danach werden die Samen von den Dolden entfernt und gesiebt. Die Wurzeln in der Sonne trocknen lassen.

GESCHICHTE UND LEGENDE
Wohl kaum allgemein bekannt ist, daß Marathon, der Name jenes Ortes in Griechenland, an dem die berühmte Schlacht zwischen Athenern und Persern stattfand, auf deutsch „Fenchelfeld" bedeutet. Diese Pflanze wuchs wild in der weiten Ebene, die sich bis zur Ägäis hin erstreckt und heute noch von dem Tumulus überragt wird, den damals die Athener zur Bestattung ihrer Gefallenen errichteten. Fenchel ist eine typische Mittelmeerpflanze, die schon im antiken Griechenland geschätzt und von den Römern in ganz Europa verbreitet wurde. Plinius berichtet, daß Schlangen sich nach der Häutung am Fenchel reiben, um ihre Sehfähigkeit wiederzuerlangen. Im Zusammenhang mit dieser Geschichte behauptet er, daß sich der Fenchel bestens zur Verbesserung schwacher Augen eigne. Im Volksglauben war es diese Nähe zur Schlange, die den Fenchel zu einem wirksamen Gegengift gegen Bisse dieser Reptilien qualifizierte.
In magischen Formeln wurde der Fenchel gegen Hexerei und Betrug angerufen: Im Mittelalter hängte man Fenchelzweige an die Haustüren und steckte sie sogar in die Schlüssellöcher, um Böses und Hexen zu vertreiben.
Von diesem volkstümlichen Aberglauben abgesehen, schätzte man seit der Antike die

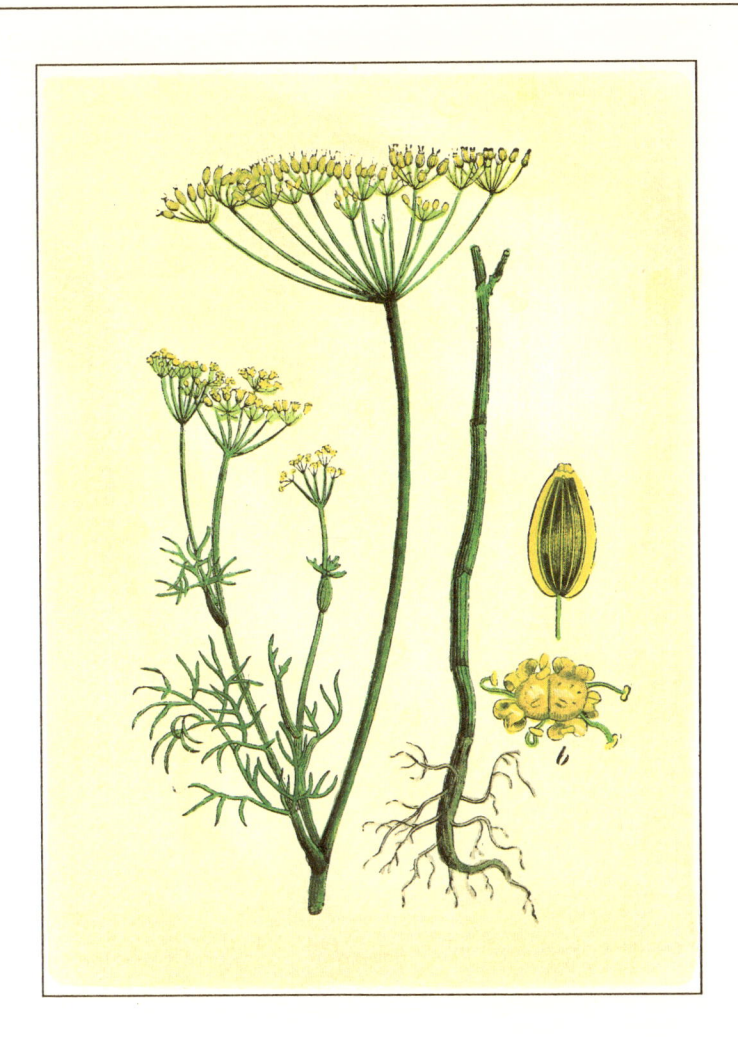

heilenden Eigenschaften des Fenchels. Zu diesem Thema noch ein bemerkenswertes Faktum: Im Hochmittelalter betrug der durchschnittliche monatliche Verbrauch von Fenchelsamen, die als Digestif verzehrt wurden, ungefähr 4 kg pro Familie.

GESUNDHEIT

Auch heute noch dienen Fenchelsamen zur Erleichterung der Verdauung, aber auch zur Anregung des Appetits. Ein leichter Aufguß wird aus 1 oder 2 g pro dl Wasser zubereitet. Man sollte vor dem Essen eine Tasse davon trinken. Wer kein großer Freund von Kräutertees ist, sollte vor dem Essen einen EL des folgenden Präparates zu sich nehmen: Die zerstoßenen Samen von Fenchel, Liebstöckel, Kümmel und Anis (3 g von jeder Sorte) einen Monat lang in einem halben Liter Branntwein einweichen und 40 g Zucker hinzufügen. Das Ganze hin und wieder schütteln, nach Ablauf des Monats filtern und in Flaschen füllen. Der Fenchel ist traditionellerweise ein anerkanntes Augenheilmittel: Er stellt zwar die Sehkraft nicht wieder her, doch hilft er bei geröteten Lidern und müden Augen. Es wird geraten, einen lauwarmen, mit einem leichten Aufguß getränkten Umschlag auf die Augen zu legen. Gegen schlechten Atem kann man mit einem leichten Aufguß aus Fenchelsamen (1-2 g pro dl Wasser) gurgeln.

KOSMETIK

Die frischen Fenchelblätter als Aufguß zubereitet wirken adstringierend und belebend auf die Haut. Sollte sie sehr trocken sein, kann man dem Aufguß Orangenblütenwasser hinzufügen, das jeder Heilpflanzenladen bereithält.

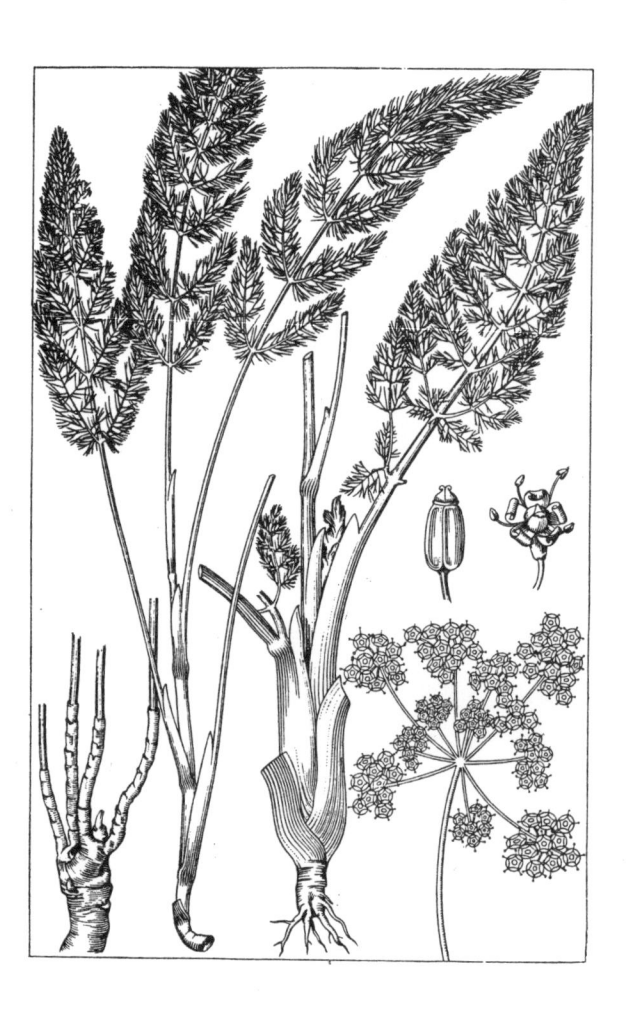

KÜCHE

Üblicherweise wird der gezüchtete Fenchel in der Küche verwendet. Die große, fleischige Wurzel kann man in Scheiben geschnitten im Salat oder roh mit Olivenöl angemacht essen, aber auch einen köstlichen Auflauf daraus zubereiten. Dazu braucht man 500 g Fenchelknollen, von denen man die äußere Schicht entfernt hat. In Viertel schneiden und in Salzwasser kochen. Wenn sie weich sind, das Wasser abgießen und den Fenchel mit 100 g Butter bei kleiner Flamme in eine Pfanne geben. In der Zwischenzeit eine traditionelle Béchamelsoße zubereiten (Mehl, Butter, Milch). Wenn sie cremig ist, die kleingeschnittenen Fenchelstücke, Salz und Pfeffer dazugeben. Dann fügt man dem Ganzen 3 aufgeschlagene Eier und geriebenen Parmesankäse hinzu und vermischt alles gut miteinander. Die Masse in eine gebutterte, feuerfeste Form geben und im Wasserbad in den Ofen stellen. Der Auflauf ist fertig, wenn an einem Holzstäbchen nichts kleben bleibt. Auf einer Platte, mit Hühnerleber und anderen Geflügelinnereien angerichtet, servieren.

Auch der wilde Fenchel kann auf vielerlei Art in der Küche verwendet werden. Mit seinen Samen würzt man Brot; die Samen, aber auch die Stengel mit den Blättern sind eine leckere Würze für Fleisch und fetten Fisch. Um einem etwas langweiligen Frischkäse einen interessanten Geschmack zu verleihen, sollte man vielleicht einmal das folgende Rezept ausprobieren: Für 200 g Käse 2 EL Olivenöl, 1 kleine, sehr fein gehackte Zwiebel, 1 EL Zitronensaft, 1 TL Fenchelsamen und 1 TL feingehackte Minze. In einer Terrine die Zutaten gut miteinander vermischen und alles mit etwas Salz abschmecken. Auf einem Teller gibt man dem Käse die gewünschte Form. Mit etwas Paprikapulver erhält er noch eine zusätzliche würzige Note.

Ein gegrilltes Hühnchen wird schmackhaft, wenn man es mit einer Mischung aus in Würfel geschnittenem gekochten Schinken, Butter und feingehackten frischen Fenchelblättern füllt. Das Huhn wird von außen gesalzen und gepfeffert und zum Grillen auf einen Spieß gesteckt.

Zum Schluß noch ein ganz simpler Tip, der ein festliches Mahl mit in der freien Natur gegrilltem Fisch zu einem vollen Erfolg macht. Bei der *grillade au fenouil* handelt es sich um ein typisches Rezept aus der provencalischen Küche: Man entzündet unter dem bereits gegrillten Fisch einige getrocknete, in Branntwein getauchte Fenchelzweige. Sie verleihen dem Fisch ein köstliches Aroma.

KORNBLUME
CENTAUREA CYANUS

BESCHREIBUNG
Pflanze: krautartig, wächst bis zu einer Höhe von 70 cm.
Wurzel: fleischig (Pfahlwurzel), mit kleinen Würzelchen.
Stengel: aufrecht und verzweigt.
Blatt: grünlich, mit dichtem Flaum besetzt, länglich und schmal.
Blüte: blau, manchmal auch rosa oder violett, röhrenförmig mit 5 Lappen, zu Köpfchen zusammengefaßt, in deren Innerem sich kleinere, rötliche Blüten befinden.
Frucht: kleine weißliche Samen.

VORKOMMEN UND KULTIVIERUNG
Man findet die Kornblume auf allen Kontinenten. Sie wächst auf steinigem, nicht kultiviertem Gelände, aber besonders auf Kornfeldern.

VERWENDBARE TEILE
Die Blüten.

SAMMELZEIT
Während der Blüte von Juni bis August. Man schneidet die Blüten unterhalb des Köpfchens ab.

AUFBEWAHRUNG
Die ausgebreiteten Blüten an einem schattigen, luftigen Ort trocknen und in Glas- oder Porzellanbehältern dunkel aufbewahren.

GESCHICHTE UND LEGENDE
Kaiser Wilhelm I. wählte die Kornblume als Emblem seines Hauses, sie hatte ihm in seiner Jugend sehr viel bedeutet. Während der Flucht seiner Familie vor den napoleonischen Truppen hatte sein einziges Vergnügen darin bestanden, Kränze aus Kornblumen zu flechten.
Leider tragen Unkrautvertilgungsmittel immer mehr zum Verschwinden dieser Pflanze bei. Es ist heute keineswegs mehr üblich, einen Strauß wild wachsender Kornblumen vom Spaziergang mit nach Hause zu bringen.
Der lateinische Name *Centaurea* geht auf den mythischen Zentauren Chiron zurück – halb Mensch, halb Pferd –, der den Helden Achilles in die Geheimnisse der Heilpflanzenkunde einführte. Angeblich heilte er mit der Kornblume eine Wunde am Fuß des Achilles. *Cyanus* dagegen ist der Name eines Verehrers der Göttin Flora, den man tot neben einer Kornblumengirlande fand. Es war der Wunsch der Göttin, daß die Pflanze seinen Namen tragen sollte.

GESUNDHEIT
Die Kornblume wird in der Medizin zur Herstellung von Augentropfen verwendet. Für eine Kompresse wird ein Aufguß aus den Blüten (5 g auf 1 dl Wasser) zubereitet. Man tränkt eine sterile Mullbinde mit dieser Flüssigkeit und legt sie auf die geröteten Lider

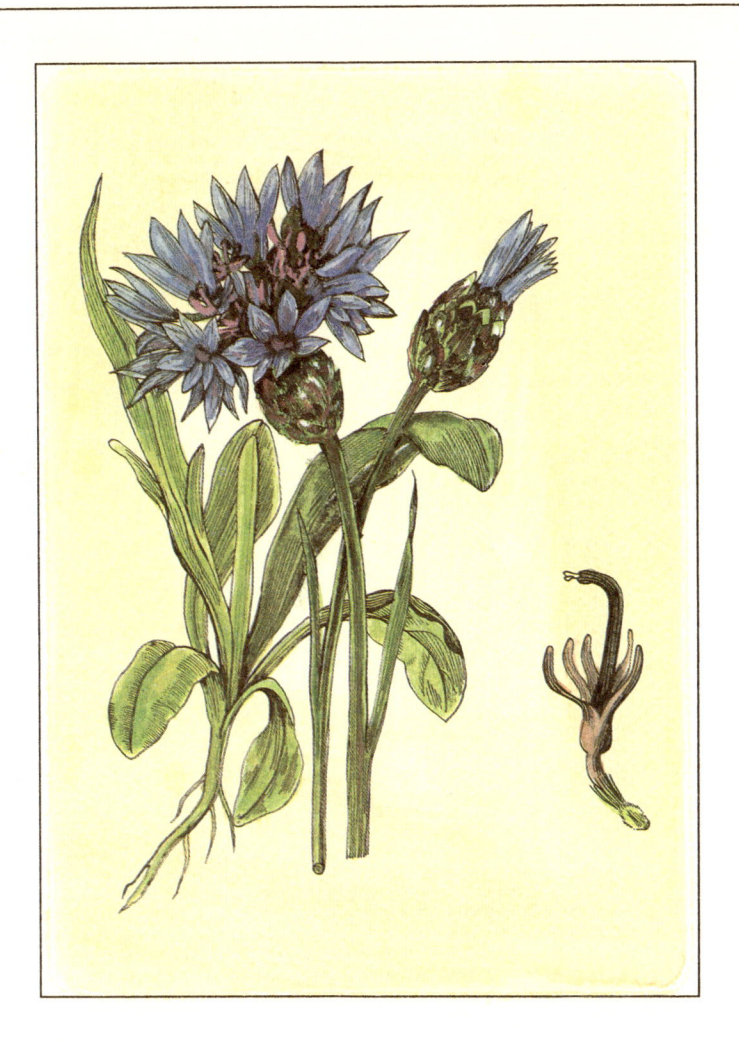

oder auf müde Augen. Bei sehr zarter und zu Rötungen neigender Haut, ein mit einer Handvoll Blüten gefülltes Stoffsäckchen zum warmen Badewasser geben.

KOSMETIK
Ein Aufguß aus den o.g. Mengen ist auch ein ausgezeichnetes, adstringierendes Tonikum fürs Gesicht. Da er keine besondere Duftnote hat, kann er Präparaten, die Orangenblütenwasser enthalten, beigegeben werden.

KLASSISCHE KRÄUTER UND HEILPFLANZEN

WALDERDBEERE
FRAGARIA VESCA

BESCHREIBUNG
Pflanze: krautartig, wächst bis zu einer Höhe von 20-25 cm.
Wurzel: hölzerne Wurzel, aus der Blüten und Blätter direkt hervorgehen.
Blatt: geht auf einem langen Stiel direkt aus der Wurzel hervor, in drei ovale Blätter mit gesägten Rändern unterteilt, von grüner Farbe und etwas haariger Oberfläche.
Blüte: besteht aus fünf weißen Blütenblättern.
Frucht: rot und fleischig. Es sind eigentlich falsche Früchte, die die wirklichen Früchte, kleine, ovale, braun-gelbliche Samen, enthalten.

VORKOMMEN UND KULTIVIERUNG
Die Walderdbeere findet man wild in Wäldern und auf Wiesen, von der Ebene bis ins Gebirge. Wegen ihres äußerst angenehmen Geschmacks wird sie häufig auf feuchten, weichen Böden in Gewächshäusern kultiviert. Die gezüchteten Sorten sind größer und süßer als die wilden, aber nicht so intensiv im Geschmack.

VERWENDBARE TEILE
Die Wurzeln, Blätter und Früchte.

SAMMELZEIT
Die Wurzeln im Herbst, die Blätter im fortgeschrittenen Frühjahr, die reifen Früchte im Sommer.

AUFBEWAHRUNG
Die Früchte werden frisch gegessen, möglichst sofort nach dem Pflücken. Der Wurzelstock wird an der Sonne getrocknet, nachdem man ihn gut von der Erde und den welken Teilen gereinigt hat.

GESCHICHTE UND LEGENDE
Archäologische Ausgrabungen in ganz Europa, aber vor allem in England und der Schweiz haben gezeigt, daß Erdbeeren bereits im Neolithikum vom Menschen verzehrt wurden. In den Löchern, in denen unsere Vorfahren aus prähistorischer Zeit ihre Abfälle vergruben, wurden Reste von zahlreichen Kräutern und Früchten gefunden, unter anderem auch von der Walderdbeere.
Diese Frucht ist in der Küche sehr geschätzt, aber schon in der Vergangenheit benutzte man sie auch ihrer heilenden Eigenschaften wegen. Die Pflanze ist schon in den ältesten Schriften zu finden, und ihre Frucht wurde häufig beschrieben. Auch die bekannte mittelalterliche Äbtissin Hildegard von Bingen erwähnt die Erbeere in ihren pflanzenheilkundlichen Traktaten. Es heißt, daß Linné, dem die Botanik das moderne System zur Klassifizierung von Pflanzen verdankt, auf fast wundersame Weise durch Walderdbeeren von der Gicht geheilt wurde. Wir wissen nicht, was an dieser Geschichte wahr ist, doch mit Sicherheit handelte es sich um eine angenehme Kur. Und vielleicht hat sie tatsächlich angeschlagen, denn die harntreibenden Eigenschaften der Erdbeere können durchaus zur Eliminierung der bei Gicht vorhandenen Säuren beigetragen haben.

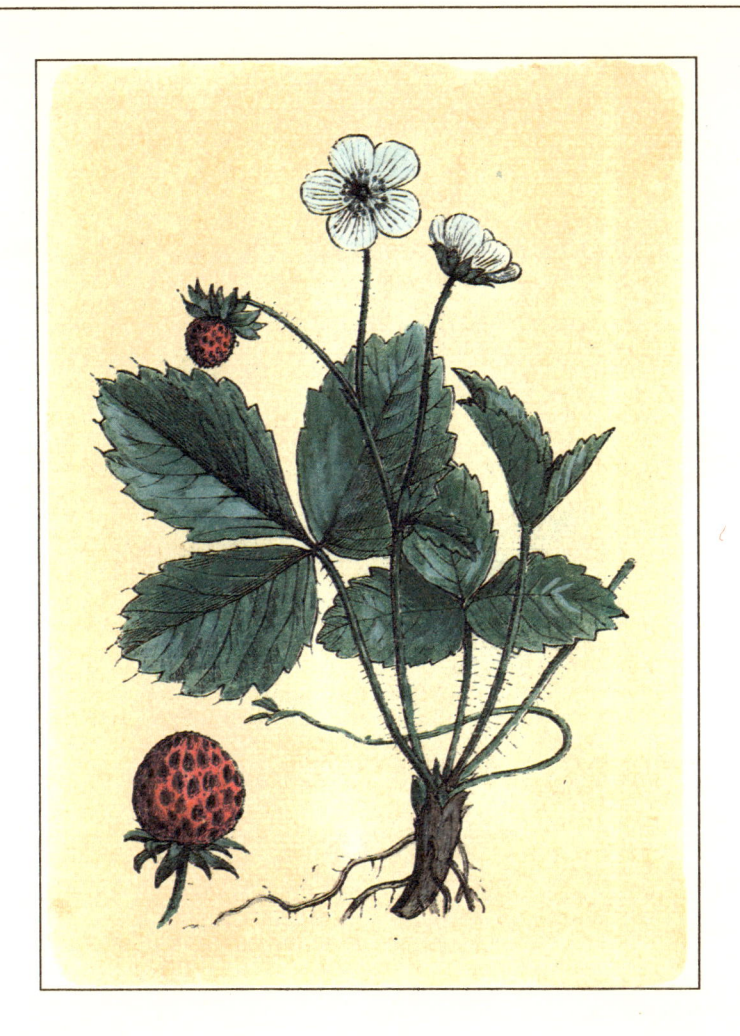

GESUNDHEIT

Ein Tee aus dem Absud von Wurzeln oder Blättern der Erdbeere (1 g Wurzel oder 5 g Blätter auf 1 dl Wasser), zweimal täglich getrunken, wirkt reinigend, regt die Harnabsonderung und den Appetit an. Der Aufguß aus den Blättern, im gleichen Verhältnis wie der o.g. Absud zubereitet, kann bei Hautrötungen und Zahnfleischentzündungen als Umschlag oder für Mundspülungen verwendet werden.

Der Verzehr von Erdbeeren ist besonders für die Mundhygiene angezeigt. Sie sorgen für strahlend weiße Zähne und beseitigen Zahnbelag. Selten treten Allergien gegen Erdbeeren auf, die sich in der Regel durch starken Juckreiz äußern.

KOSMETIK

Die schmackhafte Erdbeere eignet sich nicht nur zum Verzehr, sondern ist auch in der Kosmetik äußerst wirkungsvoll: Bei geröteter Gesichtshaut vor dem Schlafengehen eine Gesichtsmaske mit einem Brei aus frischen Erdbeerblättern auflegen. Eine Maske für trockene, unreine und faltige Haut wird aus einer oder zwei Handvoll zu Brei verarbeiteten Erdbeeren zubereitet. Auch diese Maske wird vor dem Schlafengehen für einige Minuten aufgelegt und anschließend mit reichlich lauwarmem Wasser abgewaschen.

Erdbeeren sind auch ein hervorragendes Mittel, um Flecken, die durch sich pellende Haut nach dem Sonnenbad entstanden sind, zu entfernen. Dafür die Haut mit dem Saft von Erdbeeren einreiben, diesen eine ganze Nacht über einwirken lassen und am nächsten Morgen abwaschen.

KÜCHE

Erbeeren kann man ganz einfach frisch mit etwas Zucker und Zitronensaft, Wein oder Sekt genießen. Aber es gibt auch eine Unzahl von Rezepten für mit Erdbeeren zubereitete Süßspeisen und Getränke. Wir empfehlen hier zwei einfache Getränke, ein Rezept für einen sommerlichen Cocktail, ein anderes für ein Getränk zum Dessert. Für den

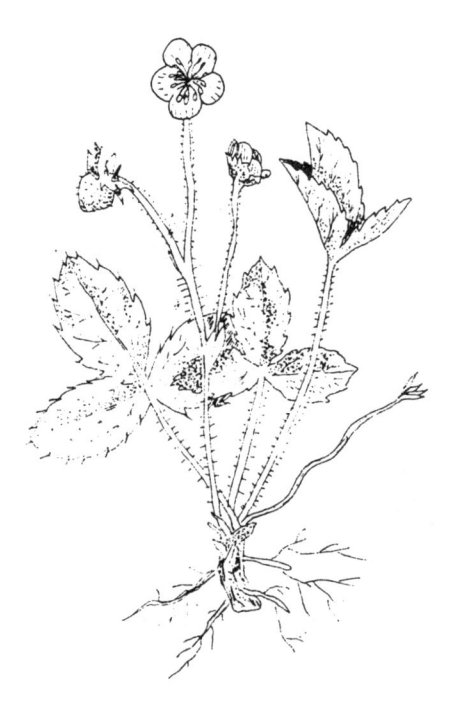

Cocktail 150 g Walderdbeeren mindestens zwei Stunden lang in einem mit 3 EL Zucker gesüßten Liter Wein im Kühlschrank ruhen lassen; hin und wieder vorsichtig umrühren. Dann gießt man das Ganze in einen Krug oder ein Bowlegefäß und vermischt es kurz vor dem Servieren mit einer Flasche frisch geöffnetem Sekt.
Für das zweite Getränk, einen Likör, 150 g Zucker in 2 1/2 dl Wasser auflösen und 150 g Walderdbeeren dazugeben. Man bringt das Ganze zum Kochen und versucht, beim Umrühren die Erdbeeren zu zerquetschen. Anschließend die Masse einige Stunden lang abkühlen lassen. Jetzt mit 2 dl Alkohol für Liköre und weiteren 150 g ganzen gewaschenen Erdbeeren in einen Behälter geben und 14 Tage lang ziehen lassen. Dann die Flüssigkeit in eine Flasche filtern und sie noch einmal 10 Tage lang ruhen lassen. Das Getränk wird mit einigen frischen Walderdbeeren serviert.
Aus Erdbeeren kann man auch Marmelade kochen (dafür fügt man den Früchten die gleiche Menge Zucker zu und läßt sie langsam kochen), oder eine Füllung für dünne *Crepes* oder Torten zubereiten, die mit Sahne, Cremes und anderen Waldfrüchten nach Geschmack angereichert wird. Unter den zahlreichen Süßspeisen empfehlen wir die leicht herzustellende Meringe mit Erdbeeren: Das Eiweiß von vier Eiern zu Schnee schlagen und 250 g Zucker und ebensoviel Erdbeeren zufügen. In eine Souffléform geben und im Ofen bei mittlerer Hitze so lange backen, bis sie aufgegangen ist.

Auch die Zubereitung von leichtem, fritiertem Gebäck ist zu empfehlen: Mit Milch, Eiern und Mehl bereitet man einen Teig zu, gibt ein wenig Cognac und Rum hinzu und anschließend die Walderdbeeren. Die Masse löffelweise ins heiße Öl geben und fritieren. Auf Küchenkrepp abtropfen lassen und mit Vanillezucker bestreut servieren.

KLASSISCHE KRÄUTER UND HEILPFLANZEN

WACHOLDER

JUNIPERUS COMMUNIS

im Volksmund auch: Machandelbaum

BESCHREIBUNG
Pflanze: Strauch, kann eine Höhe von mehreren Metern erreichen.
Stamm: hölzern, sehr verzweigt, mit rotbrauner Rinde.
Blatt: grün, nadelförmig und spitz.
Blüte: gelblich, unscheinbar, befindet sich an der Basis der Blätter.
Frucht: kleine schwarzblaue, fleischige Beere.

VORKOMMEN UND KULTIVIERUNG
Überall, von der Ebene bis ins Gebirge, an sonnigen Stellen. Er wird auch in Gärten angepflanzt und über Stecklinge vermehrt.

VERWENDBARE TEILE
Blätter, Früchte und Holz.

SAMMELZEIT
Die Früchte nur, wenn sie reif und schwarz sind. Die Blätter jederzeit, außer im Winter; man schneidet den gesamten Zweig ab.

AUFBEWAHRUNG
Die Blätter an einem schattigen und luftigen Ort trocknen; die Früchte dagegen in der Sonne oder im Ofen, bei sehr niedriger Temperatur. Blätter in Papiertüten aufbewahren, die Früchte in Glasbehältern.

GESCHICHTE UND LEGENDE
Der erste Teil des Namens Wacholder geht zurück auf das altochdeutsche *wachal*, „wach, munter", die letzte Silbe rührt her vom althochdeutschen *ter*, „Baum, Strauch". Wacholder bezeichnet demnach einen wachen, frischen, immer grünen Strauch oder Baum. Drosseln sind versessen auf Wacholderbeeren, die zwei Jahre zum Reifen benötigen. Die armen Vögel wissen natürlich nicht, daß sie dadurch ihr Fleisch, das von Gourmets geschätzt wird, nur noch schmackhafter machen. Es ist ja kein Zufall, daß Wacholderbeeren gerade zum Würzen von Wild besonders gern benutzt werden.
Um bei der Gastronomie zu bleiben: Wacholderbeeren werden traditionellerweise als Grundstoff zur Herstellung von Gin und geräuchertem Schinken verwendet, dem sie einen ganz besonderen Geschmack verleihen. Auch bei der heutigen industriellen Produktion hält man sich an diese Traditionen.
Dafür, daß der Wacholder seit uralter Zeit mit dem Menschen verbunden ist, spricht die ungemein große Zahl von abergläubischen und mystischen Vorstellungen und Legenden, die sich um ihn ranken. Wie vor dem Holunder soll man auch vor diesem Strauch den Hut abnehmen.
In der Vergangenheit wurde der Wacholder vor allem für ein Wundermittel zur Heilung von solch ansteckenden Krankheiten wie der Pest gehalten. Im Mittelalter und auch in späteren Jahrhunderten noch verbrannte man Wacholder und Lorbeerzweige an öffentli-

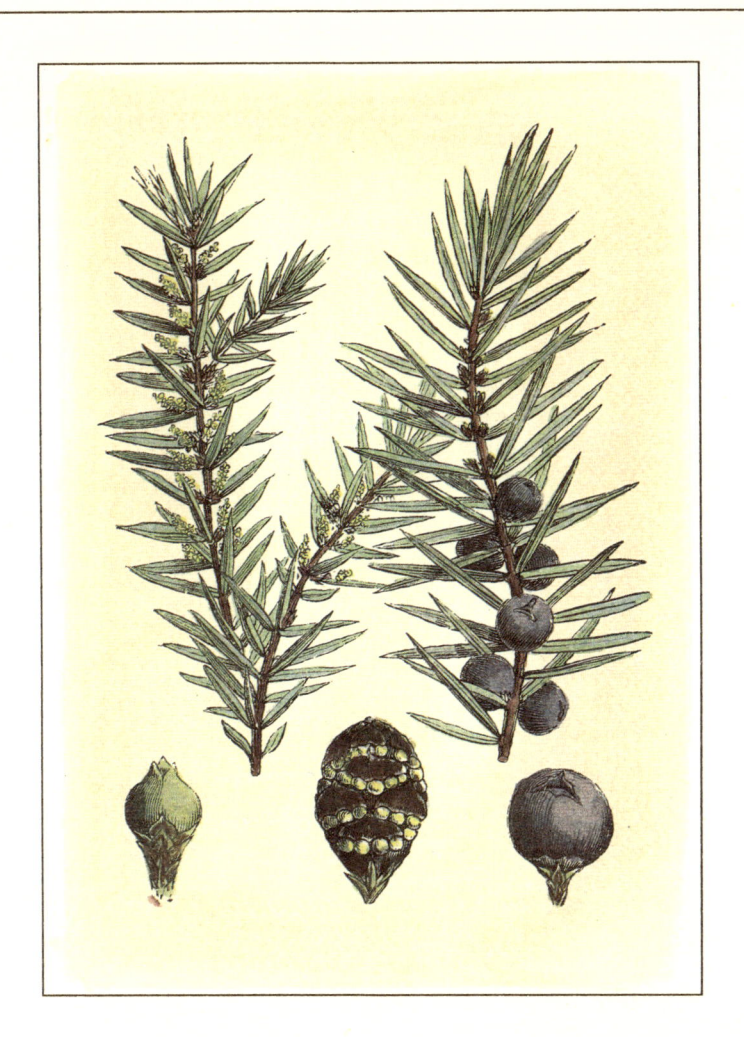

chen Orten, um sich vor Ansteckungsgefahr zu schützen. Seltsamerweise wurden noch in einer so wissenschaftlich orientierten Epoche wie dem 19. Jahrhundert, in dem sich die Forschung entwickelte und Medizin aus chemischen Substanzen gewonnen wurde, Räume mit Wacholder desinfiziert: Dies geschah im Jahr 1870 während einer Pockenepedemie in den Krankenhäusern von Paris.
Das brennende Holz des Wacholderstrauchs verströmt einen angenehmen Geruch: Auch sein natürliches Aroma ist sehr intensiv und vor allem in der Vergangenheit, aber mancherorts auch heute noch, stellte man daraus kleine Fässer zur Konservierung von Essig her, der darin ein delikates Aroma annahm.

GESUNDHEIT

Eine oder zwei Tassen vom Aufguß aus Wacholderbeeren (2 g auf 1 dl Wasser) regt die Verdauung an. Ein wohlschmeckenderes Getränk ist der „Gineprino", von dem man je nach Bedarf ein Gläschen nach dem Essen trinkt: 50 g zerstoßene Beeren zwei Wochen lang in einem halben Liter Grappa ziehen lassen. Dann 1 1/2 Liter Wasser hinzufügen, in dem man vorher circa 350 g Zucker aufgekocht hat. Das Ganze sollte ungefähr einen Monat lang ruhen.
Das Inhalieren der Dämpfe eines in dem o.g. Verhältnis zubereiteten Aufgusses hilft

gegen eine rauhe Stimme. Aus einem stärkeren Absud (circa 10 g Beeren pro dl Wasser) kann man eine Packung herstellen, die die Blutzirkulation der Haut anregt und desinfizierend wirkt. Von der Anwendung des Wacholders sowohl als Heilmittel als auch in der Ernährung wird während der Schwangerschaft abgeraten, denn er hat möglicherweise abtreibende Wirkung.

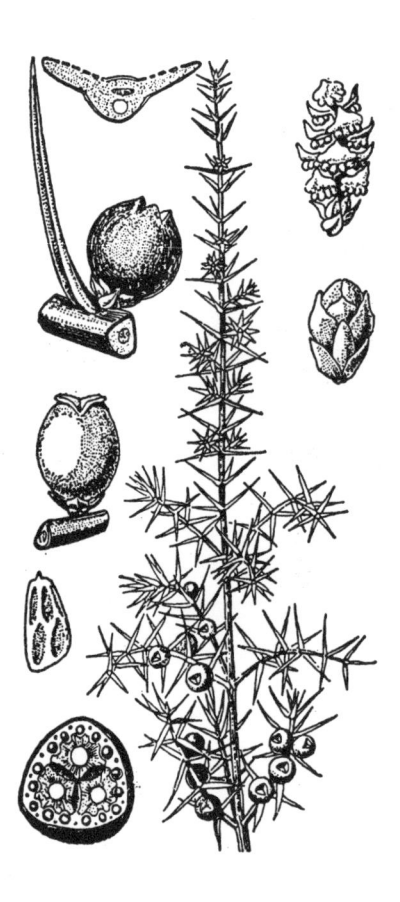

KÜCHE

Ganz besonders gut schmeckt der Wacholder zu Wild, aber mit ein wenig Phantasie findet man noch zahlreiche andere Verwendungsmöglichkeiten. Zu den einfacheren Rezepten zählt *Schinken in Gelee*, ein köstliches kaltes Gericht, bestens geeignet für ein sommerliches Abendessen: Man kocht eine Brühe aus einer Beinscheibe, einer Kalbshaxe, einem Stück Schwarte vom Schwein, einer halben Zwiebel, einer Möhre, einer Tomate, einer halben Knoblauchzehe, 4 oder 5 Wacholderbeeren, Salz und Pfeffer. Nach dem Kochen abkühlen lassen. 500 g gekochten Schinken in Scheiben schneiden, aufrollen und in eine Form geben. In der Zwischenzeit die Brühe langsam wieder erwärmen, nachdem man die Fettschicht abgeschöpft hat, die sich auf der Oberfläche gebildet hat. Nun wird so viel von der Flüssigkeit in die Form gegossen, daß die Schinkenröllchen vollständig bedeckt sind. Das Ganze in den Kühlschrank stellen. Wenn sich die Brühe zu Gelatine verfestigt hat, stürzt man sie zum Servieren auf eine Platte. Die Gelatine hat eine braunrötliche Farbe, und dank der Wacholderbeeren einen leicht herben Geschmack.

Einige Wacholderzweige, beim Grillen kurz vor dem Servieren unter Fleisch oder Fisch verbrannt, verleihen den Gerichten ein angenehmes Aroma.

RATSCHLÄGE FÜR HAUS UND GARTEN
Beeren und Rinde des Wacholders gehören in ein Potpourri; um den Geruch frischer Farbe aus renovierten Räumen zu entfernen, kann man darin einige getrocknete Wacholderbeeren verbrennen.
Wacholderbeeren färben Wolle in einem schönen natürlichen Rotbraun oder hellen Beige. Um 100 g Wolle zu färben, 100 g zerstoßene Beeren einige Stunden lang kochen und dann die bereits gebeizten Wollstränge dazugeben. Als Beize benutzt man Alaun oder Weinstein (25 g bzw. 7 g). Die Beize wird in wenig kochendem Wasser aufgelöst. Anschließend den Topf so weit mit Wasser auffüllen, daß die gesamte Wolle vollständig bedeckt ist. Man setzt das Wasser auf den Herd, gibt die Wolle hinein und läßt alles auf kleiner Flamme kochen. Für das eigentliche Färben die Wolle wieder aus der Beize nehmen, in die mit den Wacholderbeeren versetzte Flüssigkeit geben und langsam zum Kochen bringen. Nach einigen Minuten die Farbe kontrollieren. Sobald der gewünschte Farbton erzielt ist, die Wolle herausnehmen, auswaschen und zum Trocknen aufhängen.

KLASSISCHE KRÄUTER UND HEILPFLANZEN

JOHANNISKRAUT

HYPERICUM PERFORATUM

im Volksmund auch: Tüpfelhartheu

BESCHREIBUNG
Pflanze: krautartig, wächst bis zu einer Höhe von 60 cm.
Wurzel: fleischig.
Stengel: aufrecht und sehr verzweigt.
Blatt: länglich oval, nach oben kleiner. Im Gegenlicht betrachtet, zeigt es durchscheinende Punkte, die ölhaltige Zellen sind. Diese scheinbare Perforation hat der Pflanze ihren botanischen Namen gegeben.
Blüte: leuchtend gelb, der Blütenstand ist verzweigt (Dolden). Jede Blüte besitzt fünf Blütenblätter und ein Bündel sehr auffälliger Staubfäden.
Frucht: besteht aus einer ovalen Kapsel, in der sich kleine schwarze Samen befinden.

VORKOMMEN UND KULTIVIERUNG
Es wächst überall wild, besonders an Weg- und Wiesenrändern, bevorzugt auf trockenen Böden.

VERWENDBARE TEILE
Die Blüten.

SAMMELZEIT
Im Sommer, während der Blüte. Man schneidet die Stengel nicht zu tief ab.

AUFBEWAHRUNG
Aus den Stengeln Sträuße binden und an einem schattigen Ort trocknen. Doch ist es vorzuziehen, das Johanniskraut frisch zu verwenden.

GESCHICHTE UND LEGENDE
Die Ärzte im Mittelalter waren wegen des roten Safts, der aus den ausgedrückten gelben Blüten des Johanniskrauts fließt, davon überzeugt, daß dieses Kraut zur Heilung von Wunden prädestiniert sei. Aus diesem Grund nahmen die Teilnehmer an den Kreuzzügen große Mengen Johanniskrautöl mit ins Heilige Land, das ihre durch Schwerthiebe entstandenen Verletzungen heilen sollte.
Der volkstümliche Aberglaube kennt das Johanniskraut seit dem klassischen Altertum: Im antiken Griechenland wurde es während der Sommersonnenwende gepflückt und auf dem Leib getragen oder an den Haustüren aufgehängt als Amulett gegen den bösen Blick. Dieses Ritual hat sich auch in christlicher Zeit erhalten, doch pflückte man das Kraut nun in der Johannisnacht. Eine magische Nacht, in der sich die Hexen und Teufel zum Hexensabbath versammeln. Daher der Name Johanniskraut und auch die im Italienischen übliche Bezeichnung „Teufelsaustreiber".

GESUNDHEIT
Johanniskraut ist ein ausgezeichnetes Mittel gegen Verbrennungen: Sonnenbrand lindert eine Ölpackung. Dazu gibt man 30 g Blüten auf jeden dl Öl und läßt sie in einem gut ver-

JOHANNISKRAUT

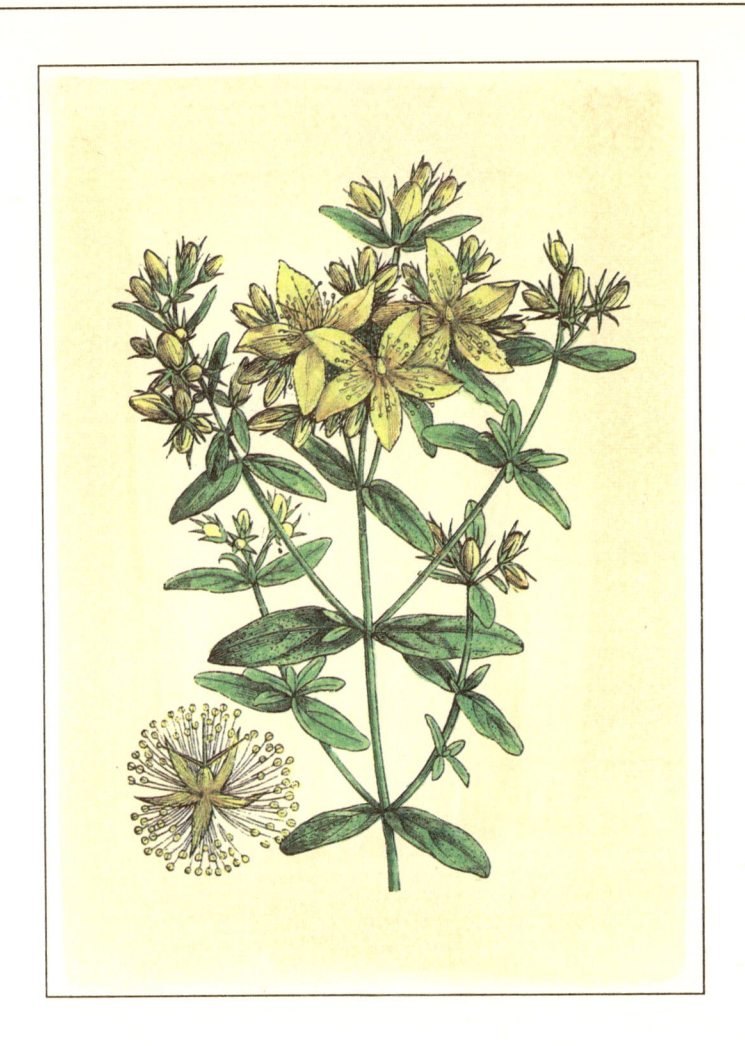

schlossenen Glas einige Tage an einem sonnigen Ort ziehen. Anschließend wird die Flüssigkeit gefiltert und in gut verschlossenen Behältern aufbewahrt. Auf keinen Fall sollte man sich nach dem Auftragen des Öls wieder der Sonne aussetzen, denn das könnte einen starken Juckreiz hervorrufen.
Weiterhin wirkt Johanniskraut harn- und gallentreibend sowie gegen Depressionen.

KÜCHE
Einige Johanniskrautblüten in Alkohol einweichen (eine Handvoll je Liter) und einen Sirup aus Zuckerwasser hinzufügen. Es schmeckt köstlich, wenn man in diesen Likör Kuchen oder Plätzchen hineintaucht.

IRIS

IRIS FLORENTINA

im Volksmund auch: Schwertlilie

BESCHREIBUNG
Pflanze: krautartig, wächst bis zu einer Höhe von 1 m.
Wurzel: sehr fleischiger Wurzelstock, fast über der Erde, aus dem kleine Würzelchen hervorgehen.
Stengel: aufrecht, ab der Mitte verzweigt, trägt an seiner Spitze Blüten.
Blatt: wächst unmittelbar aus dem Wurzelstock heraus und bildet unten eine Hülle; es ist schwertförmig.
Blüte: auf jedem Stengel befinden sich zwei bis vier Blüten mit je sechs Blütenblättern von blauvioletter oder weißer Farbe. Die drei Inneren stehen aufrecht, die drei äußeren sind nach unten gebogen.
Frucht: eine Kapsel, die einige kugelförmige Samen enthält.

VORKOMMEN UND KULTIVIERUNG
Sie wächst fast überall im Mittelmeergebiet wild; man baut sie vorzugsweise auf trockenen, steinigen und sonnigen Böden an. Im Frühjahr wird der Wurzelstock zur Vermehrung geteilt.

VERWENDBARE TEILE
Die Wurzel.

SAMMELZEIT
Die Wurzel wird zwischen Juli und August ausgegraben, wenn die Blütezeit vorbei ist und die Ruhezeit der Pflanze begonnen hat.

AUFBEWAHRUNG
Die Wurzel in etwa 1 cm dicke Scheiben schneiden, an der Sonne trocknen und in Porzellanbehältern aufbewahren.

GESCHICHTE UND LEGENDE
Die Geschichte der Iris ist uralt. Sie wurde immer schon eher zur Herstellung von Kosmetikartikeln als von Medizin verwendet. Plinius berichtet, daß die kostbarsten Irisessenzen aus dem Osten des Mittelmeerraumes kamen. Man nimmt an, daß die Araber den Anbau der Iris in Spanien verbreiteten, Karl der Große dagegen in Frankreich. Auch Florenz betrachtet sich als Heimat der Iris. Die Stadt wählte die Blume zum Emblem ihres Banners der Gerechtigkeit. In der Vergangenheit behaupteten die Florentiner stolz, die Iris, nicht die Lilie sei das Symbol der Stadt. Im übrigen wurden während der Renaissance in Florenz Iris zur Herstellung von Kosmetika angebaut. Berühmt wurden die Produkte der Apotheke von Santa Maria Novella. Zu Ehren dieser Tradition hat man in einer der schönsten Gegenden von Florenz, unterhalb der Piazzale Michelangelo, den „Giardino dell'iris" angelegt, in dem viele Züchtungen der *Iris florentina* in den schönsten Farben von Mai bis Juni zu bewundern sind.

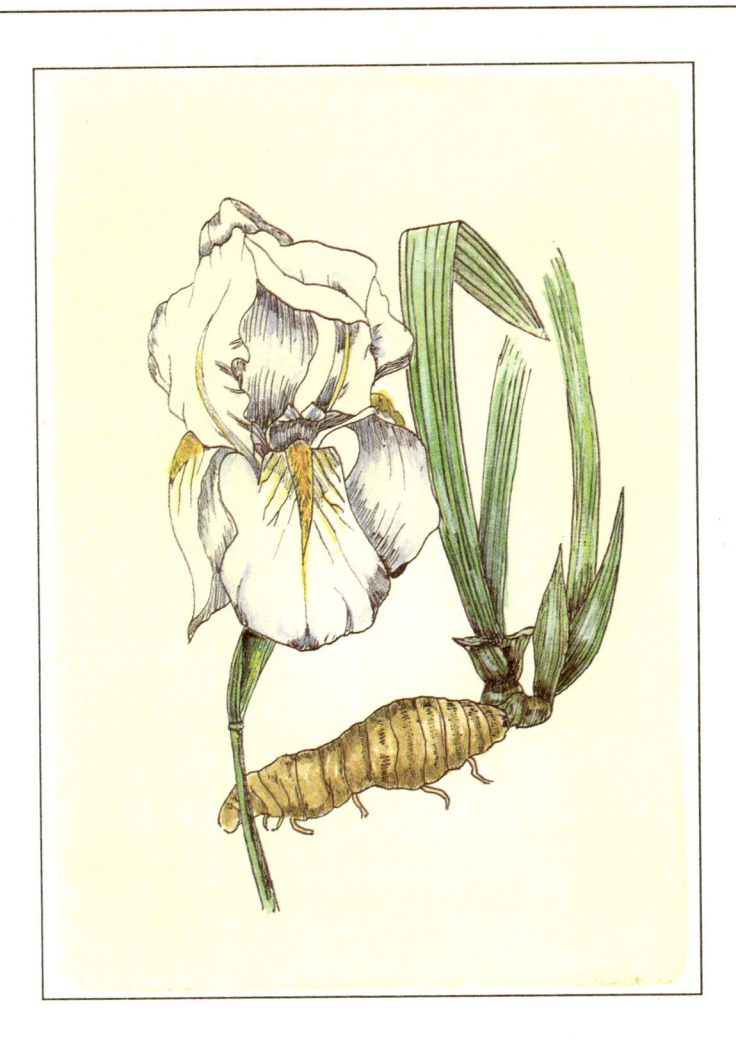

KOSMETIK
Um einem herkömmlichen Körperpuder einen angenehm frischen, der Veilchenessenz ähnlichen Duft zu verleihen, sollte man ihm Pulver der sehr fein geriebenen Iriswurzel hinzufügen.
Man kann durchaus auch ein Trockenshampoo herstellen: 150 g geriebene Iriswurzel mit 40 g unparfümiertem Puder und einigen Tropfen ätherischem Öl vermischen. Das Ganze auf die Haare geben und einige Minuten einwirken lassen. Danach kräftig ausbürsten, um den Puder zu entfernen.

RATSCHLÄGE FÜR HAUS UND GARTEN
Wir empfehlen die Verwendung des Pulvers aus der Iriswurzel nicht nur für Potpourris, sondern auch in Säckchen für den Kleiderschrank. Sie verbreiten einen angenehmen Duft und wirken gegen Motten.

YSOP

HYSSOPUS OFFICINALIS

im Volksmund auch: Eisenkraut, Josefskraut

BESCHREIBUNG
Pflanze: Strauch, der eine Höhe von bis zu 60 cm erreichen kann.
Stengel: aufrecht, an der Basis holzig, mit kleinen Zweigen, die grün sind, solange sie jung sind.
Blatt: lanzettförmig, von intensiv grüner Farbe.
Blüte: bildet an der Spitze der Zweige eine Ähre. Sie ist sehr klein und blau, manchmal auch rosa und weiß.
Frucht: vier Achänen, d.h. kleine schwarze Samen, die sich auf dem Grund des Kelches befinden.

VORKOMMEN UND KULTIVIERUNG
Der Ysop wächst wild in sonnigen Lagen in den Bergen und auf Hügeln. Er kann überall auf weichen und sonnenbeschienenen Böden angepflanzt werden; in der Regel sät man ihn zu Beginn des Frühlings aus; die Stecklinge werden im Frühling oder Herbst gepflanzt.

VERWENDBARE TEILE
Blüten und Blätter.

SAMMELZEIT
Im Hochsommer schneidet man die Zweige mit den blühenden Spitzen auf der Höhe der hölzernen Basis ab.

AUFBEWAHRUNG
Die Zweige werden zu Sträußen zusammengebunden und an einem luftigen, schattigen Ort zum Trocknen aufgehängt.

GESCHICHTE UND LEGENDE
Dieses schöne Pflänzchen mit seinen himmelblauen, angenehm duftenden Blüten, das heute in den Gärten als sommerliche Hecke angebaut wird, besaß in der Vergangenheit rituelle Bedeutung.
Der Name Ysop stammt vom hebräischen *esop*. In der Bibel gibt es unzählige Hinweise auf die Pflanze dieses Namens und ihre reinigende Wirkung. Man badete in mit Ysop versetztem Badewasser und glaubte, daß die Tempel nur mit seinen Zweigen gereinigt werden konnten. In der jüdischen Religion wird die Pflanze symbolisch mit dem Passah-Fest verbunden: Zu Passah besprengten die Juden die Türen ihrer Häuser mit dem Blut von Lämmern und benutzten zu diesem Zweck Ysopzweige. So kennzeichneten sie ihre Häuser vor dem Auszug aus Ägypten, damit der Engel Gottes, der vielen Ägyptern den Tod brachte, sie verschone. Möglicherweise ist der biblische Ysop aber mit unserem nicht identisch. Dabei handelte es sich vermutlich eher um Majoran oder die Kapernpflanze.
Plinius hielt den Ysop für wirksam zur Heilung von Lepra. Der Grieche Hippokrates, der „Vater der Medizin", sprach ihm zahlreiche heilende Eigenschaften zu, vor allem als Mit-

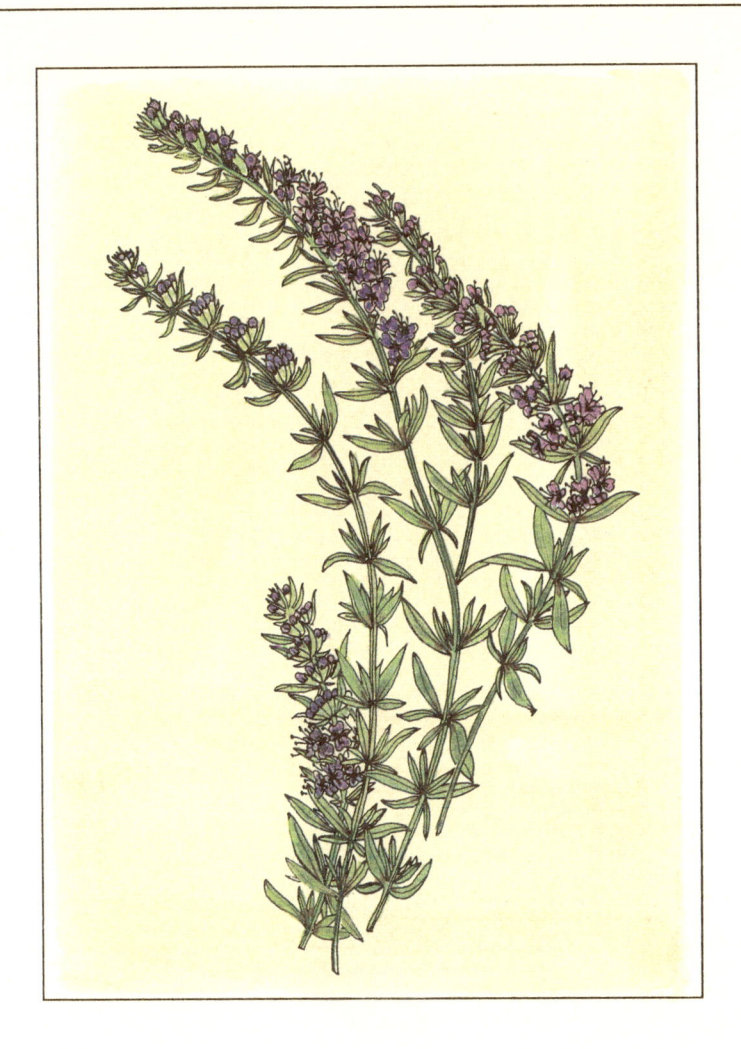

tel gegen Erkrankungen der Atemwege.

Aber in der Antike kannte man noch weitere praktische Anwendungsmöglichkeiten für Ysop: Es geschah häufig, daß Fleisch zu sehr abgehangen war, weil es noch keine Kühlmöglichkeiten gab. Gab man ihm aber während des Kochens einige Blätter Ysop bei, so verlieh er ihm ein köstliches Aroma und schützte gleichzeitig vor Lebensmittelvergiftung.

Aus dem Mittelmeergebiet kam der Ysop im 9. und 10. Jahrhundert durch Benediktinermönche nach Mitteleuropa und wurde in Klostergärten angebaut. Im Mittelalter war es vor allem in Nordeuropa üblich, duftende Kräuter, darunter auch Ysop, auf die Fußböden zu streuen, um die Luft zu aromatisieren. Häufig war das die einzige Möglichkeit, bei den hygienischen Verhältnissen in Häusern und Palästen etwas angenehmere Luft zu atmen. Das Aroma des Ysop vertreibt zudem Flöhe und andere Insekten, und wurde zusammen mit Wermuth und Bohnenkraut zu diesem Zweck bevorzugt benutzt.

GESUNDHEIT

Die selbst zubereiteten Ysop-Präparate sollten nur äußerlich angewandt werden, denn die Wirkstoffe dieser Pflanze können, in falschen Mengen innerlich verabreicht, schädlich sein. Ganz beruhigt kann man dagegen einen Aufguß von 3 g pro dl Wasser zum Reini-

KLASSISCHE KRÄUTER UND HEILPFLANZEN

gen von Wunden, zur Linderung von Verbrennungen mit getränkten Kompressen, für Packungen gegen Quetschungen oder zum Gurgeln verwenden. Seine Heilwirkungen ähneln denen des Salbei.

KOSMETIK

Mit einem leichten Ysopaufguß (3 g pro dl Wasser) lassen sich Packungen zur Verbesserung blasser und schlaffer Haut machen. Im gleichen Verhältnis kann man ihn auch dem Badewasser zufügen.

In einem Heilpflanzenladen ist Ysopessenz erhältlich, die sich, mit einigen Tropfen destilliertem Wasser vermischt auf einen Wattebausch gegeben, zur Reinigung der Gesichtshaut eignet. Das ätherische Öl ist sehr kompliziert herzustellen, aber in Spezial-

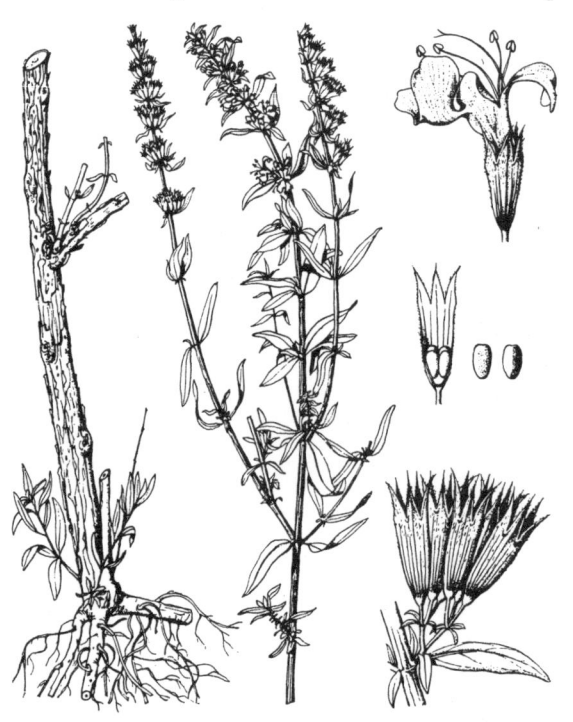

geschäften zu kaufen. Es ist eine der Grundsubstanzen von vielen Parfums und Kölnisch Wasser.

KÜCHE

Ysop hat einen leicht bitteren Geschmack. Er paßt sehr gut zu Schweinefleisch, denn er mildert dessen zu intensiven Fettgeschmack. Mit den folgenden Kräutern gewürzt schmeckt Schweinebraten ausgezeichnet: Knoblauch, Dill, Petersilie, Bohnenkraut und Ysop, alles fein gehackt. Oft werden einige Blätter verwendet, um Soßen und Salate zu verfeinern. Als Zwischenmalzeit ißt man in Südfrankreich häufig eine Scheibe dunkles Brot, mit flüssiger Sahne übergossen und wenigen Blättern Ysop dekoriert.

RATSCHLÄGE FÜR HAUS UND GARTEN

Ysop zieht mit seinem Duft Bienen an, die versessen sind auf seinen Nektar. Er verleiht dem Honig eine äußerst angenehme Geschmacksnote. Aus diesem Grund sollte man ihn auf jeden Fall in der Nähe von Bienenstöcken anpflanzen.

Heute hat man es wegen des Gebrauchs von Waschmaschinen und aromatischen Seifen aufgegeben, der Wäsche duftende Kräuter beizugeben. Wer trotzdem wieder wie zu Großmutters Zeiten in nach natürlichen Aromen duftenden Betten schlafen möchte, kann Wasser mit einer Kräutermischung aus Ysop, Rosmarin, Engelwurz und Melisse in einen großen Kochtopf geben, die Kräuter einige Minuten lang kochen lassen und dem Waschwasser zufügen.

Ysop eignet sich auch als Bestandteil für Potpourris. Außerdem lassen sich Kerzen mit dieser Pflanze aromatisieren. Dazu wird das Wachs im Wasserbad geschmolzen und mit einer großen Handvoll getrocknetem Ysop und einigen Tropfen ätherischen Öls vermischt. Dann gießt man es in eine mit einem Loch im Boden versehene Form, durch das der Docht geführt wird. Auf der anderen Seite der Form wird er an einem Stöckchen befestigt. Danach die Form mit dem Wachs in ein Becken mit kaltem Wasser stellen und abkühlen lassen. Da das erkaltete Wachs sich zusammenzieht, dürfte es kein Problem sein, die Kerze aus der Form zu holen. Die duftenden Kerzen können im Zimmer, aber auch abends im Garten aufgestellt werden.

KLASSISCHE KRÄUTER UND HEILPFLANZEN

HIMBEERE

RUBUS IDAEUS

im Volksmund auch: Kitzbeere

BESCHREIBUNG
Pflanze: Strauch, wächst bis zu 2 m hoch.
Stengel: von blau-grünlicher Farbe, holzig und dornig; die zweijährigen Stengel sind gebogen, die einjährigen gerade.
Blatt: ungleich gefiedert (drei bis sieben Blättchen), mit gesägten Rändern. Die Oberseite ist glatt und grün, die Unterseite weiß-gräulich und behaart.
Blüte: weiß, wenig auffällig und von fünf Blütenblättern gebildet.
Frucht: von rosaroter Farbe, fleischig und süß.

VORKOMMEN UND KULTIVIERUNG
Wildwachsend in Wäldern, auf Kahlschlägen und in Gebüschen, vorzugsweise auf sauren Böden. Sie kann auch kultiviert werden, indem man die Triebe einpflanzt. Fruchttragende Zweige müssen beschnitten werden, da sie sonst vertrocknen.

VERWENDBARE TEILE
Blüten und Blätter.

SAMMELZEIT
Die Blätter werden im Juni gepflückt, die Früchte von Juli bis August. Dabei muß man sehr vorsichtig vorgehen, um sie nicht zu beschädigen.

AUFBEWAHRUNG
Die Früchte werden frisch verzehrt und können im Kühlschrank höchstens einige Tage aufbewahrt werden, die Blätter an der Sonne trocknen und dann in Leinensäckchen aufbewahren.

GESCHICHTE UND LEGENDE
Die Himbeere wird auch „Kitzbeere" genannt, eine Anspielung auf ihren natürlichen Standort. Das Adjektiv *idaeus* des botanischen Begriffs geht auf einen Bericht des Dioskurides zurück: Danach war der Berg Ida auf Kreta von zahlreichen Hecken dieser „wilden roten Brombeere" bewachsen. Die Himbeere wurde im antiken Rom und im Mittelalter wegen ihrer köstlichen süßen Früchte geschätzt und angebaut. Die Früchte werden zudem seit langem in der Kräutermedizin verwendet. In der Vergangenheit gab man oft einer in den letzten Monaten Schwangeren einen Tee aus Himbeerblättern, um die Muskulatur des Uterus anzuregen und die Geburt dadurch zu erleichtern. Dieser Tee sollte auch den Milchfluß verstärken.

GESUNDHEIT
Die Himbeere ist eine durststillende und energiespendende Frucht; sie eignet sich wegen ihres hohen Eisen-, Kalzium- und Vitamin C-Gehalts besonders zur Heilung von Blutarmut. Blätter und Früchte der Himbeere wirken entzündungshemmend: Mit einem Absud aus Blättern (3 g auf 1 dl Wasser) kann man Spülungen bei entzündetem Zahnfleisch vor-

HIMBEERE

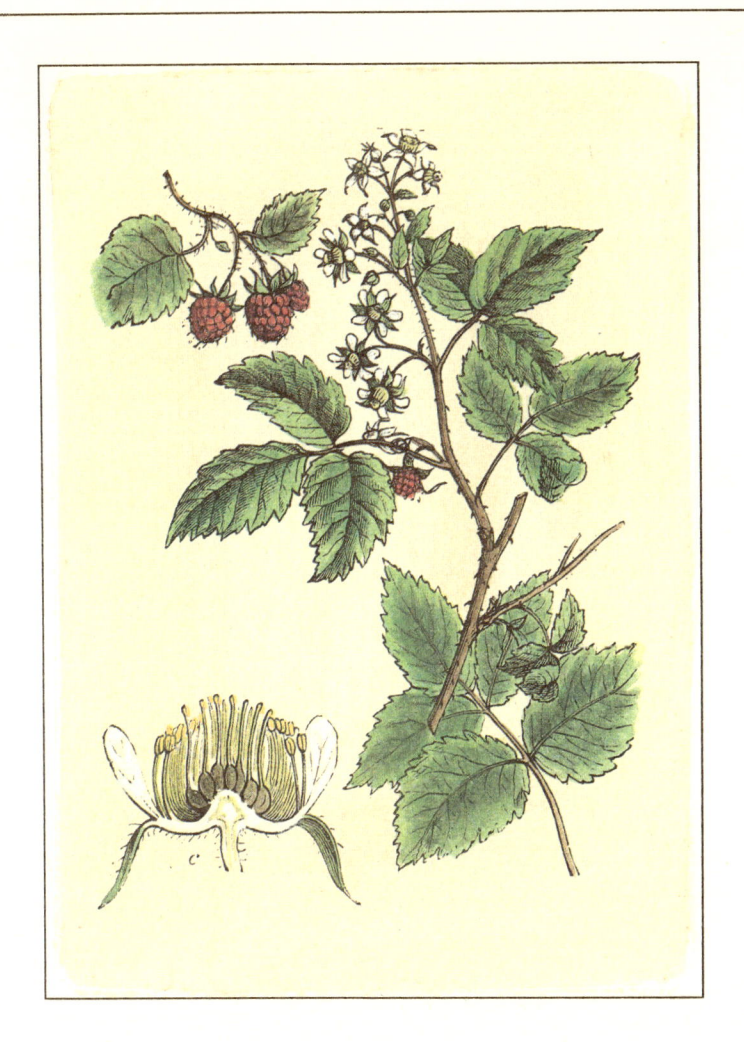

nehmen, als Getränk hilft er gegen Durchfall. Ein TL Himbeerblätter mit einem TL Eibischblättern und zwei frischen Hamamelisblättern sind die Zutaten für einen Aufguß, der, im Kühlschrank aufbewahrt, einen hervorragenden Umschlag für gerötete und müde Augen darstellt.
Himbeersirup (150 g Zucker mit 100 g in Wasser auf kleiner Flamme gekochten Früchten) versüßt Kindern bittere Medizin.

KÜCHE
Himbeeren können auf vielerlei Weise in der Küche verwendet werden: als Tortenbelag, als Marmelade, Gelee und Sirup. Man kann gezüchtete Himbeeren benutzen, doch besser schmecken die wilden, im Wald gepflückten Früchte. Hier das Rezept für ein alkoholisches Getränk, ein *ratafià*, das auch in Cocktails gut schmeckt: circa 1 kg Himbeeren, eine Vanillestange und einige Koriandersamen einen Monat lang in einem halben Liter Branntwein ziehen lassen; nach dem Filtern das Getränk pur oder mit Eis servieren.

KLASSISCHE KRÄUTER UND HEILPFLANZEN

LAVENDEL
LAVANDULA OFFICINALIS

BESCHREIBUNG
Pflanze: krautartig, wächst bis zu einer Höhe von 50–70 cm.
Stengel: an der Basis holzige, blattlose Äste, aus denen grasartige Stengel hervorgehen.
Blatt: schmal, länglich, mit eingerolltem Rand, grün-grau.
Blüte: bildet an der Stengelspitze eine blau-violette Ähre; jede Blüte besteht aus drei Lappen bzw. drei miteinander verbundenen Blütenblättern.
Frucht: vier kleine braune Samen auf dem Grunde des Blütenkelchs.

VORKOMMEN UND KULTIVIERUNG
Im westlichen Mittelmeergebiet ist er weit verbreitet, er wächst auf steinigem und felsigem Boden. Auch in Gärten und Parkanlagen findet man ihn häufig. Er zieht kalkhaltige Böden und sonnige Lagen vor. Aussaat im Frühjahr oder Herbst.

VERWENDBARE TEILE
Die Blüten.

SAMMELZEIT
Während der Blüte zu Beginn des Sommers: Man trennt den Stengel, der die Blüte trägt, an der Basis ab.

AUFBEWAHRUNG
Zu Sträußen zusammengebunden werden die Stengel an schattigem Ort getrocknet. Wenn sie trocken sind, die Ähren vom Stengel trennen und in Dosen aufbewahren.

GESCHICHTE UND LEGENDE
Der Name Lavendel stammt vom lateinischen Verb *lavare*, waschen, was auf den Gebrauch hindeutet, den man seit der Antike von dieser Pflanze machte: Sie wurde vor allem zur Reinigung des Körpers verwendet. Die Römer machten ausgiebig Gebrauch von Lavendel in den Bädern, in denen sie ihre tägliche Körperpflege vollzogen. Die Verwendung der duftenden Pflanze für Kosmetik und Parfumzwecke rund um das Mittelmeer reicht aber mit größter Wahrscheinlichkeit bis in die Zeit der alten Ägypter und Sumerer zurück.
Nach einer volkstümlichen antiken Überlieferung besitzt diese Pflanze ein wirksames Gegengift gegen Schlangenbisse. Es wurde angeraten, einige kurz in Wasser eingeweichte Lavendelblüten über die von dem Reptil zugefügte Wunde zu streichen. Jäger behandelten ihre Hunde nach Schlangenbissen mit diesem Mittel. Man hielt Lavendelsträucher aber zugleich für das Nest der tödlich wirkenden Aspisviper. Die Menschen der Antike näherten sich der Pflanze daher nur mit größter Vorsicht, und in der Blumensprache wird aus diesem Grunde der Lavendel mit Mißtrauen gleichgesetzt. Im Mittelalter kam Lavendel als Augenmittel und gegen Motten in Gebrauch.
Auch in der Vergangenheit wurde die Pflanze gerne wegen ihres angenehmen Duftes verwendet: Wegen ihrer geruchsüberdeckenden und desinfizierenden Eigenschaften wurde sie vom Mittelalter bis ins 18. Jahrhundert oft über einer Schicht von Binsen gegen Ungeziefer und unangenehme Gerüche auf dem Boden verstreut.

LAVENDEL

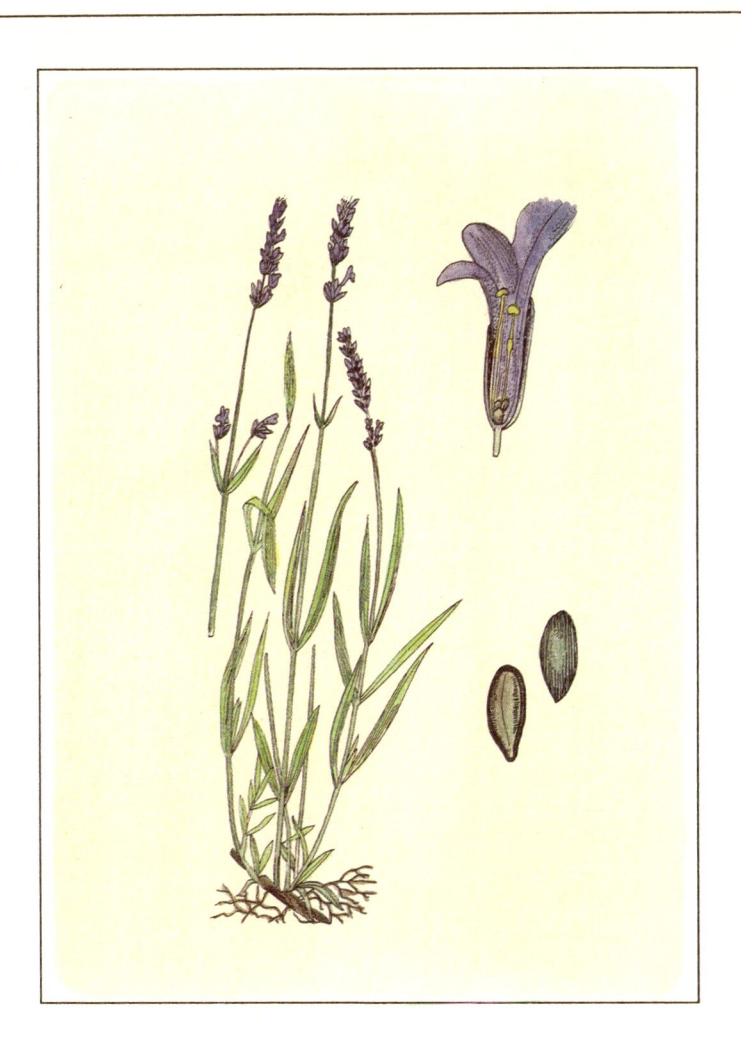

GESUNDHEIT

Lavendel wird wegen seiner antiseptischen Wirkung als Desinfektionsmittel für kleine Schnittwunden verwendet. Man läßt 20 g Blüten in 1 dl Alkohol einweichen. Das Inhalieren des heißen Aufgusses (3 g pro dl Wasser) oder von ein bis zwei Tropfen des in warmem Wasser aufgelösten ätherischen Öls wirken beruhigend bei Erkältungskrankheiten, Husten und Atembeschwerden; bei einer starken Erkältung nachts ein Säckchen mit getrockneten Blüten unter das Kopfkissen legen, um das Atmen zu erleichtern.

Das Aroma des Lavendels wird auch für entspannende Bäder verwendet; einige Tropfen ätherisches Öl ins warme Badewasser geben. Wenn die Füße nach einem langen Arbeitstag müde und geschwollen sind, kann man sie in einem Fußbad aus 10 g getrockneten Blüten pro dl Wasser und 1 EL Meersalz erfrischen.

Ein wirksames Mittel gegen Kopfschmerzen sind mit Lavendelessig getränkte und auf die Schläfen gelegte Wundläppchen. Für den Lavendelessig läßt man die getrockneten Blüten in warmem Essig ziehen. Man kann auch Lavendelöl in die Schläfen einmassieren. Dafür gibt man 5 g getrocknete Blüten auf 1 dl Olivenöl und läßt das Ganze einige Zeit ziehen. Der Blütenaufguß (5 g auf jeden dl Wasser) eignet sich ausgezeichnet für desinifizierende Mundspülungen und sorgt für frischen Atem.

KOSMETIK

Die Verwendung von Lavendel als Badezusatz war bereits in der Antike bekannt: dafür das Wasser mit einigen Tropfen ätherischen Öls versetzen oder die in einem Musselinsäckchen befindlichen Blüten darin ausdrücken. Ein leichter Aufguß (ca. 3 g je dl Wasser) ist ein gutes Mittel gegen fettiges Haar, und das in die Kopfhaut einmassierte Öl (zur Zubereitung s. o.) scheint das Haarwachstum anzuregen. Für ein adstringierendes Tonikum sollte man drei Viertel Lavendelblüten mit einem Viertel Pulver aus der Iriswurzel

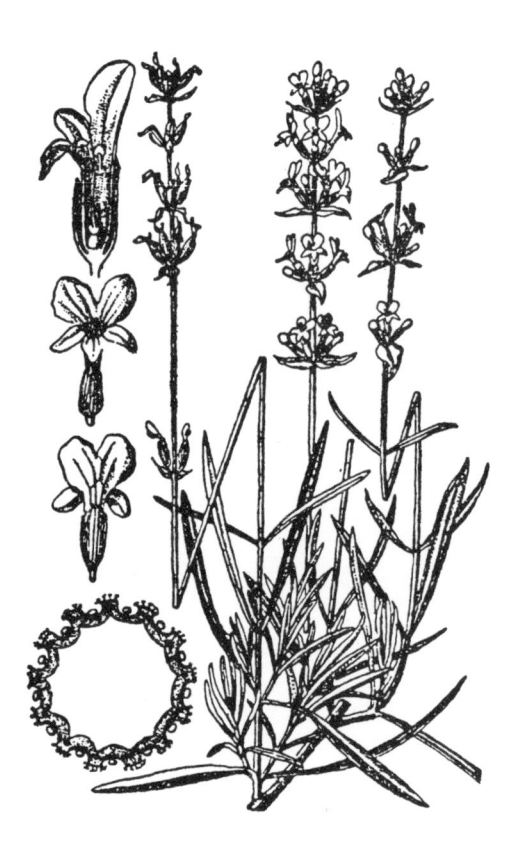

vermischen, das Ganze ca. zwei Wochen lang in Honigessig ruhen lassen (dieses häufig zur Herstellung von Kosmetika verwendete Produkt bietet jeder Heilpflanzenladen an) und dann vor dem Gebrauch filtern.

KÜCHE

Lavendel wird selten zur Zubereitung von Speisen verwendet, doch wir empfehlen ein Rezept für einen aromatischen Wein: ca. 6 g Blüten in einer Flasche Weißwein einen Tag lang ziehen lassen. Dann die Flüssigkeit filtern und 10 g mit einer Tasse Wasser und einem Glas Branntwein aufgekochten Zucker hinzufügen. Kühl servieren.

RATSCHLÄGE FÜR HAUS UND GARTEN

Lavendel ist ein grundlegender Bestandteil von Potpourris und Duftsäckchen, die zur Geruchsverbesserung und gegen Ungeziefer in den Wäscheschrank gelegt werden. Die antiseptischen Eigenschaften dieser Pflanze werden auch zur Reinigung und zur Verbesserung der Luft in Räumen genutzt. Eine sehr alte orientalische Methode ist es, die von den Blättern befreiten, getrockneten Stengel des Lavendels zu verbrennen. Man kann auch Lavendel-Duftkerzen herstellen, indem man die zerkleinerten Blüten und Stengel in das flüssige Wachs gibt.

Zur Herstellung eines Möbelwachses das folgende Rezept: 120 g Bienenwachs in 6 dl Terpentin im Wasserbad auflösen. Dabei äußerst vorsichtig vorgehen, denn Terpentin ist sehr leicht entflammbar. In einem anderen Topf in der Zwischenzeit 20 g nicht parfümierte Seife in 3 dl Wasser kochen lassen. Abkühlen lassen und die beiden Präparate so lange miteinander verrühren, bis eine cremige Masse entstanden ist, der man einige Tropfen ätherisches Lavendelöl hinzufügt, bis die gewünschte Duftintensität erreicht ist.

KLASSISCHE KRÄUTER UND HEILPFLANZEN

FLACHS
LINUM USITATISSIMUM
im Volksmund auch: Lein

BESCHREIBUNG
Pflanze: krautartig, wächst bis zu einer Höhe von 1 m.
Stengel: aufrecht, dicht beblättert, oben verzweigt.
Blatt: sehr langgestreckt, glatt, mit sichtbaren Äderungen.
Blüte: am Ende der Zweige aus fünf blauen Blütenblättern gebildet, die von einem Kelch gehalten werden.
Frucht: rundliche Kapsel mit meist 10 Samen.

VORKOMMEN UND KULTIVIERUNG
Er tritt in gemäßigten Klimazonen in sonnigen Lagen häufig wild auf. Man kann ihn im Frühling aussäen.

VERWENDBARE TEILE
Die Samen.

SAMMELZEIT
Die Pflanze wird ziemlich weit unten abgeschnitten, wenn sich die Samenkapsel im Spätsommer bräunlich färbt.

AUFBEWAHRUNG
Die abgeschnittenen Zweige an einem luftigen, schattigen Ort zum Trocknen aufhängen. Wenn sie trocken sind, die Samen abschlagen und in Glasbehältern aufbewahren.

GESCHICHTE UND LEGENDE
Flachs ist als Faser zur Herstellung von Stoffen schon seit Jahrtausenden bekannt; die Kenntnis von seinem Ursprung ist verlorengegangen. Die Ägypter bauten ihn vor fünftausend Jahren an. Die leichten Stoffe, die sie daraus herstellten, ließen sich ausgezeichnet im heißen Klima des Niltales tragen. Auch die Römer schätzten Leinstoffe sehr. Plinius erinnert in seiner *Historia Naturalis* an das prächtige Schauspiel, das die Via Sacra und das Forum Romanum boten, wenn Cäsar sie anläßlich von Feierlichkeiten mit üppigen Leinentüchern verkleiden ließ.
Der lateinische Name *usitatissimum* deutet darauf hin, daß Flachs sehr vielseitig zu gebrauchen ist. Bereits lange vor Christi Geburt kannte man seine heilenden Eigenschaften, während man im 18. Jahrhundert prophylaktisch große Mengen von mit Leinsamen versetztem Wasser trank.
Auch zur Schaffung großer Kunstwerke wurde Leinsamen gebraucht: Seit Anfang des 15. Jahrhunderts dienten sie als Bindemittel für Farben, die dadurch mehr Leuchtkraft erhielten und größere Ausdrucksmöglichkeiten schufen.

GESUNDHEIT
Leinsamen wurde von unseren Großvätern, auf dem Land auch heute noch, als Mittel gegen Husten angewandt: Man kocht die leicht zerdrückten Samen in 2 1/2 dl Milch, bis eine dicke Masse entsteht. Diese gibt man noch warm auf eine Mullbinde und kann sie

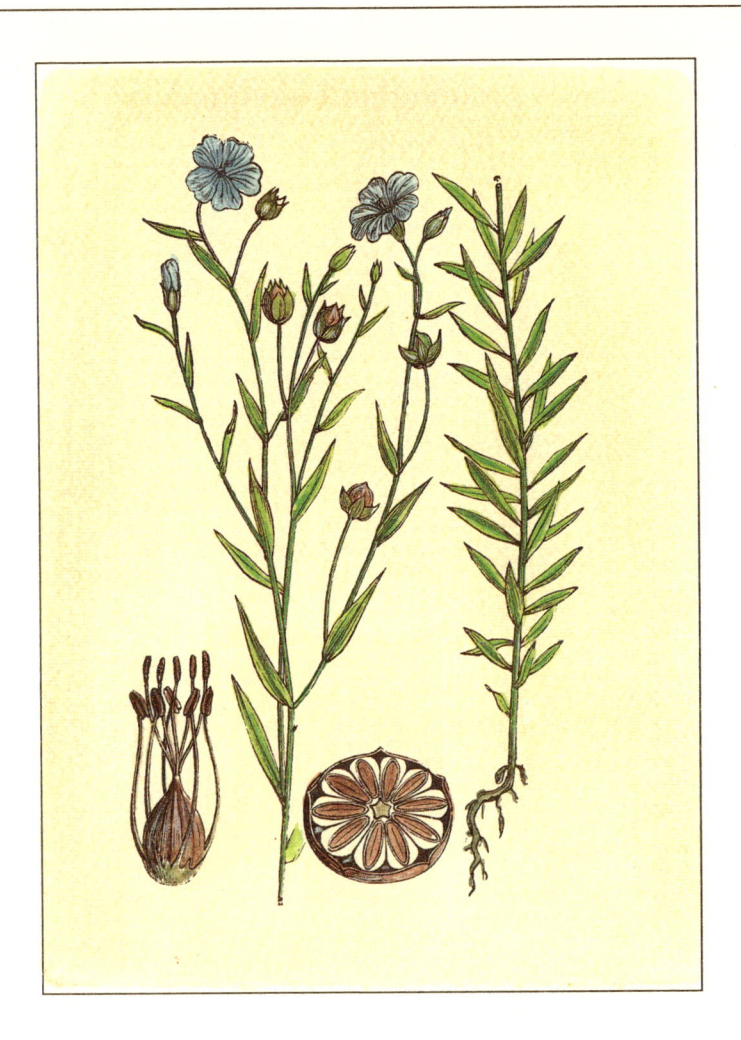

als Breiumschlag auf den Hals oder die Brust legen. Man sollte sie mit einem Tuch abdecken, damit die Wärme erhalten bleibt. Vorsicht vor Verbrennungen!
Die unzerkleinerten oder geschroteten Leinsamen sind ein mildes, unbedenkliches Abführmittel. In Wasser gekocht sind sie ein ausgezeichnetes Mittel gegen Furunkel und Entzündungen der Haut.

KOSMETIK
Für glatte, weiche Haut dem warmen Badewasser einen Absud aus Leinsamen im Verhältnis von 3 g pro dl beigeben.

MAJORAN

ORIGANUM MAJORANA

im Volksmund auch: Mairum, Wurstkraut

BESCHREIBUNG
Pflanze: krautartig, wächst bis zu einer Höhe von 50 cm.
Stengel: vierkantig, der untere Teil ist holzig, der obere krautartig und sehr verzweigt.
Blatt: länglich oval mit abgerundeter Spitze, von einem Flaum bedeckt, der ihm eine weißliche Farbe verleiht.
Blüte: weißlich oder rosa, zu kleinen Ähren vereint, am Blattansatz entspringend.
Frucht: vier ovale Samen, die von einer erst gelben, dann braunen Schale bedeckt sind.

VORKOMMEN UND KULTIVIERUNG
Man findet ihn selten wild. Er wird auf trockenen Böden in sonniger Lage angebaut.

VERWENDBARE TEILE
Die blühenden Spitzen.

SAMMELZEIT
Die Spitzen werden von Juli bis September direkt nach dem Aufblühen gepflückt, in einer Höhe von 10 cm über der Erde.

AUFBEWAHRUNG
Die ausgeblühten Spitzen zu Sträußen zusammenbinden und umgedreht an trockenen und luftigen Orten aufhängen. Sobald sie getrocknet sind, in fest verschlossenen Glasbehältern aufbewahren. Getrockneter Majoran verliert viel von seinem Aroma, man sollte ihn daher lieber frisch oder tiefgefroren verwenden.

GESCHICHTE UND LEGENDE
Der Majoran stammt ursprünglich aus dem Nordosten Afrikas und aus Zentralasien; in Europa wurde er vielleicht von den Kreuzrittern eingeführt. Obwohl er mit Oregano verwandt ist, findet man ihn nicht wie diesen wild.

GESUNDHEIT
Die therapeutischen Eigenschaften des Majoran gleichen denen des Oregano: Er regt die Produktion der Magensäfte an und trägt so zu einer guten Verdauung bei; er fördert den Appetit und wirkt gegen schmerzhafte Krämpfe im Darm. Auf Neuralgien und Migräne wirkt er abschwächend, besonders, wenn sie mit Verdauungsschwierigkeiten zusammenhängen. In all diesen Fällen hilft ein Aufguß aus 2 g Majoran und 200 ml Wasser (zwei- bis dreimal am Tag).
Mit einer Majoransalbe (in Spezialgeschäften erhältlich) kann man bei einer Erkältung mehrmals am Tag das Naseninnere einreiben.

KÜCHE
Sein angenehmes süßliches Aroma macht ihn zu einem geeigneten Gewürz für Fleisch, Fisch, Kartoffeln und Gemüse. Das Aroma entfaltet sich am besten, wenn man ihn frisch

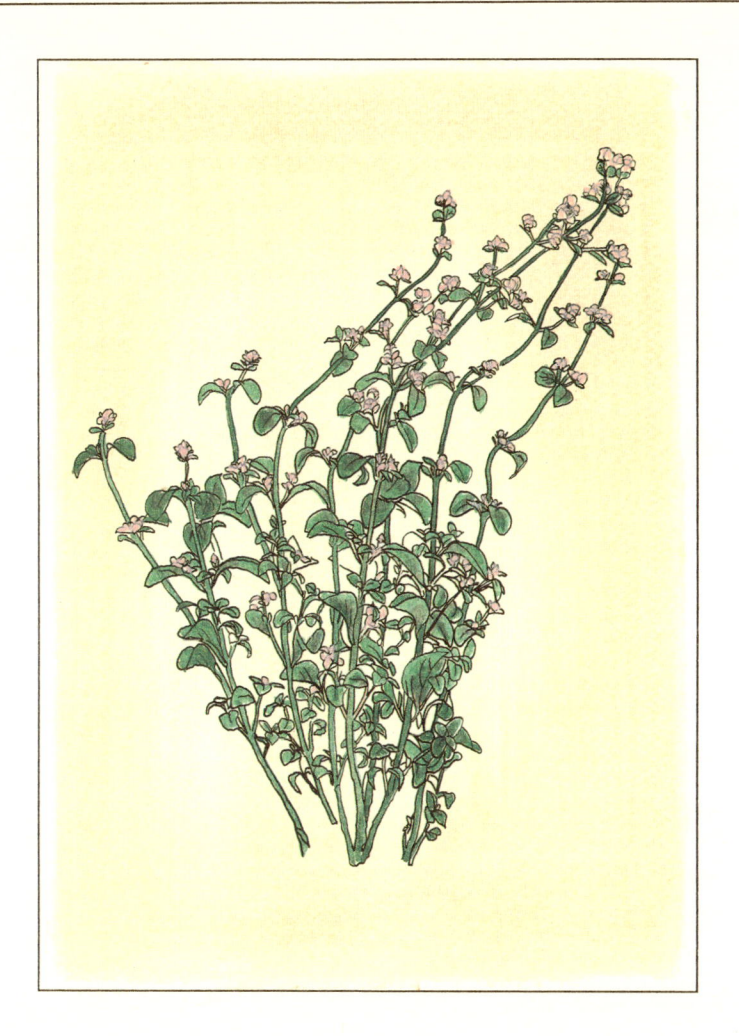

und erst gegen Ende der Kochzeit in Maßen verwendet. In Ligur'en ist man Meister in der Verwendung dieses Krautes – hier ein ganz einfaches Gericht: „Lasagne alla maggiorana": Die Lasagne-Nudeln gar kochen und dann direkt in Schichten auf die Teller legen und mit geschmolzener Butter und frischen Majoranblättern servieren.

RATSCHLÄGE FÜR HAUS UND GARTEN
Um in Schränken einen angenehmen Duft zu verbreiten und störende Insekten fernzuhalten, kann man Säckchen aus leichtem Musselin mit zwei Teilen Majoran, einem Teil Basilikum, einem Teil Thymian, einem halben Teil Muskatnuß, Zitronenschale und Kümmelsamen füllen. All diese Bestandteile werden getrocknet und in einem Mörser zu Pulver zerstoßen.

KLASSISCHE KRÄUTER UND HEILPFLANZEN

WILDE MALVE

MALVA SYLVESTRIS

im Volksmund auch: Hasenpappel

BESCHREIBUNG
Pflanze: krautartig, wächst bis zu einer Höhe von 40 cm – 1,5 m.
Stengel: kriechend oder aufrecht stehend, verzweigt und von dichtem Flaum bedeckt.
Blatt: grasgrün, gesägt, mehrlappig, von Flaum bedeckt.
Blüte: rosa bis violett, wächst in den Blattachseln in Gruppen.
Frucht: rundlich, von gelber oder hellbrauner Farbe (Achäne).

VORKOMMEN UND KULTIVIERUNG
Sie wächst wild an Wegrändern, auf Schutt und an Mauern bis zu einer Höhe von 1500 m. Sie kann nur auf stark gedüngten Böden angepflanzt werden.

VERWENDBARE TEILE
Blüten und Blätter.

SAMMELZEIT
Juni bis September, wobei die Blüten noch als Knospen gepflückt werden.

AUFBEWAHRUNG
Die Blätter werden an schattigen Orten getrocknet und in Papier- oder Leinensäckchen aufbewahrt. Die Blüten in Gläsern.

GESCHICHTE UND LEGENDE
Die Malve verdankt ihre außergewöhnlichen medizinischen Eigenschaften einem Schleim, der das Wasser lange Zeit in der Pflanze hält. Das war in der Antike schon den Griechen bekannt, die diese Pflanze *malaché* nannten. Ihr Name stammt von dem griechischen Wort *malakós*, „weich". Die Römer benutzten die Malve vor allem als Gemüse, Cicero scheint sie ganz besonders gern gemocht zu haben.

GESUNDHEIT
Die entzündungshemmenden, schleimlösenden und leicht abführenden Eigenschaften der Malve sind bei Bronchitis, Katarrh, Halsschmerzen und Darmentzündungen von Nutzen. In diesen Fällen zwei- bis dreimal am Tag eine Tasse vom Aufguß aus Blüten und Blättern trinken (3 g auf 1 dl). Mit einem konzentrierteren Aufguß (5 g auf 1 dl) kann bei Entzündungen des Mundes und des Zahnfleischs gegurgelt werden, bei Hautrötungen, Furunkeln und Juckreiz bieten sich Waschungen oder Packungen damit an.

KOSMETIK
In der Kosmetik gibt es zahlreiche Anwendungsmöglichkeiten für die Wilde Malve. Der Absud (30 g Blüten und Blätter in 3 Litern Wasser) hat, mit dem Badewasser vermischt, entspannende Wirkung und spendet der Haut Feuchtigkeit. Die mit dem Aufguß (15 g Blüten auf 1 Liter Wasser) hergestellten Packungen wirken belebend bei Sonnenbrand und sind auch gegen Pickel wirksam. Ein weniger konzentrierter Aufguß (4 g Blätter auf

WILDE MALVE

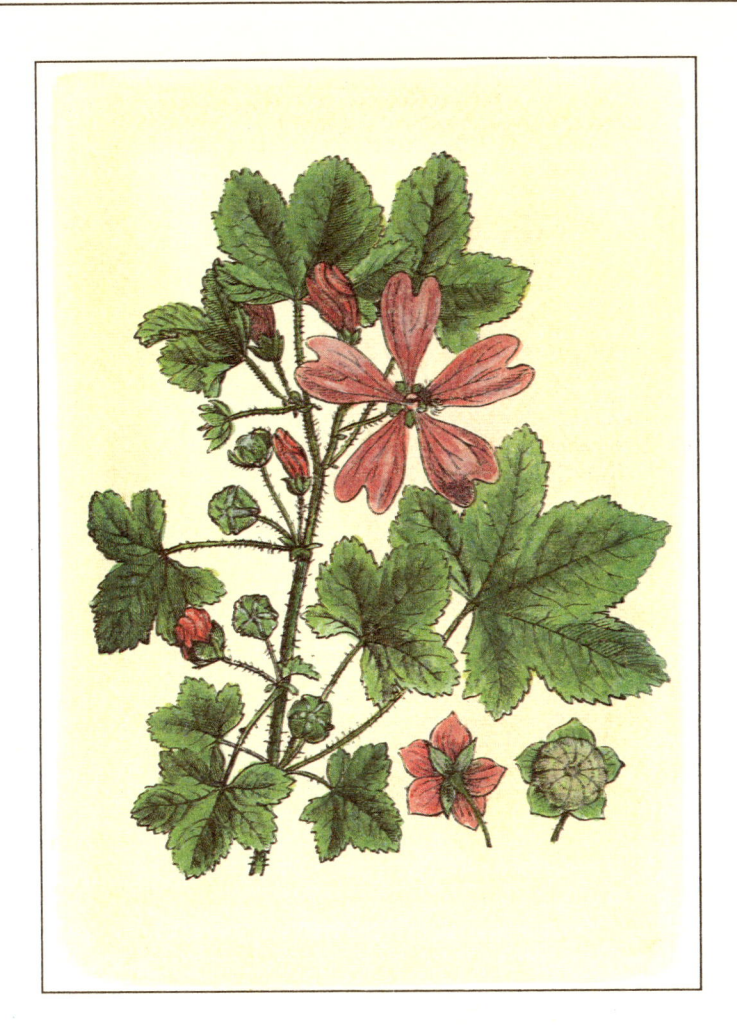

1 dl Wasser) ergibt eine Packung mit abschwellender Wirkung für die Augen, die dadurch leuchtender und schöner werden.
Das Einreiben der Kopfhaut mit in Essig und Wein gekochten Malvenblättern kräftigt die Haare und kann Haarausfall vorbeugen.

KÜCHE

Die frischen, in Öl oder Butter gedämpften oder in Wasser gekochten und mit Öl angemachten Blätter können als Beilage serviert werden oder Spinat oder Mangold in der Gemüsesuppe ersetzen. Schmackhaft sind auch mit feingehackten, in Öl oder Butter gedämpften Malvenblüten zubereitete Eierkuchen, die zusätzlich mit Petersilie und Knoblauch gewürzt werden. Die Blüten sind eine schöne Dekoration für Fisch- oder Fleischgerichte oder sommerliche Salate.

MELISSE

MELISSA OFFICINALIS
im Volksmund auch: Zitronenmelisse, Bienenkraut

BESCHREIBUNG
Pflanze: krautartig, die Höhe variiert von 20 cm bis zu 1 m.
Stengel: aufrecht und von der Basis an verzweigt.
Blatt: oval, gesägt, behaart, mit deutlichen Blattadern.
Blüte: in Büscheln stehend, bläulich bis gelblich-weiß.
Frucht: auf dem Grund des Kelches, besteht aus einer braunen Hülle, die die vier Samen schützt.

VORKOMMEN UND KULTIVIERUNG
An Waldrändern, Hecken, Zäunen, in Weinbergen, auf Schutt. Sie kann gegen Ende des Frühjahrs ausgesät werden.

VERWENDBARE TEILE
Die Blätter und die blühenden Spitzen.

SAMMELZEIT
Die Blätter mehrmals zwischen Juni und September; die Spitzen, sobald sie aufgeblüht sind, zwischen Juni und Juli. Pflückt man sie zum falschen Zeitpunkt, verliert sie ihr angenehmes Zitronenaroma.

AUFBEWAHRUNG
Kurze Zeit im Schatten trocknen lassen, damit die Essenz nicht verlorengeht. Dann in Glasbehältern aufbewahren.

GESCHICHTE UND LEGENDE
Der angenehme Zitronenduft, den die Melisse besonders dann verströmt, wenn man ihre Blätter zwischen den Fingern reibt, zieht Bienen an. Diesen tüchtigen Insekten verdankt das Kraut auch seinen Namen, denn das griechische Wort *melissa* bedeutet „Biene". Obwohl die Melisse bereits in der Antike bekannt war, begann man erst im 10. Jahrhundert, ihre vielseitigen Eigenschaften wahrzunehmen und sie als Mittel gegen die Melancholie zu verwenden. Avicenna, der berühmte arabische Arzt, schrieb, die Melisse habe die bewundernswerte Fähigkeit, das Herz zu trösten und zu erfreuen. Später wurde diese Pflanze als Bestandteil des Melissengeistes der Karmeliterinnen sehr populär, das bei Koliken, Verdauungsproblemen, Erregungs- und Angstzuständen wirksam ist. Das Öl, das man aus dieser Pflanze gewinnt, wird in der Aromatherapie gegen Nervosität, Depression und Schlaflosigkeit verwendet.

GESUNDHEIT
Melisse ist ein wirksames Mittel bei Verdauungsproblemen, Migräne (besonders, wenn sie nervöse Ursachen hat), Bauch- und Menstruationsschmerzen.
Gegen diese Störungen sollte man nach dem Essen eine oder zwei Tassen von dem Aufguß (2 Teelöffel frische oder getrocknete Blätter in 1 dl Wasser) trinken. Der schweißtrei-

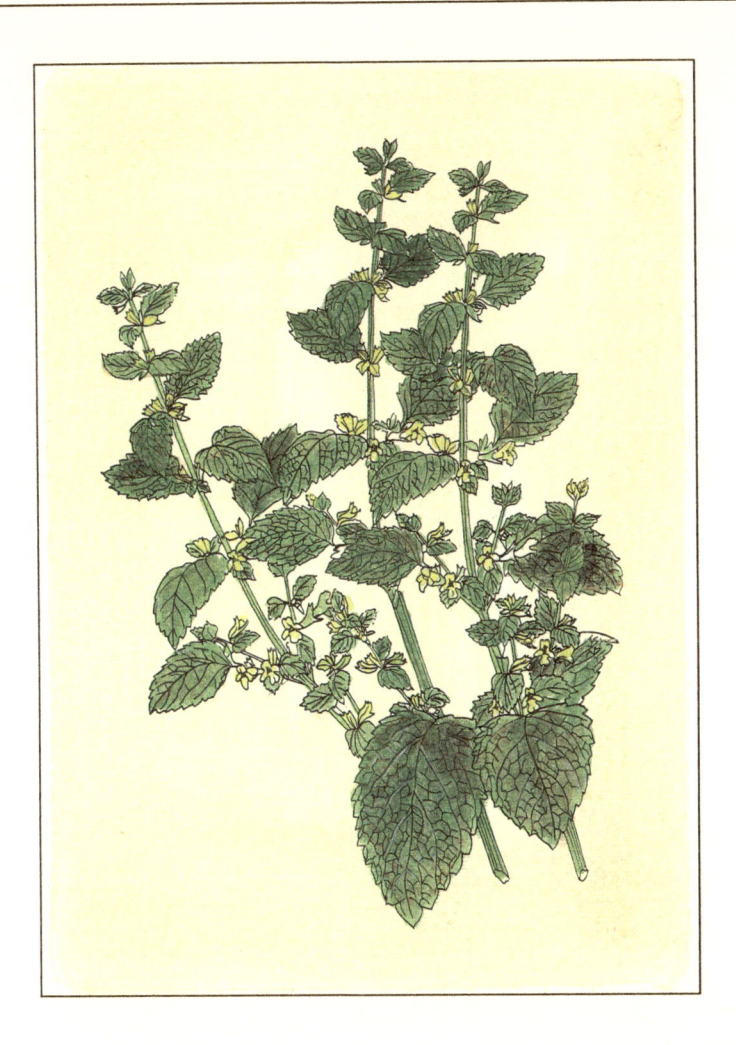

bende heiße Aufguß kann bei Erkältung und Grippe getrunken werden. Gegen Kopfschmerzen Stirn und Schläfen mit Melissengeist einreiben. Dafür einen halben Liter 90prozentigen Alkohol auf eine Handvoll frischer Blätter oder Zweigspitzen. Das Präparat mindestens acht Tage in einem Glas, das man in die Sonne stellt und hin und wieder schüttelt, ruhen lassen. Ein warmes Bad mit einem Aufguß aus Melisse (1 Liter Wasser auf 2 bis 3 Handvoll getrocknete Blätter) baut nervöse Spannungen ab und erleichtert die Menstruation. Beruhigend wirkt ein Tee aus 20 frischen Blättern auf einen Liter Wasser.

KÜCHE
Frische oder getrocknete Melissenblätter schmecken gut zu Fisch, Pilzen, Frischkäse, Salat und Obsalat. Das Kraut wird auch zur Zubereitung von Weinen, Tee oder Bier verwendet. Ein Muntermacher am Morgen ist ein Tee aus 15 g Melisse, 30 g Hibiskus, 15 g Pfefferminze, 7 g Sumpfmädesüß (alle Kräuter müssen getrocknet sein). Zwei Teelöffel dieser Mischung pro Tasse reichen aus.

KLASSISCHE KRÄUTER UND HEILPFLANZEN

WASSERMINZE
MENTHA AQUATICA

BESCHREIBUNG
Pflanze: krautartig, wächst bis zu einer Höhe von 80 cm, sehr aromatisch.
Stengel: von unten an verzweigt, bringt aus der Basis feine kriechende Stengel hervor, aus denen Wurzeln wachsen.
Blatt: oval, zugespitzt, mit gesägten Rändern.
Blüte: von hellvioletter Farbe, an der Spitze des Stengels oder an der Basis der oberen Blätter in Gruppen angeordnet.
Frucht: vier Samen, von einer Hülle bedeckt (Achäne).

VORKOMMEN UND KULTIVIERUNG
Sie wächst wild in feuchten Böden und an schattigen Orten. Man kann sie auch im Garten oder auf dem Balkon anpflanzen. Die Pflänzchen müssen im Herbst oder Frühjahr auf gut entwässerten Böden ausgesetzt und häufig umgetopft werden.

VERWENDBARE TEILE
Blüten und die blühenden Spitzen.

SAMMELZEIT
Die Blätter von Mai bis Juni, die Blüten im Hochsommer.

AUFBEWAHRUNG
Die Blätter werden in dünnen Schichten im Schatten getrocknet, die blühenden Spitzen in Sträußen. Sie werden in Porzellanbehältern im Dunkeln aufbewahrt.

GESCHICHTE UND LEGENDE
Ovid, der Dichter der berühmten *Metamorphosen*, erzählt eine sehr ergreifende Geschichte über die Minze. Protagonist ist der strenge Höllenhund Pluto, der sich in die wunderschöne Nymphe Mintha verliebt hat (von der angeblich auch der Name der Pflanze stammt). Aus Eifersucht verwandelt Proserpina die Nymphe in ein Kraut, in dem ihre faszinierende Ausstrahlung in einem köstlichen Wohlgeruch weiterlebt.
Die Heilkräfte der Minze sind seit der Antike bekannt und es scheint, als hätten sich vor allem die Chinesen auf die Verwendung dieses Krautes verstanden. Die amerikanischen Indianer rauchten es zusammen mit Tabak.

GESUNDHEIT
Die verschiedenen Minzsorten besitzen dank des ätherischen Öls Menthol alle die gleichen medizinischen Eigenschaften. Diese Substanz wirkt bemerkenswert stimulierend und belebend und hilft bei Ermüdungserscheinungen und Erkältung, aktiviert die Produktion des Magensaftes, erleichtert die Verdauung, wirkt gegen Übelkeit und Erbrechen, gegen Migräne und Koliken. In all diesen Fällen wird geraten, nach dem Essen einen Aufguß aus 1 dl Wasser und 2 g Blättern und blühenden Spitzen zu trinken. Das Öl ist ein starkes Antiseptikum und hat, wenn es in die Haut eingerieben wird, schmerzstillende, betäubende und erfrischende Wirkung. Zahnschmerzen können mit Minzblättern

WASSERMINZE

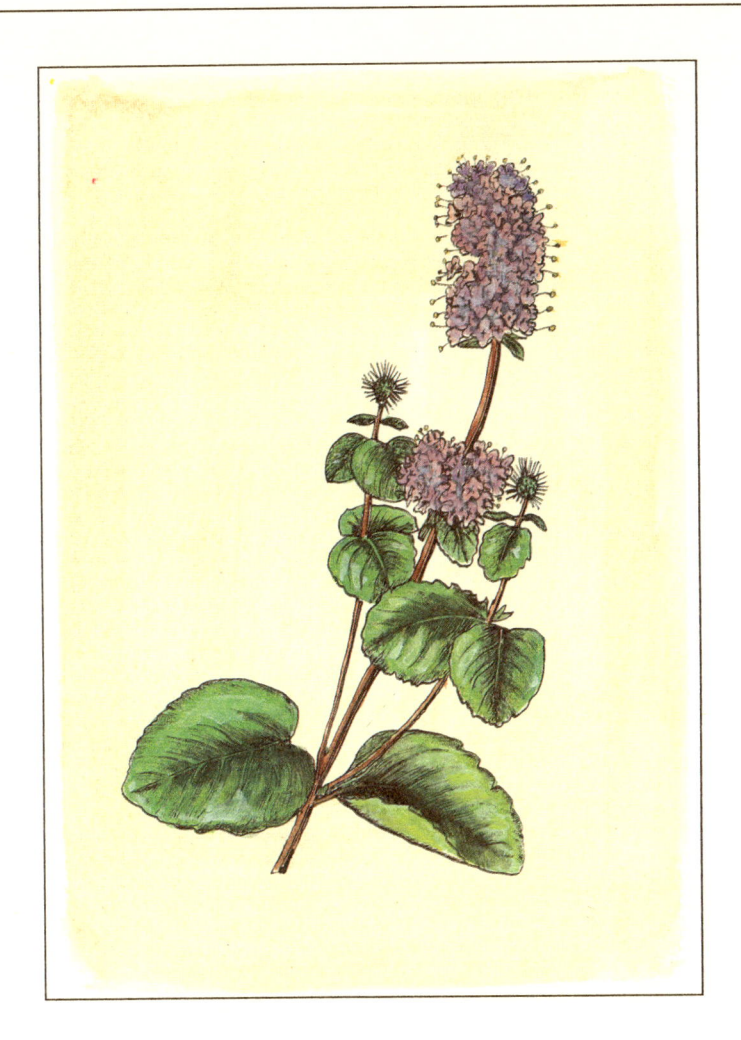

gemildert werden, wenn man sie kaut. Trotz all dieser wohltuenden Wirkungen sollte Minze in Maßen und nur über kurze Zeit verwendet werden. Schwangere sollten ganz auf ihren Gebrauch verzichten.

KOSMETIK
Der Aufguß aus Minze (5 g auf 1 dl Wasser) hat eine belebende, adstringierende und erfrischende Wirkung auf die Haut. Zum Abschwellen, Glätten und zur Erfrischung der Epidermis raten wir zu Packungen mit Minze. Ein warmes Bad, mit einem Aufguß aus einem Stoffsäckchen oder zwei Handvoll Minzblättern versetzt, wirkt Wunder.

KÜCHE
Zur Verwendung in der Küche siehe „Pfefferminze".

PFEFFERMINZE

MENTHA PIPERITA

im Volksmund auch: Hausminze, Katzenkraut

BESCHREIBUNG
Pflanze: krautartig, wächst bis zu einer Höhe von 50-80 cm, sehr aromatisch.
Stengel: aus dem unterirdischen verholzten Wurzelstamm entwickeln sich kriechende und aufrechte, vierkantige Zweige.
Blatt: oval zugespitzt, mit scharf gesägten Rändern.
Blüte: an der Spitze der Zweige zu Ähren zusammengefaßt; wenn die Pflanze zur schwarzen Sorte gehört, ist die Blüte dunkelrot, bei der weißen Pfefferminze ist sie weiß.
Frucht: vier eierförmige Samen, von einer Hülle umgeben (Achänen).

VORKOMMEN UND KULTIVIERUNG
Sie wächst wild an feuchten oder sumpfigen Orten, wird aber auch in Töpfen angepflanzt. Sie wird über Stecklinge vermehrt. Dafür schneidet man die Kriechwurzeln ab und setzt sie 5 cm tief in die Erde.

VERWENDBARE TEILE
Die Blätter und die blühenden Spitzen.

SAMMELZEIT
Zwischen Juni und August.

AUFBEWAHRUNG
An luftigem, schattigem Ort trocknen und in gut verschlossenen Gläsern aufbewahren.

GESCHICHTE UND LEGENDE
1696 kann als das Geburtsjahr der Pfefferminze gelten, denn damals wurde sie zum ersten Mal von dem englischen Botaniker John Ray klassifiziert. Dieses Kraut ist eine Kreuzung aus der Wasserminze und anderen wilden Minzsorten.
Wegen ihres außergewöhnlichen Aromas verbreitete sich die Pflanze schnell in ganz Europa. Eins der wichtigsten Zentren der *peppermint*-Produktion ist heute noch die Region Mitcham in der Nähe von London, aber die Pfefferminze wird auch in Frankreich, Japan (größter Produzent) und in Italien in der Gegend von Cuneo im Piemont angebaut. Unter den Minzsorten wird die Pfefferminze wegen ihrer hohen Mentholkonzentration am häufigsten angebaut. Die pharmazeutische Industrie verwendet sie, sie ist aber vor allem in der Lebensmittelindustrie sehr beliebt. Hier sind es die Hersteller von Süßigkeiten und Likören, die sich ihrer bedienen.

GESUNDHEIT
Sie besitzt die gleichen therapeutischen Eigenschaften wie die Wasserminze.

KÜCHE
In der Küche ist die Pfefferminze immer schon gerne verwendet worden. Zu dieser Pflanze fallen einem vor allem erfrischende Getränke an schwülen Sommertagen ein, Pfeffer-

PFEFFERMINZE

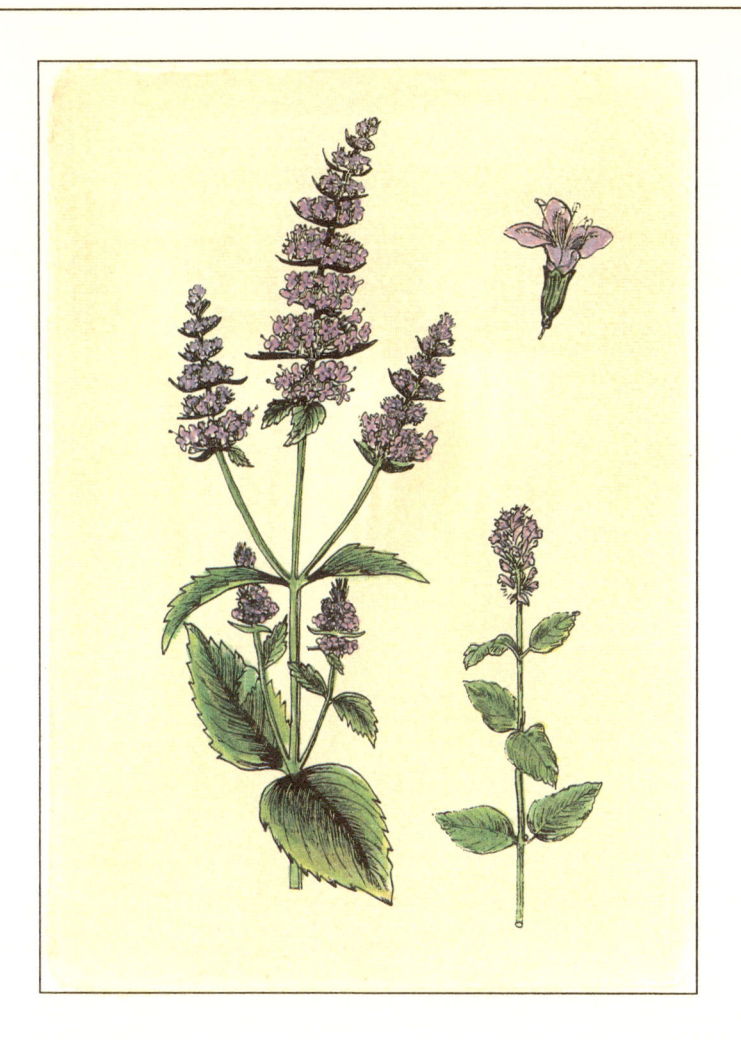

minztees, Frappés, Liköre oder auch Eis mit frischem Minzgeschmack. Hier ein Rezept für ein durstlöschendes Getränk: 100 g Blätter zerstoßen und mit 25 g Zucker vermischen; dann einen Sirup aus 50 g Zucker und einem Liter Wasser zubereiten und einige Minuten lang aufkochen. Wenn er abgekühlt ist, die zerstoßenen Blätter mit dem Zucker und dem Saft von drei Zitronen hinzugeben, vermischen und in den Kühlschrank stellen. Pfefferminze wird vor allem wegen ihres Aromas verwendet. Sie kann allen sommerlichen Salaten beigegeben werden – besonders gut schmeckt sie zu Tomaten und Gurken; auch Lamm, Fisch oder Eierkuchen würzt man mit Minze; darüberhinaus ist sie ein schmackhaftes Gewürz für viele Soßen. Auch werden Liköre, Sirup und Gelees mit Pfefferminze zubereitet. Wer Lust hat, selber Bonbons herzustellen oder Minzblätter zu kandieren, folge den entsprechenden Anweisungen in dem Abschnitt „Märzveilchen". Dem Aufguß für die Bonbons wird der Saft einer halben Zitrone beigefügt.

MYRTE

MYRTUS COMMUNIS

im Volksmund auch: Mortelle

BESCHREIBUNG
Pflanze: immergrüner Strauch, der zu einem Baum von bis zu 2–3 m Höhe wachsen kann.
Stengel: holzig und sehr verzweigt, mit rötlicher Rinde.
Blatt: oval und zugespitzt; im Gegenlicht betrachtet erkennt man die Zellen, die das aromatische Öl enthalten.
Blüte: einzeln, in den Blattachsen entspringend; aus fünf weißen oder rosafarbenen Blütenblättern.
Frucht: schwarzblaue, eiförmige Beeren, die zahlreiche Samen enthalten.

VORKOMMEN UND KULTIVIERUNG
Sie wächst wild in der Nähe des Meeres und ist ein Bestandteil der sogenannten Macchia. Sie gedeiht auch als Topfpflanze oder im Garten und paßt sich auch weniger mildem Klima an. Dort reicht es aus, sie an geschützten, sonnigen Stellen in sandigen Boden zu pflanzen und vor Frost zu schützen.

VERWENDBARE TEILE
Die Blüten, Blätter und Früchte.

SAMMELZEIT
Die Blätter im Juni und Juli, die Blüten sobald sie sich zu Beginn des Sommers öffnen. Die Beeren am Ende des Sommers.

AUFBEWAHRUNG
Die Blätter und Blüten an einem luftigen Ort im Schatten trocknen, wobei man sie häufig umdrehen sollte. In Glasbehältern aufbewahren.

GESCHICHTE UND LEGENDE
In der Antike war die Myrte als eine Lieblingspflanze der Venus, der drei Grazien und Apollos heilig. Aus diesem Grund wurde sie zum Symbol für Ruhm, ewige Liebe und eheliche Treue. Mit ihr krönte man Helden und Bräute. Bei vielen religiösen Zeremonien ersetzte sie den Weihrauch. Um die Venustempel herum wurde Myrte angepflanzt. Venus selbst trug einen Myrtenkranz, als Paris ihr ihrer Schönheit wegen den goldenen Apfel verehrte. Und schließlich soll sie ein Myrtenzweiglein in Händen gehalten haben, als sie dem Meer entstieg – noch heute gedeiht die Pflanze besonders gut in salziger Seeluft. Plinius der Jüngere erzählt, daß an der Stelle, an der Rom gegründet worden war, zahlreiche Myrten wuchsen, womit er auf die Unvergänglichkeit der Stadt anspielte.

GESUNDHEIT
Der Aufguß (1 g Blätter auf 1 dl Wasser), ein- oder zweimal am Tag getrunken, wirkt adstringierend auf den Darm, hilft gegen Bronchialkatarrh und Blutungen. Wegen seiner desinfizierenden Wirkung wird ein konzentrierterer Aufguß (4 g auf 1 dl) zum Reinigen entzündeter Geschlechtsteile verwendet.

MYRTE

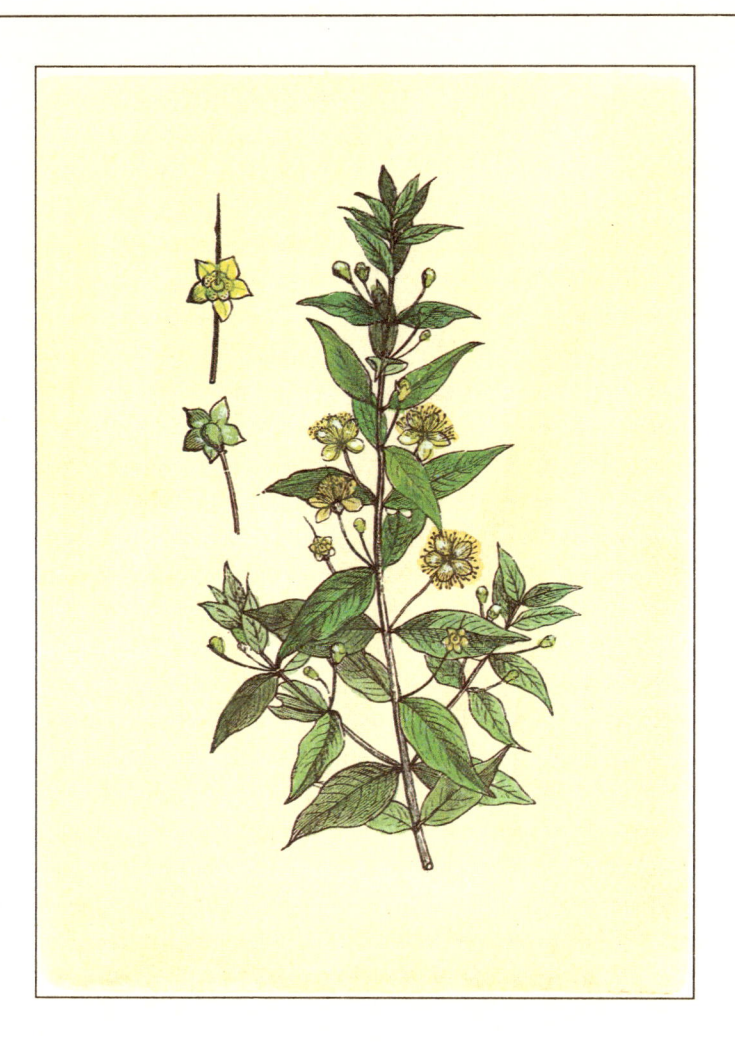

KOSMETIK
Aus dem Destillat der Blüten und Blätter macht man eine belebende Hautlotion. Früher war sie unter dem Begriff „Engelswasser" bekannt. Sie sollte die Haut glatt und schön erhalten.

KÜCHE
Die Myrte eignet sich besonders als Würze für Braten, die gegen Ende der Kochzeit mit ihren Blättern umwickelt oder gefüllt werden. Um gegrilltes Fleisch zu würzen, werden Zweige und Blätter zur Holzkohle gegeben, die beim Verbrennen einen intensiven Duft freisetzen.

RATSCHLÄGE FÜR HAUS UND GARTEN
Wegen ihres guten Duftes werden die Blüten der Myrte gerne in Potpourris gemischt.

KLASSISCHE KRÄUTER UND HEILPFLANZEN

KAPUZINERKRESSE
TROPAEOLUM MAJUS

BESCHREIBUNG
Pflanze: krautartig, kriechend oder kletternd.
Stengel: entwickelt sich aus einem kriechenden Wurzelstock.
Blatt: abgerundete Form mit wellenförmigen Rändern.
Blüte: lebhaft gefärbt (orange, rot und gelb) und trichterförmig, blüht von Juli bis Oktober.

VORKOMMEN UND KULTIVIERUNG
Sie wird hauptsächlich im Garten angepflanzt und muß im Frühjahr in Töpfen mit Sand und Torf ausgesät werden. Die robustesten Pflänzchen werden dann in feuchte und nicht zu sonnige Lagen versetzt. Es können auch Stecklinge gemacht werden.

VERWENDBARE TEILE
Blüten und Blätter.

SAMMELZEIT
Zur Zeit der Blüte.

AUFBEWAHRUNG
Sie muß frisch verzehrt werden.

GESCHICHTE UND LEGENDE
Die Kapuzinerkresse wird sehr häufig in Gärten angepflanzt, weil man ihre dekorativen Qualitäten und leuchtenden Farben schätzt. Allerdings ist sie ursprünglich keine europäische Pflanze: Sie stammt aus Peru und wurde erst nach der Eroberung Amerikas im 17. Jahrhundert in Europa eingeführt.
Linné, ein bedeutender Botaniker des 18. Jahrhunderts, gab ihr den lateinischen Namen. Er nannte sie *Tropaeolum* (vom griechischen tropáion, „Trophäe"), wegen der Schönheit und Vielzahl ihrer Farben. Eine andere Erklärung des Namens behauptet, er gehe auf den alten Kriegsbrauch zurück, die vom Gegner erbeuteten Schilder und Helme nach Kampfende auf dem Schlachtfeld auf Stöcke zu pflanzen. Es heißt, die Blätter der Kapuzinerkresse erinnerten an die Schilde, die Blüten an die blutbefleckten Helme.
Mit der Brunnenkresse hat diese Pflanze außer der Tatsache, eßbar und scharf zu sein und an feuchten Stellen zu wachsen, nichts gemeinsam.

GESUNDHEIT
Im Gegensatz zu anderen Pflanzen, aus denen man einen Aufguß oder Absud zubereiten muß, um ihre therapeutischen Eigenschaften freizusetzen, kann man die Kapuzinerkresse frisch in schmackhaften Salaten verzehren. Sie regt den Appetit und die Verdauung an, fördert den Schlaf und versorgt den Organismus mit viel Vitamin C. Die Kapuzinerkresse ist darüberhinaus ein bemerkenswertes natürliches Antibiotikum, das im Gegensatz zu anderen den Vorteil hat, die Darmflora nicht anzugreifen. Der frische Saft (3 EL am Tag,

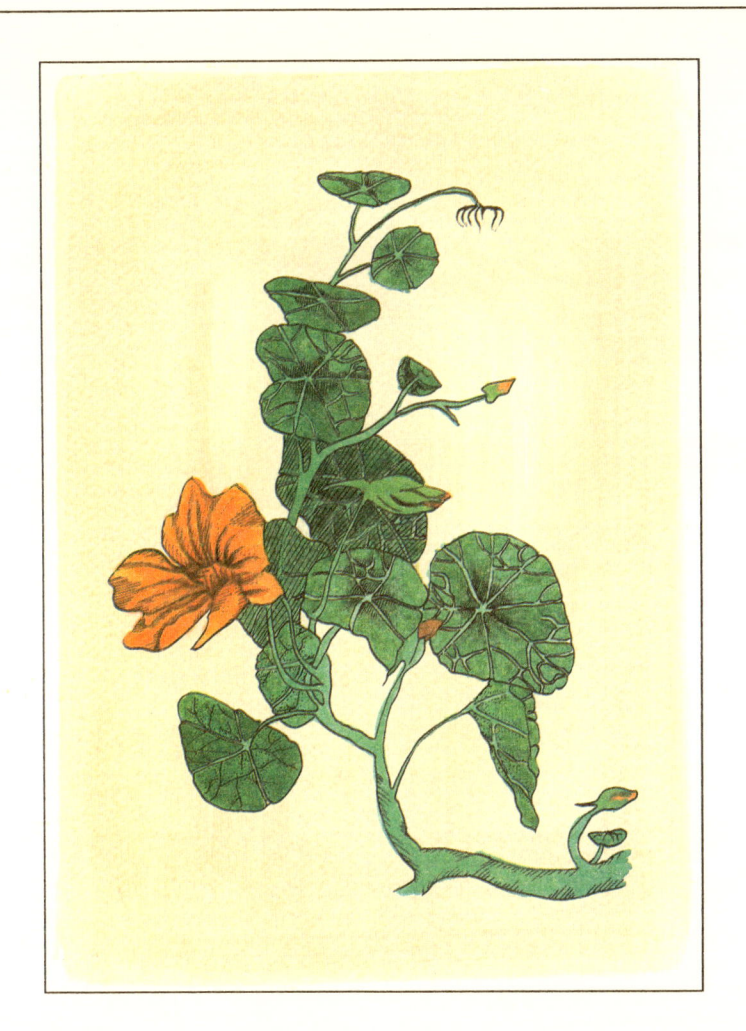

mit Marmelade vermischt) beruhigt Husten und wirkt schleimlösend. Die Samen haben abführende Wirkung.

KOSMETIK
Gegen Haarausfall kann man die Kopfhaut mit einer Lotion einreiben. Dafür 25 g Samen und Blätter der Kapuzinerkresse und 25 g blühender Sandthymianspitzen in einem halben Liter 60prozentigem Alkohol 12 Tage lang ziehen lassen.

KÜCHE
Angenehm scharf, schmackhaft und wohltuend sind Salate mit den Blüten und zarten Blättern der Kapuzinerkresse. Auch die in Essig eingelegten Knospen sind lecker. Sie müssen gepflückt werden, wenn sie ungefähr die Größe von Kapern haben. Dann legt man sie einen Tag zum Trocknen in den Schatten. Anschließend werden sie abwechselnd mit Pfefferkörnern und Estragonblättern in ein Glas geschichtet. Mit kochendem Essig bedecken und den Behälter fest verschließen, sobald der Inhalt abgekühlt ist.

HASELNUSS

CORYLUS AVELLANA

BESCHREIBUNG
Pflanze: Strauch oder kleiner Baum, von einer Höhe zwischen 2 und 6 m.
Stamm: aus einem einzelnen Strunk entwickeln sich zahlreiche Stämme, die der Pflanze das Aussehen eines Busches verleihen.
Blatt: oval oder rundlich, zugespitzt, der Rand ist gesägt und das Blatt ist geädert und von kräftig grüner Farbe.
Blüte: die weiblichen Blüten wachsen von den männlichen getrennt; die ersteren (im Januar und Februar) sind kaum sichtbar und nur durch eine rote Blattknospe (Narbe), die heraussteht, zu erkennen; die männlichen Blüten sind in hängenden Ähren vereint (Kätzchen).
Frucht: ein Samen (die Nuß, die verzehrt wird), der sich in einer hölzernen Schale befindet und von einer fransigen Hülle umgeben ist.

VORKOMMEN UND KULTIVIERUNG
Sie wächst auch wild auf feuchten Böden und im Wald bis zu einer Höhe von 1500 Metern.

VERWENDBARE TEILE
Die Blätter, die Rinde der jungen Äste und die Samen (Nüsse).

SAMMELZEIT
Die Blätter werden ohne Stiel von Juli bis August geerntet, die Nüsse von September bis Oktober, die Rinde der jungen Zweige von Oktober bis November. Sie wird mit einem Messer entfernt.

AUFBEWAHRUNG
Die Blätter im Schatten trocknen und wie die kleingeschnittene, sonnengetrocknete Rinde in Papiertüten aufbewahren.

GESCHICHTE UND LEGENDE
Auch die Haselnuß, bei der man in der Regel immer nur an leckere Süßigkeiten mit Schokolade denkt, gehört zu den zahreichen wild wachsenden Pflanzen, die als Heilmittel und in der Kosmetik verwendet werden. Fossile Funde von Blättern und Früchten aus Grabstätten des Neolithikums haben gezeigt, daß die Haselnuß eine uralte Pflanze ist, die vom Menschen bereits seit der Vorgeschichte genutzt wird.

GESUNDHEIT
Die Blätter der Haselnuß haben adstringierende und belebende Wirkung auf die Blutzirkulation. Wer unter Krampfadern oder Darmentzündungen leidet oder einfach nur seinen Organismus reinigen möchte, sollte zwei- oder dreimal täglich einen Absud aus 2 g getrockneten Blättern und 1 dl Wasser trinken. Mit einem stärker konzentrierten Absud (4 g) lassen sich Packungen zur Reinigung von kleinen Wunden oder Linderung von Hautirritationen machen.

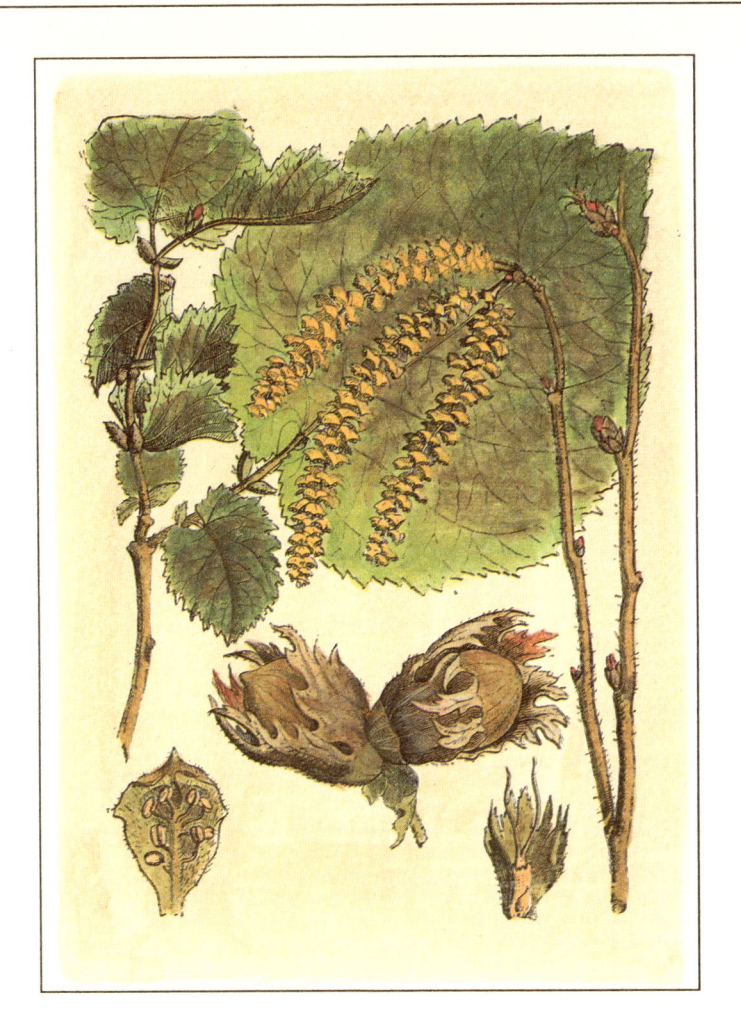

KOSMETIK

Aus der Frucht gewinnt man ein eßbares Öl, das auch in der Kosmetik für nährende Cremes verwendet wird. Die adstringierenden Eigenschaften der Haselnuß lassen die Haut abschwellen: das Gesicht in die aufsteigenden Dämpfe halten, die entstehen, wenn man Haselnußblätter in ein Sieb über einem Topf mit kochendem Wasser legt. Bei Ringen unter den Augen sollte man eine Packung mit einem Aufguß (10 g Blätter pro Liter warmen Wassers 15 Minuten ziehen lassen) ungefähr 20 Minuten lang auflegen.

KÜCHE

Wie die Walnuß hat auch die Haselnuß einen hohen Nährwert. In der Küche wird sie vor allem für Süßspeisen und Gebäck verwendet. Doch nicht zu überbieten ist sie als Krokant: 250 g Haselnüsse 10 Minuten lang im Ofen rösten. Dann aus 200 g Zucker, 40 g Butter, 2 EL Milch und einem Stück Zimt auf kleiner Flamme eine dunkle, steife Masse zubereiten, mit der die Haselnüsse vermischt werden. Alles auf einer gefetteten Oberfläche ausbreiten und abkühlen lassen.

KLASSISCHE KRÄUTER UND HEILPFLANZEN

WALNUSS

JUGLANS REGIA

BESCHREIBUNG
Pflanze: Baum mit einer großen Krone, wächst bis zu einer Höhe von 15 m.
Stamm: aufrecht mit glatter, heller Rinde.
Blatt: in fünf, sieben oder neun ovale Blättchen unterteilt.
Blüte: es gibt weibliche und männliche Blüten; erstere befinden sich an der Spitze der Zweige und sind zu zwei oder drei Blüten zusammengefaßt; letztere in hängenden Ähren vereint (Kätzchen).
Frucht: besteht aus einer fleischigen grünen Schale, die den durch eine holzige Schale geschützten Samen enthält (den verzehrbaren Nußkern).

VORKOMMEN UND KULTIVIERUNG
Sie wächst wild in den Wäldern des Mittelmeerraums, doch wird sie auch häufig in Gärten und an Alleen gepflanzt.

VERWENDBARE TEILE
Die Blätter, die grünen Schalen und die Samen (Nüsse).

SAMMELZEIT
Die Blätter von Mai bis Juli, wobei man die zentrale Ader entfernen muß; die grüne Schale August bis September. Man sollte mit Messer und Handschuhen arbeiten, damit die Hände nicht gefärbt werden.

AUFBEWAHRUNG
Die Blätter müssen schnell an einem trockenen, schattigen, windgeschützten Ort getrocknet werden. Die grüne Schale wird an der Sonne getrocknet und in Papiertüten aufbewahrt.

GESCHICHTE UND LEGENDE
Jeder Teil des Baumes ist nutzbar: Er liefert wertvolles Holz, aus der Rinde gewinnt man Tanin, das zum Gerben von Leder gebraucht wird, die grüne Schale liefert nützliche Substanzen zum Färben von Stoffen und einen berühmten Likör, die Blätter haben therapeutische Eigenschaften und schließlich erhält man aus dem, was unzutreffenderweise als Frucht bezeichnet wird, ein vielseitig verwendbares Öl. Darüber hinaus sind Walnüsse auch noch eine Köstlichkeit von hohem Nährwert und bieten eine Unzahl von Verwendungsmöglichkeiten in der Küche. Es ist also wirklich ein Glück, daß dieser Baum, der seinen Ursprung im Südosten Europas hat, sich auch bei uns akklimatisiert hat.

GESUNDHEIT
Ein Absud aus den Blättern (1 g auf 1 dl) nach dem Essen getrunken, hat verdauungsfördernde und belebende Wirkung. In konzentrierterer Form (5 g auf 1 dl) kann der Absud für Umschläge und Waschungen bei Hauterkrankungen und kleinen Geschwüren dienen.

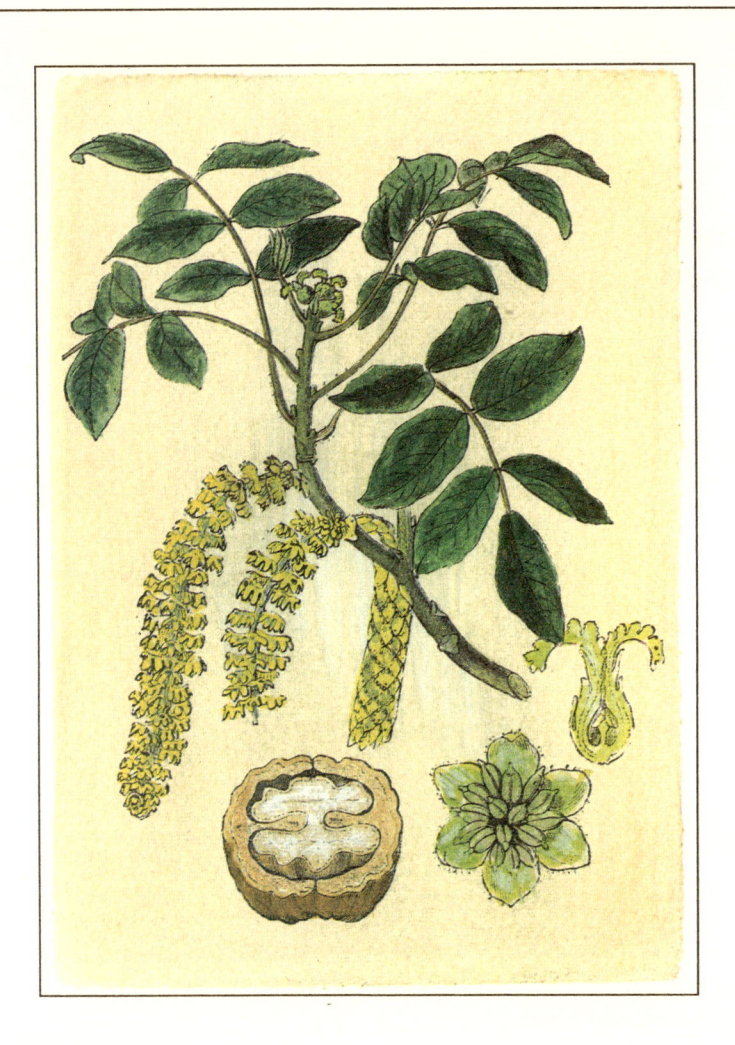

KOSMETIK

Um die Haare auf natürliche Weise intensiv kastanienbraun zu färben, kann man sie nach dem Waschen mit einem Aufguß aus 40 g grüner Schale in 2 dl Wasser und 60 g reinem Alkohol spülen. Gegen Schuppen und für weiches, glänzendes Haar die Kopfhaut kräftig mit einem Aufguß aus den Blättern einreiben.

RATSCHLÄGE FÜR HAUS UND GARTEN

Aus Walnuß einen Farbstoff zum Nachdunkeln von hellen Möbeln herzustellen, ist ganz einfach: 100 g der grünen Schale langsam in einem halben Liter Wasser eine halbe Stunde lang köcheln lassen, filtern, und das Holz mit einem getränkten Wollappen färben. Um Holzwürmer zu vertreiben, kann man die befallenen Stellen mit einem Absud aus den Schalen befeuchten (3 Handvoll auf einen viertel Liter Wasser).

SANDDORN

HIPPOPHAE RHAMNOIDES

BESCHREIBUNG
Pflanze: Strauch, erreicht eine Höhe von 1 bis 4 m.
Stamm: sehr verzweigt und dornig.
Blatt: lang und schmal, silbrig-grün mit einer einzigen Ader.
Blüte: grünlich, blüht zwischen März und Mai und befindet sich an der Basis der jüngeren Zweige; die männlichen Blüten sind in kleine Ähren eingefügt, die weiblichen sind isoliert.
Frucht: sehr klein, gelb-orangefarben, mit saftigem Fruchtfleisch und Kern; reift im September.

VORKOMMEN UND KULTIVIERUNG
Er wächst wild vom Meer bis in eine Höhe von 1800 Metern, doch braucht er viel Licht und bevorzugt als Standort trockenes, steiniges Gelände. Er kann im Garten angepflanzt werden, aber um Früchte zu erhalten, braucht man sowohl die weibliche als auch die männliche Pflanze.

VERWENDBARE TEILE
Die Früchte.

SAMMELZEIT
Die Ernte, die von September bis Oktober stattfindet, ist problematisch, denn die reifen Früchte platzen leicht auf. Es wird daher geraten, ganze fruchtbestandene Zweige mit einer Gartenschere abzuschneiden.

AUFBEWAHRUNG
Die Früchte frisch verzehren oder zu Marmeladen und Gelees einkochen.

GESCHICHTE UND LEGENDE
Der Sanddorn ist ein Pionier in der Pflanzenwelt: Er wächst wegen seines großen Lichtbedarfs in trockenen und sonnigen Gegenden, wo kein Baum ihm Schatten spendet, und bereitet so den Boden für das Wachstum anderer Pflanzen. Wenn diese heranwachsen bis sie ihn überragen, geht er ein. Der Schatten seiner oberen Zweige läßt die Blätter der unteren fallen. Seine langen Wurzeln bilden ein Netz, das mögliche Erdrutsche verhindert.
Die therapeutischen Eigenschaften des Sanddorns wurden erst im Mittelalter erkannt: Vorher glaubte man, daß seine säuerlichen, an Vitamin C reichen Früchte, giftig seien. Seine Blätter und Früchte geben Stoffen eine schöne rötlichbraune Farbe.

GESUNDHEIT
Wegen ihres hohen Vitamin C Gehalts wirken seine Früchte (früher als Mittel gegen Skorbut verwendet) gegen Erkältungskrankheiten, Entzündungen, aber vor allem adstringierend auf den Darm. In diesen Fällen sind 20–30 g frisches Fruchtfleisch täglich oder der Absud (4 g auf 1 dl Wasser) hilfreich.

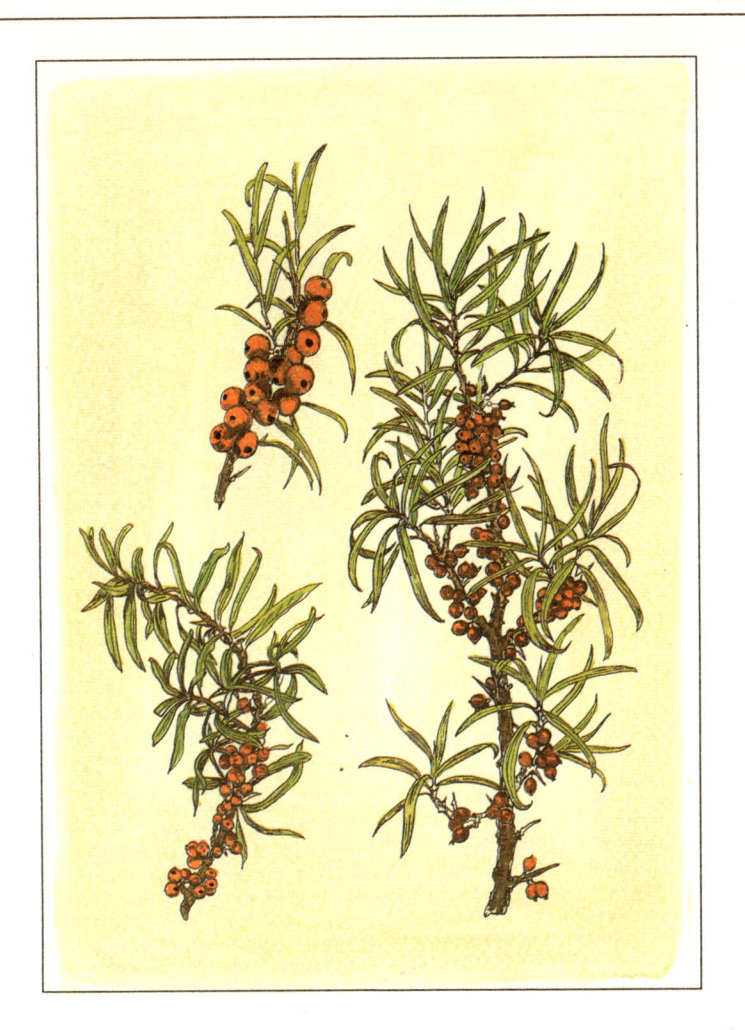

KÜCHE

Am besten nutzt man den hohen Vitamingehalt der Früchte und genießt gleichzeitig ihren intensiven Geschmack, indem man aus ihnen Marmelade, Gelee, Säfte und Sirup herstellt. Der Saft, den man in einem Entsafter oder dadurch, daß man die Beeren mit den Fingern ausdrückt, erhält, dient als Grundlage für jede Zubereitungsart. Für das Gelee wird ein Liter verdünnter Saft (ein Teil Konzentrat auf vier Teile Wasser) mit 1200 g Zucker gemischt und vier Minuten kochen gelassen. Man gießt das Gelee noch heiß in Marmeladengläser. Es schmeckt als Brotaufstrich ebenso gut wie in Kuchen oder Plätzchen. Der Sirup, den man erhält, indem man einen halben Liter Saft, einen halben Liter Wasser und ein halbes Kilo Zucker zusammen aufkocht, ist mit Wasser verdünnt ein äußerst erfrischendes und leckeres Getränk.

KLASSISCHE KRÄUTER UND HEILPFLANZEN

OREGANO

ORIGANUM VULGARE

im Volksmund auch: Wilder Dost

BESCHREIBUNG
Pflanze: krautartig, wächst bis zu einer Höhe von 60 cm.
Stengel: zum Teil unterirdisch und kriechender Wurzelstamm, aus dem sich aufrechte kantige Stengel entwickeln; von rötlicher Farbe.
Blatt: länglich-oval, die Blätter wachsen in einander gegenüberliegenden Paaren.
Blüte: rosa- oder purpurfarben, an der Spitze der Zweige zu Trauben vereint, blüht von Juli bis Oktober.
Frucht: besteht aus vier Samen, die sich im Kelch befinden.

VORKOMMEN UND KULTIVIERUNG
Er wächst wild von der Ebene bis ins Bergland in felsigen und sonnigen Lagen; auf trockenen Wiesen und kalkigen Abhängen. Man kann ihn im Garten oder auf dem Balkon anpflanzen, indem man einen Zweig von 10 cm Länge in eine Mischung aus Torf und Sand steckt.

VERWENDBARE TEILE
Die blühenden Spitzen.

SAMMELZEIT
Im Sommer während der Blüte. Man trennt die Enden der Zweige ab.

AUFBEWAHRUNG
Die blühenden Spitzen zu Sträußchen binden und kopfüber in trockenen und luftigen Räumen aufhängen. Wenn sie vollständig getrocknet sind, ganz fein zerbröseln und in Gläsern aufbewahren. Der Oregano verliert durch das Trocknen sein Aroma nicht, es wird dadurch sogar noch intensiver.

GESCHICHTE UND LEGENDE
„Freude der Berge": So könnte man das griechische Wort *origanon* für diese alte Heilpflanze übersetzen. Es setzt sich aus dem Wort *oros*, „Berg" und *ganos*, „Freude, Herrlichkeit" zusammen. Im Sommer färben seine rosafarbenen Blüten in der Tat die steinigen, sonnenbeschienenen Abhänge mancher Berge. Oregano ist sehr verbreitet, aber nur der aus den warmen Gebieten des Mittelmeers (*Origanum Heracleopicum*) hat ein intensives, starkes Aroma. Dioskurides empfahl Oregano gegen Schlangenbisse, die Römer vertrieben damit Ameisen, im Mittelalter spielte er gar im Teufelsglauben eine Rolle.

GESUNDHEIT
Der Aufguß aus 2 g Oregano in 1 dl Wasser fördert die Verdauung, mildert Darmschmerzen und Blähungen, beruhigt Husten und wirkt schleimlösend. Inhalieren befreit die Nase und bringt Erleichterung bei Völlegefühl und Neuralgien. Bei einem steifen Hals ein mit Oregano gefülltes, einige Minuten lang erwärmtes Leinensäckchen oder einen Umschlag mit in Wein gekochtem Oregano auf die schmerzende Stelle legen.

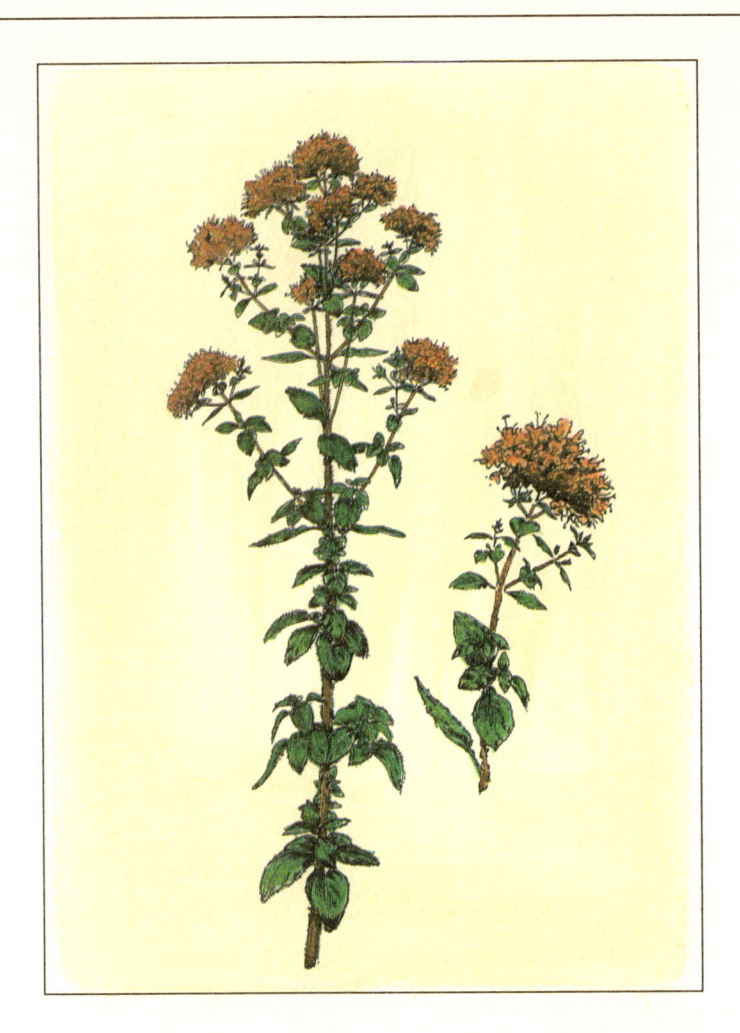

KÜCHE

Oregano ist in der südländischen Küche Hauptzutat bei Salaten und Tomatensoßen, Pizzen und der berühmten „Caprese", einem Salat aus Mozzarella- und Tomatenscheiben. Er verleiht Nudel- und Fleischgerichten einen besonderen Geschmack, paßt ideal zu eingelegten Auberginen, Peperoni und Zucchini.

KOSMETIK

Für ein reinigendes Bad eine Handvoll Oregano in ein Leinensäckchen geben. Dieses Säckchen dann einige Minuten lang ins warme Badewasser halten, bevor man selbst hineinsteigt. Wegen seiner desodorierenden Wirkung ist Oregano auch für Fußbäder geeignet. Als Begleitmittel bei einer Zellulitisbehandlung täglich zwei Tassen Aufguß aus 5 g Oregano und 500 ml Wasser trinken.

RATSCHLÄGE FÜR HAUS UND GARTEN

Um Ameisen von der Vorratskammer fernzuhalten, kann man die Regale mit Oregano bestreuen. Häufig erneuern!

BRENNESSEL

URTICA DIOICA

BESCHREIBUNG
Pflanze: krautartig, kann zwischen 50 und 150 cm hoch werden.
Stengel: besteht aus einem verzweigten und kriechenden unterirdischen Wurzelstock, und einem aufrechten, stacheligen Teil.
Blatt: behaart und in der Form eines langgestreckten Herzens, mit gesägtem Rand.
Blüte: von grünlicher Farbe; zu Ähren vereint, die weiblichen hängend, die männlichen stehend, beide Blütentypen auf unterschiedlichen Pflanzen.
Frucht: von einer braunen Hülle bedeckte Samen, an deren Spitze sich ein Haarbüschel befindet.

VORKOMMEN UND KULTIVIERUNG
Sie wächst überall wild bis zu einer Höhe von 2400 m, bevorzugt in Wäldern, an Wegen, in der Nähe von Häusern, auf Schutthalden und Kompost, also auf stickstoffhaltigen Böden.

VERWENDBARE TEILE
Die gesamte Pflanze, auch die Wurzeln.

SAMMELZEIT
Die jungen Blätter gegen Ende des Frühlings oder zu Beginn des Sommers; die Wurzel und den unterirdischen Teil des Stengels im Herbst; die gesamte Pflanze wird in einer Höhe von 10 cm über der Erde zwischen April und September abgetrennt. Handschuhe benutzen!

AUFBEWAHRUNG
Die Blätter im Schatten trocknen, die Wurzeln in der Sonne. Beides in Gläsern aufbewahren.

GESCHICHTE UND LEGENDE
Wenn man das Brennen bedenkt, das der Kontakt mit der Pflanze auf der Haut hervorruft, verwundert es, daß die zahlreichen positiven Eigenschaften der Brennessel überhaupt entdeckt wurden. Sie beschränken sich nicht nur auf ihre Heilkräfte, sondern erstrecken sich auch auf kulinarische, kosmetische und insektenvertilgende Wirkungen. Vielleicht hat die Natur sie dieser wertvollen Eigenschaften wegen vor dem Zugriff Unwissender schützen wollen und sie mit einem perfekten Verteidigungssystem ausgestattet. Es wirkt unmittelbar auf jedes Wesen, das sich der Brennessel nähert. Die Pflanze ist von Härchen bedeckt, in denen sich eine brennende Säure befindet. Bei der geringsten Berührung zerbricht die feine Spitze aus Kieselsäure und wird extrem scharfkantig. Sie dringt in die Haut ein und injiziert die Säure. Wenn dies geschieht, gilt es, der starken Versuchung, sich kräftig zu kratzen, zu widerstehen. Die Annahme, das heftige Brennen auf diese Weise lindern zu können, ist falsch. Leicht angefeuchtetes Bikarbonat oder Sauerampfersaft auf die gerötete Haut aufgetragen wirken dagegen sofort.
Daß römische Legionäre sich während ihrer Nachtwachen in den kalten nördlichen Provinzen mit Brennesseln warmgehalten haben sollen, gehört sicher ins Reich der Legen-

BRENNESSEL

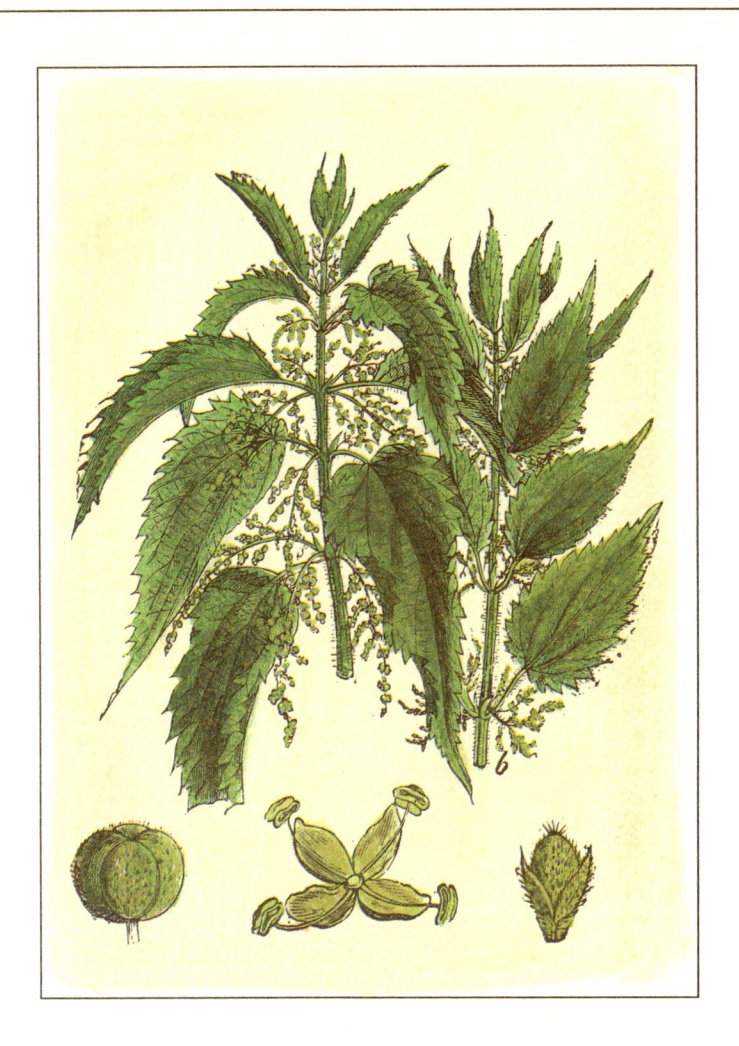

de. Doch daß das Kraut auf der Haut brennt, war bereits den Römern bewußt, der lateinische Name *urtica* deutet darauf hin. Das Wort *dioica*, „zweihäusig" verweist auf die Spezies, bei der männliche und weibliche Blüten auf verschiedenen Pflanzen wachsen. Weitaus unangenehmer als die *dioica* ist die *Urtica urens*, die kleine Brennessel, während die Weiße Nessel – wegen der Farbe ihrer Blüten so genannt – harmlos ist.
Da die Brennessel ungefähr einen Tag nach dem Pflücken nicht mehr brennt, braucht man sich vor ihrer Verwendung nicht zu fürchten. Im Gegenteil!
Im Mittelalter peitschte man mit frischen Brennesseln gelähmte oder von Rheuma befallene Körperteile. Diese Therapie verlangte dem Patienten eine gewisse „Heldenhaftigkeit" ab, ist jedoch einleuchtend: Rheuma wird auch mit Bienengift behandelt, beides fördert die Durchblutung.

GESUNDHEIT
Die Brennessel ist reich an Vitamin C und Mineralien (Silizium und Eisen), die unserem Organismus nützen. Sie besitzt darüber hinaus bemerkenswerte belebende, reinigende und harntreibende Eigenschaften, die dazu beitragen, Harnsäure zu eliminieren. Aus diesem Grund ist sie ein gutes Mittel gegen Gicht, Arthritis, Rheuma und Nierengrieß. Wer ohne die heldenhaften Geißelungen unserer Vorfahren Erleichterung bei Rheuma oder

Arthritis sucht, kann dreimal täglich einen Aufguß aus 3 EL getrockneten Blättern und 1 dl Wasser trinken. Dieser Aufguß ist auch bei Durchfall hilfreich, denn Brennessel wirkt außerdem adstringierend.

Sie wird wegen ihrer blutstillenden Wirkung auch bei Nasenbluten und zu starken Blutungen während der Menstruation verwendet. In der Volksheilkunde wird frisch ausgepreßter Brennesselsaft auch gegen Blutausscheidung im Urin, Bluterbrechen und Hämorrhoiden verabreicht.

Mit dem Absud (s. Kosmetik) können Waschungen oder Umschläge gegen Akne, Ekzeme und, in Verbindung mit der internen Einnahme des oben beschriebenen Aufgusses, gegen Rheumatismus vorgenommen werden.

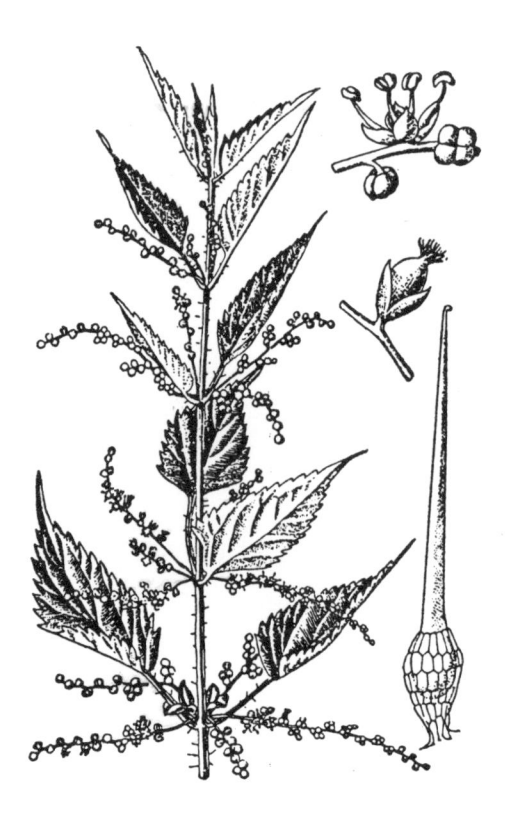

KOSMETIK

Die Brennessel ist besonders bei fettigem Haar und Schuppen wirksam: Um die Talgabsonderung der Kopfhaut einzuschränken, einen Aufguß aus 4 EL Blätter und zwei Litern Wasser in die Haare einmassieren und sie anschließend damit auswaschen. Mit diesem Aufguß kann man auch Packungen gegen fettige Haut machen.

Gegen Schuppen und zur Aktivierung der Blutzirkulation in der Kopfhaut zur Förderung des Haarwachstums, wirkt die folgende Lotion: 40 g getrocknete Blätter zerkleinern und mit 400 ml 70prozentigem Alkohol in ein verschließbares Glas geben. Das Ganze eine Woche lang ruhen lassen, wobei das Glas hin und wieder geschüttelt werden muß. Danach die Flüssigkeit durch eine Mullbinde filtern. Diese Tinktur mit 150 ml destilliertem Wasser und 40 ml 96prozentigem Alkohol vermischen. Die Lotion täglich in die Kopfhaut einmassieren.

KÜCHE

Die Brennessel hat auch in der Küche einen gewissen Erfolg. Sie wird in Suppen, als Beilage und statt Spinat in Eierkuchen verwendet.

Für die Suppe 300 g zarte frische Blätter gründlich waschen und hacken. Dann drei Kartoffeln kochen und zu einem glatten Püree verarbeiten, das man mit den gehackten Blättern vermischt. Das Ganze in einem Liter Brühe kochen und anschließend Butter und geröstete Brotstückchen dazugeben. Ein anderes Rezept ist reichhaltiger: Brennesseln, in Stücke geschnittene Kartoffeln, drei in Scheiben geschnittene Porreestangen, Oregano, Thymian und passierte Tomaten, Salz, Pfeffer und Muskatnuß auf kleiner Flamme ca. 20 Minuten lang in 75 g Butter dämpfen. Anschließend einen Liter Wasser zum Gemüse geben und alles so lange kochen, bis die Kartoffeln gar sind. Die Suppe pürieren, noch einmal einige Minuten kochen lassen und mit etwas Sahne verfeinern. Mit gerösteten Brotstückchen servieren.

RATSCHLÄGE FÜR HAUS UND GARTEN

Weil sie viel Chlorophyll und Mineralsalze enthält, ist die Brennessel ein ausgezeichnetes Düngemittel für Topfpflanzen. Man läßt die Blätter sechs bis sieben Tage lang (500 g in 5 l) ziehen und benutzt dieses Wasser zum Gießen. Wenn im Garten Brennesseln wachsen, sollten sie nicht entfernt werden, denn sie schützen die Pflanzen in ihrer Nähe vor Pilzbefall und verlängern so deren Leben. Doch damit sind die zahlreichen Verwendungsmöglichkeiten der Brennessel noch nicht erschöpft. In der Vergangenheit – noch während des Ersten Weltkriegs – wurden aus den Fasern der Stiele Stoffe gewebt. Mit der Flüssigkeit aus gekochten Brennesselwurzeln kann man Textilien gelb färben. Ist man an dauerhaften Ergebnissen interessiert, muß der Stoff vorher mit einem Beizmittel behandelt werden.

IMMERGRÜN

VINCA MINOR

im Volksmund auch: Judenmyrte

BESCHREIBUNG
Pflanze: krautartig, mit immergrünen Blättern.
Stengel: unterirdischer Wurzelstock, von dem kriechende Stengel mit Blättern abgehen und stehende mit Blüten.
Blatt: oval-lanzettförmig, dunkelgrün, glänzend, glatt.
Blüte: aus fünf blau-violetten Blütenblättern, die zwischen Februar und Juni blühen.
Frucht: sieht einer Kapsel ähnlich; von zylindrischer Form. Sie enthält viele schwarze Samen.

VORKOMMEN UND KULTIVIERUNG
Es wächst wild an Hecken entlang und in Wäldern bis zu einer Höhe von 1300 m und wird oft in Gärten angepflanzt. Man vermehrt das Immergrün durch Stecklinge, aber die Pflanze selbst produziert auch Ableger.

VERWENDBARE TEILE
Die Blätter und die oberirdischen Pflanzenteile.

SAMMELZEIT
Von Juni bis August.

AUFBEWAHRUNG
Es wird im Schatten getrocknet und in Leinensäckchen aufbewahrt.

GESCHICHTE UND LEGENDE
Die Blüte des Immergrün ist von einem außergewöhnlichen, faszinierenden Blauviolett, das allerdings von violett über hellblau bis zu einem kräftigen Blau oder sogar Weiß oder Rosa unzählige Abweichungen aufweist.
Unabhängig von der Blütenfarbe bietet das Immergrün im Frühling mit seinem grünen Blätterteppich, aus dem die Blüten hervorstechen, ein schönes Naturschauspiel.
Ihr lateinischer Name *vinca* bezieht sich auf die Fähigkeit, sich im Boden einzuwurzeln, sich zu „binden". Dieses Charakteristikum ließ das Immergrün in der Vergangenheit zum Symbol für Freundschaft, Treue und Jungfräulichkeit werden. Das Immergrün ist das Emblem der Stadt Genf.
Man schrieb ihm auch magische Kräfte zu und benutzte es in Liebestränken. Kürzlich hat man entdeckt, daß eine besondere Art des Immergrüns, die wild in Madagaskar wächst, eine Substanz enthält, die bei einigen Krebserkrankungen wirksam ist. Leider ist jedoch die *Vinca rosea*, die als einzige diese Eigenschaften besitzt, im Aussterben begriffen.

GESUNDHEIT
Das Immergrün wirkt verdauungsfördernd, entzündungshemmend und blutdrucksenkend. Ein Aufguß aus 1 g Blätter in 1 dl Wasser hat eine bemerkenswert beruhigende Wirkung und trägt zu einer guten Verdauung bei.

IMMERGRÜN

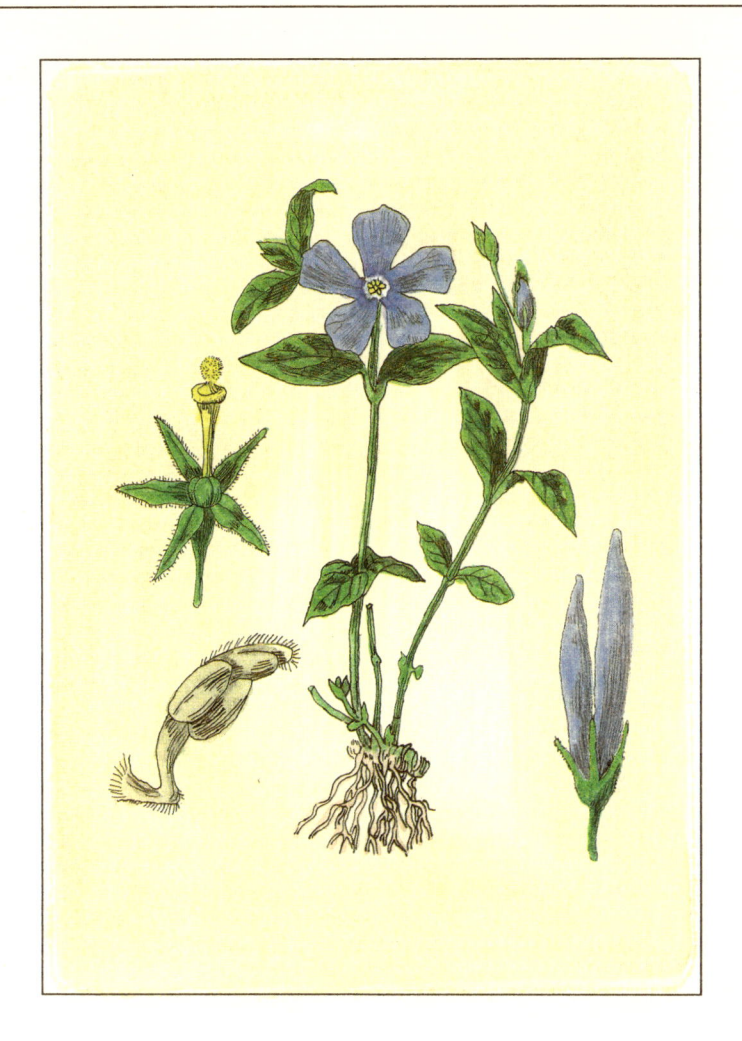

Vinkamin ist ein Wirkstoff des Immergrüns, der bei den in fortgeschrittenem Alter häufig auftretenden Problemen mit verengten Blutgefäßen wirksam ist. Er erleichtert den Blutzufluß zum Gehirn. Vor der Anwendung der Pflanze zu diesem Zweck, sollte man jedoch einen Arzt aufsuchen.
Gegen Furunkel, Ekzeme oder bei gereizter, sensibler Haut kann man sich mit dem (aus 3 g getrockneten Blättern auf 1 dl Wasser zubereiteten) Aufguß waschen oder eine Packung auflegen.

KLASSISCHE KRÄUTER UND HEILPFLANZEN

WEGERICH

PLANTAGO MAJOR

BESCHREIBUNG
Pflanze: krautartig, wächst bis zu einer Höhe von 40 cm.
Stengel: kurzer unterirdischer Wurzelstamm, von dem in Rosettenform angeordnete Blätter abgehen.
Blatt: breit und oval, zum Stiel hin immer schmaler, von parallelen Adern durchzogen.
Blüte: in langen Ähren an einem aufrechten Blütenschaft angeordnet.
Frucht: jede Blüte bringt eine ovale Kapsel hervor, die zahlreiche Samen enthält.

VORKOMMEN UND KULTIVIERUNG
Er ist dermaßen verbreitet, daß man ihn nicht anpflanzen muß. Man findet ihn überall, vom Meer bis zum Gebirge, auf Wiesen, an Wegrändern und auf Feldern.

VERWENDBARE TEILE
Die Blätter, Samen und Wurzeln.

SAMMELZEIT
Die Blätter zwischen Mai und Juli, die Ähren voller Samen im August bis September, wenn sie anfangen, dunkel zu werden.

AUFBEWAHRUNG
Die Blätter so schnell wie möglich im Ofen bei 30° C trocknen, damit sie nicht dunkel werden und ihre Wirkung verlieren. Die Samen aus den Ähren schütteln und in Gläsern aufbewahren.

GESCHICHTE UND LEGENDE
Der Wegerich oder Breitwegerich erweckt weder mit Schönheit, noch einem guten Duft Aufmerksamkeit – in der Regel wird er sogar als Unkraut betrachtet, weil er überall wächst. Doch handelt es sich bei ihm, wie bei vielen wildwachsenden Pflanzen um einen kleinen Schatz der Natur, den der Mensch wegen seiner Heilwirkungen, aber auch als Lebensmittel oder Kosmetikum verwenden kann. Die Form seiner Blätter brachte ihm den lateinischen Namen *plantago* ein, von dem Wort *planta*, „Fußsohle".

GESUNDHEIT
Der Breitwegerich hat erfrischende, reinigende, adstringierende und erweichende Eigenschaften. Bei Verdauungsstörungen, Zystitis, Husten und Halsschmerzen kann daher ein Aufguß (3 g Blätter auf 1 dl Wasser) zwei- bis dreimal täglich hilfreich sein. Die Samen wirken leicht abführend. Die frischen zerstoßenen Blätter des Wegerichs bringen sofort Linderung bei Insektenstichen oder Verbrennungen und verhindern lästige Schwellungen. Die Pflanze wirkt auch blutstillend bei Schnitten.

KOSMETIK
Wegen seiner erweichenden und feuchtigkeitsspendenden Eigenschaften wirkt der Aufguß aus Breitwegerich belebend und erfrischend auf die Haut.

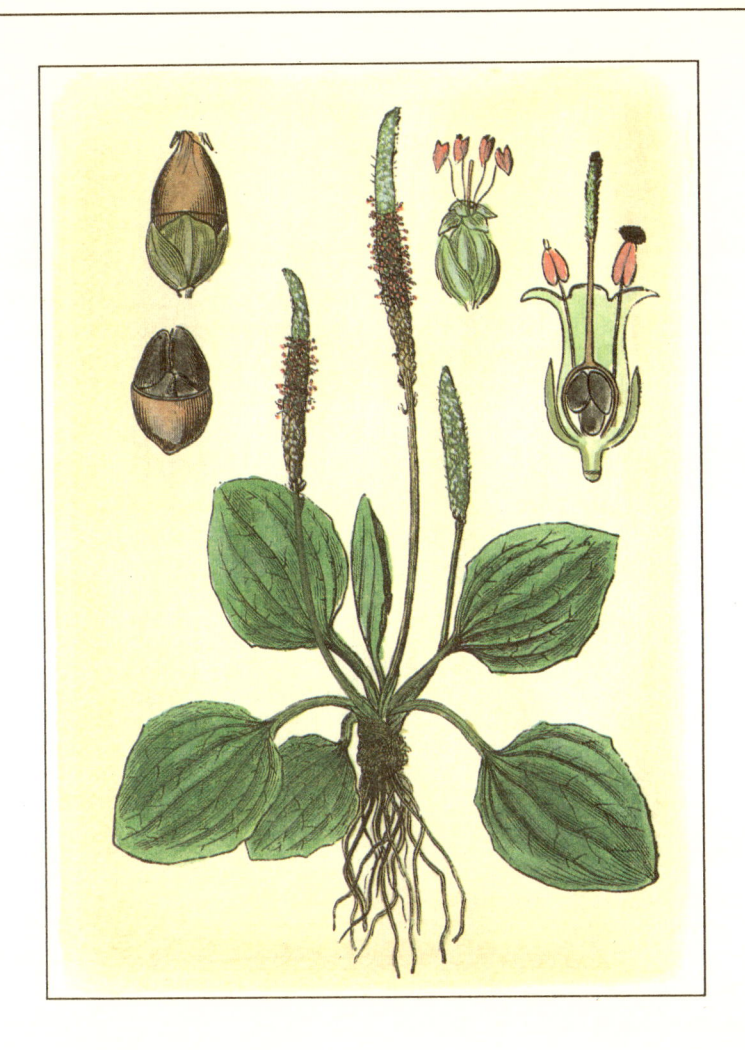

KÜCHE

Die Blätter können frisch in Salaten oder in Gemüsesuppen verwendet werden. Für die Suppe eine Zwiebel in etwas Öl anbraten und einen halben EL Mehl, ein wenig Majoran und zwei handvoll feingeschnittenen Breitwegerich dazugeben. Alles gut miteinander vermischen und Salz und Brühe hinzufügen. Ungefähr 10 Minuten kochen lassen und mit geriebenem Parmesankäse und in Öl gebackenem und mit Knoblauch bestrichenem Brot servieren.

WALDKIEFER

PINUS SYLVESTRIS
im Volksmund auch: Latschen- oder Kniekiefer

BESCHREIBUNG
Pflanze: immergrüner Baum, wächst bis zu einer Höhe von 20–40 m, mit konischer, lichter Krone.
Stamm: aufrecht, mit rauher, dunkelbrauner Rinde.
Blatt: blaugrüne Nadeln, zu Paaren vereint, bis zu 7 cm lang.
Blüte: die männliche ist von der weiblichen getrennt; die ersteren, voller Pollen, sind am unteren Teil der jungen Zweige zu Kegeln vereint, letztere sitzen isoliert an der Spitze der kleinen Zweige.
Frucht: die weiblichen Blüten verwandeln sich in oval-längliche, geschuppte Zapfen, die die geflügelten Samen enthalten.

VORKOMMEN UND KULTIVIERUNG
Sie wächst wild in den Bergen bis in 2000 m Höhe, aber auch auf Hochmooren und Mittelgebirgsgipfeln.

VERWENDBARE TEILE
Die Lymphe (Harz), Holz, Knospen, und Nadeln.

SAMMELZEIT
Die noch geschlossenen Knospen gegen Ende des Winters; die Blätter vom Frühling bis zum Herbst; das Harz, das aus den Öffnungen der Rinde tritt, kann das ganze Jahr über mit einem Messer abgeschabt werden.

AUFBEWAHRUNG
Die Knospen und Nadeln ein oder zwei Monate lang in der Sonne trocknen und dann in Gläsern aufbewahren; das Harz schmelzen und filtern, um Unreinheiten zu entfernen, dann ebenfalls in Gläsern aufbewahren.

GESCHICHTE UND LEGENDE
Unter den etwa 100 Koniferenarten gilt die Waldkiefer wegen ihres Harzes und ihrer an heilsamen Wirkstoffen reichen Nadeln und Knospen als die kostbarste. Kolophonium und Terpentin nutzte bereits die antike Medizin.

GESUNDHEIT
Die Knospen der Kiefer wirken bemerkenswert antiseptisch, heilend, schleimlösend und Hustenreiz stillend. Darüber hinaus sind sie besonders bei Krankheiten der Atemwege angezeigt, denn sie beruhigen den Husten und helfen gegen Katarrh, wobei sie gleichzeitig die Lungen leicht desinfizieren.
In diesen Fällen kann man sowohl die Dämpfe des ätherischen Öls inhalieren oder damit die Räume aromatisieren, in denen sich die erkrankte Person befindet, als auch zwei- bis dreimal täglich einen Aufguß aus 2 g Knospen pro dl Wasser trinken. Dieses Präparat wirkt auch gegen Rheuma und ist leicht harntreibend.

WALDKIEFER

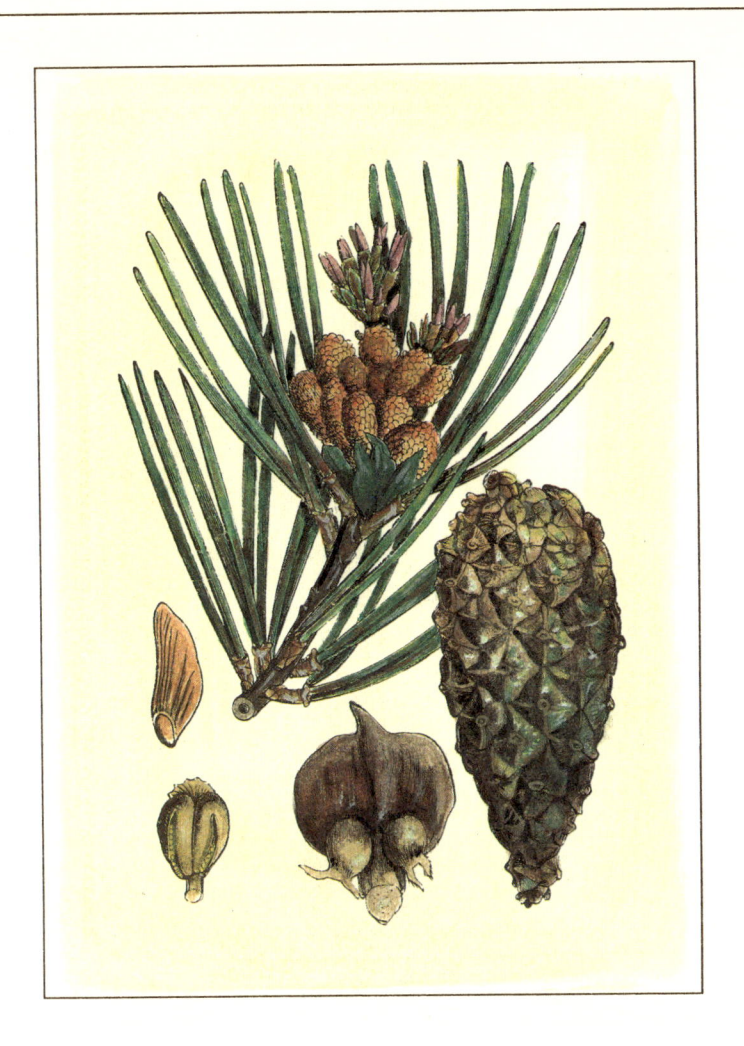

KOSMETIK

Ein kleines Leinensäckchen mit zwei Handvoll Kiefernknospen gefüllt ins Badewasser gegeben wirkt belebend, desodorierend und reinigend auf die Haut und hilft, Müdigkeit zu überwinden.

KÜCHE

Kiefernholz oder -zapfen, im Holzkohlengrill verbrannt, verleihen Gerichten einen besonderen Geschmack, den man auch erhält, wenn man das Fleisch mit Kiefernnadeln würzt oder spickt.

Aus den Zapfen läßt sich gut Grappa herstellen. Dafür 7 grüne Zapfen, 3 EL Zucker, 1 Zitronenblatt und 1 Liter Wasser in ein Gefäß geben. Luftdicht verschließen, circa zwei Monate lang ruhen lassen und dann filtern.

PETERSILIE

PETROSELINUM SATIVUM

BESCHREIBUNG
Pflanze: krautartig, wächst bis zu einer Höhe von 30-60 cm.
Stengel: aus der langen konischen Wurzel geht ein Büschel Blätter hervor, das im zweiten Jahr durch einen zylindrischen, verzweigten Stengel ersetzt wird.
Blatt: in mehrere Blätter mit sehr tief gesägten Rändern aufgeteilt.
Blüte: grün-gelb, zu einem doldenartigen Blütenstand vereint, der sich in der Mitte des Sommers entwickelt.
Frucht: besteht aus zwei konvexen Samen, die von einer vertikal gestreiften Schale umgeben sind.

VORKOMMEN UND KULTIVIERUNG
Man findet sie überall, aber selten wächst sie wild. Man sät sie im Frühjahr oder Spätsommer in einem sonnigen Teil des Gartens aus, oder auf dem Balkon in Blumenkästen. Die Samen müssen mit einer dünnen Erdschicht bedeckt und so lange ständig mit Wasser besprüht werden, bis die Pflänzchen sprießen (nach ca. 40 Tagen). Danach regelmäßig gießen. Zu dichtwachsende Pflanzen verziehen. Um die Petersilie jederzeit zur Verfügung zu haben, sollte man die Samen nicht alle zum gleichen Zeitpunkt aussäen.

VERWENDBARE TEILE
Blätter und Wurzeln.

SAMMELZEIT
Die Blätter vom Frühjahr bis zum Herbst, wobei man die Büschel sorgfältig ganz unten abschneidet, damit die Pflanze neue Blätter entwickelt. Wenn man die Blüten entfernt, wachsen mehr neue Blätter nach. Die Wurzeln der einjährigen Pflanzen im Herbst ziehen.

AUFBEWAHRUNG
Es wird davon abgeraten, die Blätter zu trocknen, sie verlieren dann ihr Aroma. Die in Stücke geschnittenen Wurzeln im Schatten trocknen und in Gläsern aufbewahren.

GESCHICHTE UND LEGENDE
Die Petersilie stammt ursprünglich aus dem Osten des Mittelmeerraumes, breitete sich aber im Laufe der Zeit in ganz Europa aus. Anscheinend schätzte man sie anfangs nicht als kulinarischen Genuß, sondern ausschließlich wegen ihrer therapeutischen Eigenschaften. Im Altertum galt sie als harn- und windtreibend, aber auch appetitanregend und Blasensteine lösend.
Erst im Mittelalter wurde sie zu einem der Hauptgewürze der internationalen Küche. Sie paßt wirklich fast zu jedem Gericht. Häufig wird sie jedoch lediglich als Dekoration verwendet, was angesichts der Vitamine und Mineralstoffe, die dieses Kraut enthält, bedauerlich ist.
Schon im antiken Griechenland diente die Petersilie zur Dekoration. Man nimmt an, daß die Griechen die Tische für ihre Bankette mit ihr geschmückt und sich Petersilienkränze

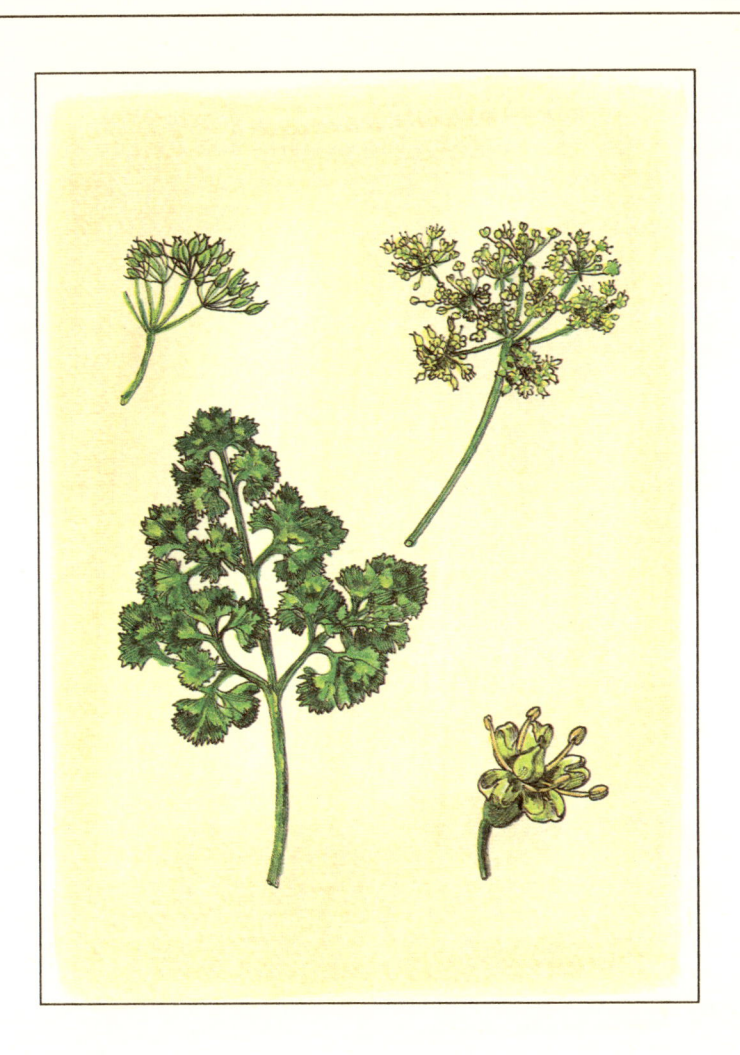

ms Haupt gewunden haben, als Zeichen für den Wunsch nach Reichtum und Freundschaft. Auch die Sieger der Isthmischen und Nemeischen Spiele wurden mit Petersiliengirlanden geehrt.
Im Aberglauben germanischer und romanischer Völker gilt die Petersilie als Unglück bringend. Andererseits soll sie gegen die Macht von Hexen und bösen Geistern helfen.

GESUNDHEIT

Es ist durchaus kein Fehler, die Petersilie ihrer zahlreichen therapeutischen Eigenschaften wegen zu verwenden. So wirkt sie beispielsweise stark harntreibend und wird häufig von Personen, die unter Nierensteinen, Harnretention und Gicht leiden, verwendet. In solchen Fällen verschafft ein Absud aus 5 g getrockneten und in 1 dl Wasser gekochten Wurzeln, nach dem Essen eingenommen, Linderung. Der Brei oder Saft aus frischen, zerstampften Blättern wirkt bei Quetschungen, Muskelzerrungen und Bienenstichen beruhigend. Dasselbe Präparat hilft bei Zahnschmerzen, wenn es mit Öl und Salz vermischt auf die schmerzende Stelle gestrichen wird.
Doch damit sind die positiven Eigenschaften der Petersilie noch lange nicht erschöpft: 5 g Blätter enthalten die gesamte Tagesration an Vitamin A, während 30 g den Vitamin C Bedarf decken. Petersilie enthält außerdem sehr viel Eisen und ist daher hilfreich bei Anä-

mie. Die Blätter sorgen für frischen Atem und setzen sich sogar gegen den herben Geruch von Knoblauch durch.

In der Schwangerschaft sollte man Petersilie allerdings in Maßen genießen – vor allem die Samen, denn sie enthalten Substanzen, die auf die Muskulatur des Uterus anregend wirken.

KOSMETIK

Haare werden glänzender, wenn man sie mit Wasser ausspült, in dem man eine Nacht lang die Blätter und Samen der Petersilie eingeweicht hat. Dieses Wasser hat leicht adstringierende Wirkung und kann auch zur Reinigung der Haut verwendet werden.

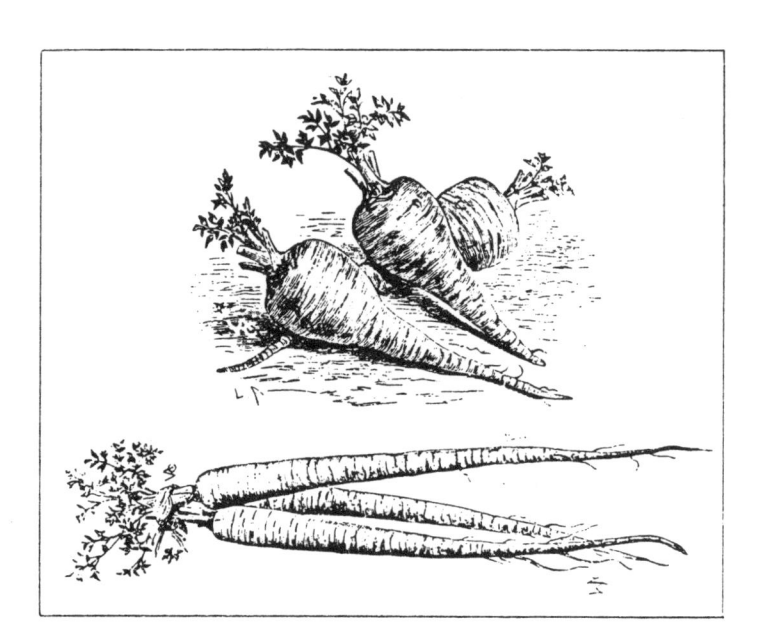

KÜCHE

Für die Verwendung von Petersilie in der Küche gibt es unzählige Möglichkeiten. Sie wird für Reis- und Nudelgerichte, Fleisch und Fisch, Eierspeisen und vor allem für Marinaden und Soßen gebraucht. So ist sie beispielsweise die wichtigste Zutat für die „Salsa Verde" oder das „Bouquet Garni". Wir beschränken uns hier auf einige Rezepte, die auch den einfachsten Gerichten einen angenehmen Geschmack und dem Menü einen Hauch von Originalität verleihen.

Es sei vorausgeschickt, daß die – normalerweise gehackte – Petersilie den Gerichten erst gegen Ende der Kochzeit zugefügt wird, um zu verhindern, daß ein Teil ihres Aromas verlorengeht.

Petersilienbutter: 100 g Butter cremig rühren, dann drei oder vier Sträußchen gehackte Petersilie und eine gehackte Knoblauchzehe hinzufügen. Gut vermischen, mit Salz abschmecken, und an einem kühlen Ort, allerdings nicht im Kühlschrank, aufbewahren, damit man sie problemlos auf warmes Brot streichen kann. In Nordeuropa wird diese Butter häufig als Vorspeise in Restaurants serviert.

Soße für Kochfleisch: Ein Sträußchen Petersilie fein hacken und mit Wein oder klarem Essig übergießen. Nach zwei Tagen durchsieben und die Flüssigkeit bei niedrigster Flamme einkochen lassen. Danach zum Fleisch servieren. Als Alternative kann man eine Soße zubereiten, für die man Olivenöl kräftig mit einigen Tropfen Zitrone verrührt und etwas zerdrückten Knoblauch, Salz, Pfeffer, Schnittlauch und gehackte Petersilie dazugibt. Diese Soße gießt man über in dünne Scheiben geschnittenes, gekochtes Kalbfleisch. Vor dem Servieren zwei Stunden lang durchziehen lassen. Als Beilage passen Salzkartoffeln mit der gleichen Soße. Auch die berühmte „Gremolata Lombarda" (gehackte Petersilie, geriebene oder in winzige Stückchen geschnittene Zitronenschale, zerdrückter Knoblauch) schmeckt köstlich zu Fleisch, besonders wenn man sie gegen Ende der Kochzeit über „Osso Buco" gibt.

Fines herbes: Ein französisches Kräutergemisch, das vorwiegend zum Würzen von Eierspeisen (Omelette) oder Fisch verwendet wird. Dafür vermischt man drei Teile Petersilie, drei Teile Kerbel, anderthalb Teile Lauch und einige Blätter Estragon miteinander.

RATSCHLÄGE FÜR HAUS UND GARTEN

Mit Petersilie kann man Wolle gelb färben. Grünliche Farbtöne erzielt man, wenn Chrom als Beizmittel (das chemische Präparat, das eine gute Aufnahme der Farbe garantiert) benutzt wird; hellere Töne ergeben sich, wenn man statt dessen Alaun benutzt.

KLASSISCHE KRÄUTER UND HEILPFLANZEN

SCHLEHDORN

PRUNUS SPINOSA

im Volksmund auch: Schwarzdorn

BESCHREIBUNG
Pflanze: Strauch mit im Herbst abfallenden Blättern, krautartig, erreicht eine Höhe von bis zu 3 m.
Stamm: sehr verzweigt und dornig.
Blatt: länglich-oval, mit gesägtem Rand.
Blüte: klein, duftend und weiß mit fünf Blütenblättern.
Frucht: mit kleinen Pflaumen vergleichbar, von blau-schwarzer Farbe, grünlichem Fruchtfleisch und Kern.

VORKOMMEN UND KULTIVIERUNG
Er wächst in ganz Europa wild auf trockenen, steinigen Böden, in sonnigen Lagen an Waldrändern und in Hecken. Zum Anbau sollte man *Prunus spinosa purpurea* oder *spinosa plena* verwenden, sie haben wenig Dornen und rosafarbene Blüten.

VERWENDBARE TEILE
Die Rinde, Blüten, Blätter und Früchte.

SAMMELZEIT
Die Blüten, sobald sie aufgeblüht sind, die Rinde der jungen Zweige im Frühling oder Herbst, die Früchte von Oktober bis November nach dem ersten Frost, weil sie dann weniger sauer sind.

AUFBEWAHRUNG
Die Blüten im Schatten trocknen und in Gläsern aufbewahren. Die Rinde in der Sonne trocknen und in Papiertüten geben.

GESCHICHTE UND LEGENDE
Der Schlehdorn ist eine der ersten Pflanzen, die im Frühling blühen. Seine weißen Blüten verschönern ländliche Hecken und Büsche. Als einer der letzten schenkt er uns im Spätherbst seine etwas säuerlichen Früchte, denen der erste Frost richtig gut tut. Archäologische Funde in Pfahlbauten lassen die Vermutung zu, daß die ursprünglich im Norden Asiens und Europas beheimatete Pflanze schon den Menschen der jüngeren Steinzeit als Nahrung diente.
In Frankreich schätzt man die Früchte sehr zur Herstellung von Schnaps.

GESUNDHEIT
Schlehdorn darf man nur in Maßen verwenden. In jedem Fall sollte vorher ein Arzt befragt werden. Die Rinde wirkt fiebersenkend und adstringierend auf die Haut und die Mundschleimhäute. Die Haut kann man mit einem Absud aus 10 g Rinde und 2 dl Wasser waschen. Aus den Blättern macht man reinigende Aufgüsse, aus den Blüten ein abführendes und verdauungsförderndes Getränk. Auch die Früchte wirken adstringierend.

SCHLEHDORN

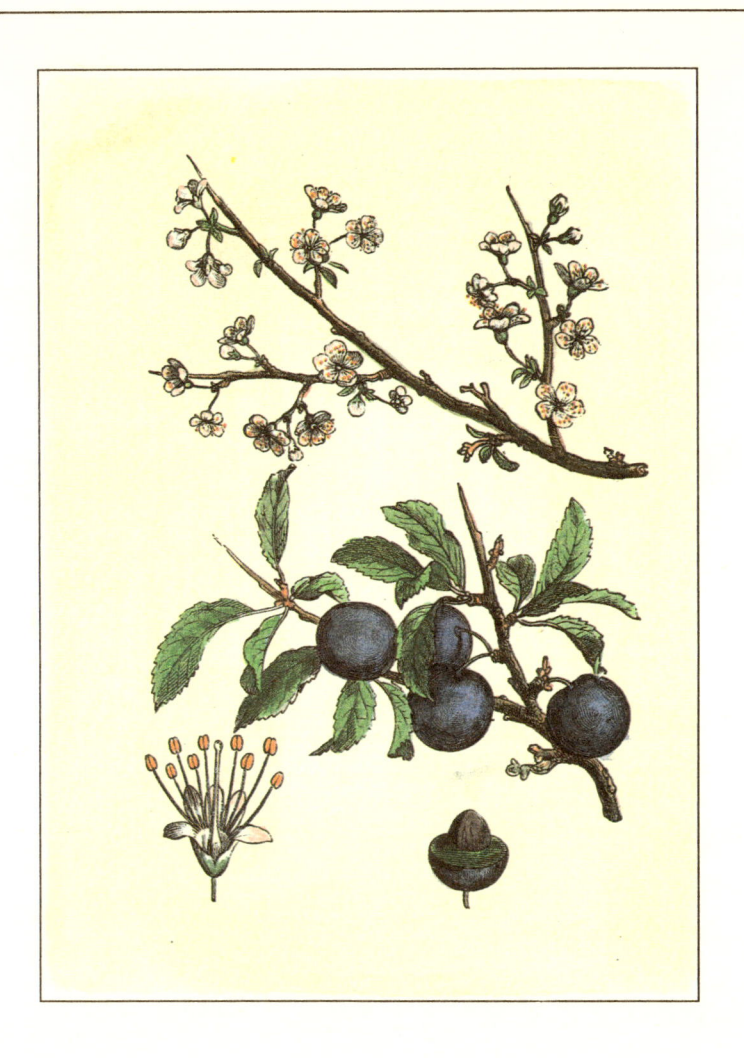

KÜCHE

Vor allem in der Küche schätzt man die Eigenschaften des Schlehdorns, aus dem Sirup, Säfte, Liköre und schmackhafte Marmeladen zubereitet werden. Der etwas säuerliche Geschmack seiner Früchte macht sich besonders gut in Kombination mit süßeren Wald- oder Gartenfrüchten, mit Hagebutten oder Holunderbeeren.

Für eine Marmelade aus Schlehdornfrüchten und Birnen 750 g der ersteren waschen, mit Wasser bedecken und 7 Minuten lang kochen lassen. Das Ganze dann durch ein Sieb streichen. Den Fruchtbrei (ca. 500 g) mit einem halben Pfund gekochten Birnen und 1 kg Zucker vermischen. Die Marmelade eine Viertelstunde kochen lassen und noch warm in Gläser füllen. Für eine Marmelade aus Holunderbeeren und Schlehdorn nur die Birnen durch 600 g Holunderbeeren ersetzen.

ROSE

ROSA SPECIE PLURIMA

BESCHREIBUNG
Pflanze: Strauch von unterschiedlicher Höhe.
Stamm: dornig.
Blatt: in mehrere ovale Blättchen mit gesägtem Rand unterteilt.
Blüte: an der Spitze der Zweige, aus einer variablen Anzahl von Blütenblättern in verschiedenen Farben.
Frucht: feine Schalen, in denen sich die Samen befinden.

VORKOMMEN UND KULTIVIERUNG
Abgesehen von den zahlreichen wildwachsenden Sorten, werden Rosen in Gärten oder Gewächshäusern gezüchtet. Sie benötigen pralle Sonne und kompakte, gut gedüngte Böden. Winterlicher Frost kann ihnen nichts anhaben, doch im Sommer brauchen sie sehr viel Wasser. Sie werden stark beschnitten.

VERWENDBARE TEILE
Blätter und Knospen.

SAMMELZEIT
Blätter ohne Stiel im Sommer; Blüten, sobald sie aufgeblüht sind.

AUFBEWAHRUNG
Blätter und Blüten im Schatten trocknen. Die Blätter in Papiertüten, die Blüten in Gläsern aufbewahren.

GESCHICHTE UND LEGENDE
Auch ein Laie in Botanik weiß, daß es viele Rosenarten gibt. Nicht klar ist ihm vielleicht, wie schwierig es ist, sich unter den zahlreichen Arten, den noch zahlreicheren Gattungen und den unendlich vielen hybriden Sorten zurechtzufinden, die Gärtner im Laufe der Jahrhunderte gezüchtet haben. Die Rosen, die wir heute beim Blumenhändler kaufen können, sind das Ergebnis jahrhundertelanger Kreuzungen und Experimente.
Wegen ihrer Schönheit und ihres Duftes hat diese Blume den Menschen immer schon fasziniert. Seit der Antike wird sie gezüchtet. Dafür kreuzte man die heimischen Arten mit denen, die allmählich in den verschiedenen Teilen der Welt entdeckt wurden, in der Absicht, die schönste Rose mit dem intensivsten Duft zu entwickeln. Unsere Vorfahren aus dem Mittelalter oder der Renaissance hätten Schwierigkeiten, die heutigen Rosen auf Anhieb als solche zu erkennen. Leider haben die ständigen Experimente auch zum unwiederbringlichen Verlust einiger antiker Spezies geführt.
Zu den in der Vergangenheit beliebtesten Rosen gehören die *damascena* und die sehr stark duftende *centifolia*, die vor allem auf den holländischen Stilleben des 17. Jahrhunderts häufig abgebildet ist. In Holland hatte man eine wahre Leidenschaft für diese Rose entwickelt. Die Wende in der Geschichte der Evolution und Züchtung dieser Pflanze trat zwischen dem 18. und 19. Jahrhundert ein. Damals wurden in Europa Rosen aus Japan und China eingeführt, aus Ländern mit einer tausendjährigen Tradition in der Züchtung

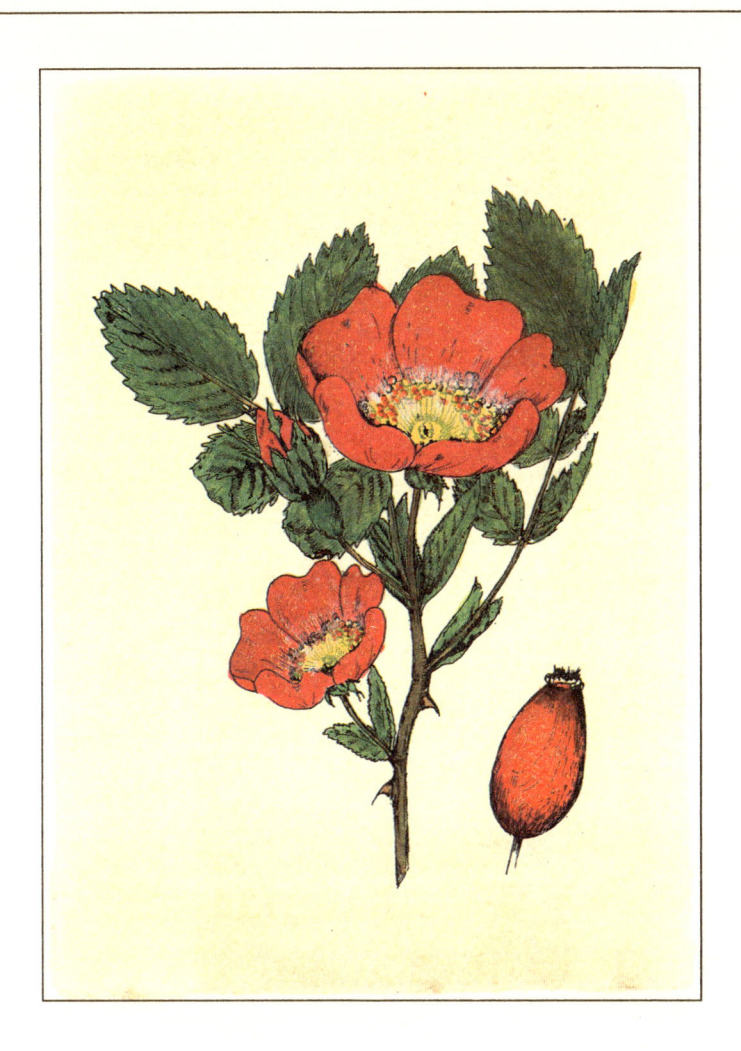

dieser Blume. So wurde die chinesische *Rosa tea* oder die japanische *Rosa rugosa* bekannt. Diese aus Asien eingeführten, mit einheimischen Sorten gekreuzten Rosen sind der Ursprung der modernen Hybriden.
Große Sammler waren die Engländer, vor allem aber die Franzosen: Man denke nur an die Kaiserin Josephine, der es zwischen 1804 und 1814 gelang, alle bis dahin bekannten Rosenarten in Malmaison zusammenzutragen.
Die Geschichte dieser Blume ist unvorstellbar alt: Man hat fossile Rosen aus dem Tertiär gefunden, der prähistorischen Epoche, die vor 60 Millionen Jahren begann und vor einer Million Jahren endete. Wissenschaftliche Untersuchungen haben ergeben, daß die Rose ursprünglich aus dem Norden kommt. Der griechische Name *rodon* stammt vom keltischen *rhodd*, was „rot" bedeutet.
Seit Homer hat die Rose über Jahrhunderte im Mittelpunkt von Legenden, Mythen und Dichtung gestanden. Die größte Ehre erwies ihr im 6. Jahrhundert vor Christus der griechische Dichter Anachreon: Er stellte sich vor, daß die Rose gemeinsam mit der aus dem Meer geborenen Venus entstanden sei – aus den Schaumkronen des Wassers beim Austritt der Göttin aus dem Ozean. Nach einer anderen Ursprungslegende aus dem Griechenland der Antike entstand die Rose aus dem Blut des sterbenden Adonis und wurde als Attribut der Göttin Aphrodite zum Symbol der Liebe. Zur Rosette stilisiert erscheint

es schon in der altgriechischen Kunst. Schon die Etrusker schmückten ihre Gräber mit Rosenranken und -blüten.

Von diesem heidnischen Sinnbild distanzierte sich das Christentum anfangs, doch bereits in den christlichen Katakomben Roms erscheinen Rosengebinde an den Wänden. Als die Ritter der Kreuzzüge dann die erlesenen Züchtungen des Orients kennenlernen, wird die Rose schließlich zum bevorzugten Symbol für die Gottesmutter Maria und ihre Schönheit.

KOSMETIK

Die wohltuende, belebende und adstringierende Wirkung von „Rosenwasser" ist allgemein bekannt. Man findet es überall im Handel, aber es läßt sich auch leicht zuhause herstellen. Die Blütenblätter von drei vorzugsweise roten Rosen (*Rosa gallica*) in einem Liter Wasser eine halbe Stunde lang kochen. Das Präparat abkühlen lassen und anschließend filtern. Das Rosenwasser kann zum Waschen von Gesicht und Hals verwendet werden. Bei großporiger Haut empfiehlt es sich, Honigessig hinzuzufügen. Für ein stimulierendes und vitalisierendes Tonikum läßt man eine Handvoll frischer Minze und Rosmarinblätter zusammen mit den Rosen kochen.

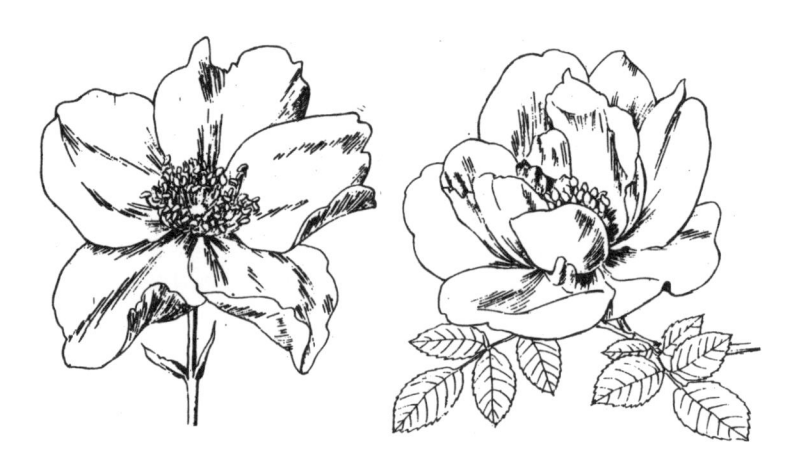

KÜCHE

In der Küche gibt es zahlreiche Verwendungsmöglichkeiten für Rosen. So können z.B. Salate mit Rosenessig angemacht werden (zwei Handvoll frischer Blütenblätter in einen Liter klaren Essig geben, s. „Salbeiessig") oder man kann dem Salat Blütenblätter zufügen und ihn wie gewohnt mit Öl, Salz und Zitrone anmachen.

Auch für raffinierte, ungewöhnliche Schnittchen mit aromatisierter Butter bieten sich Rosen an: 100 g Butter in ein Gefäß geben, das vorher mit zwei kräftigen Handvoll sehr stark duftender Blütenblätter ausgelegt wurde. Einen Tag lang ruhen lassen und dann auf die Brotscheiben streichen. Mit einem Blütenblatt dekorieren.

Für Marmelade 100 g frische Blütenblätter zusammen mit 300 g Zucker und etwas Zitronensaft in einem Mörser zerkleinern, bis man eine homogene Masse erhält. Diesen Brei wiegen und dann die halbe Menge seines Gewichts an Wasser hinzufügen. Auf kleiner Flamme kochen lassen und so lange ständig umrühren, bis eine streichfähige Masse entstanden ist.

Zum Aromatisieren von Süßspeisen und Cremes kann man Rosenzucker verwenden. Dafür 100 g frische Blütenblätter und 250 g Zucker in einem Mörser zerkleinern. Wenn die Masse glatt geworden ist, wird sie in ein fest verschlossenes Glas gegeben und zwei Monate lang in der Sonne stehen gelassen. Häufig schütteln! Für Rosenhonig 120 g Blütenblätter in ein Glas geben und mit kochendem Wasser bedecken. Die Flüssigkeit im gut verschlossenen Glas ungefähr einen Tag lang ruhen lassen und 500 g Honig pro dl zufügen. Umrühren und drei Wochen lang ziehen lassen.
Auch Sorbets mit Rosen oder kandierte Blütenblätter (s. Märzveilchen) schmecken ausgezeichnet.

RATSCHLÄGE FÜR HAUS UND GARTEN
Früher pflegten Hausfrauen für einen guten Duft und einen ruhigen Schlaf Kräuter in die Matratzen von Betten zu geben. Bei den modernen Schaumstoffmatratzen ist das nicht mehr möglich, doch lassen sich mit aromatischen Kräutern gefüllte Leinensäckchen in die Kissenbezüge stecken. Dazu kann man die verschiedensten Kräuter benutzen, doch der Liebhaber von Rosenduft mag sechs Teile Rosenblüten zusammen mit acht Teilen getrockneten Veilchen, zwei Teilen geriebener Iriswurzel und zwei Teilen Tonkabohnen in das Säckchen geben. Die letzten beiden Bestandteile findet man in Heilpflanzenläden.

HAGEBUTTE

ROSA CANINA

im Volksmund auch: Hundsrose

BESCHREIBUNG
Pflanze: Strauch, erreicht eine Höhe von 1,5–3 m.
Stamm: kleiner, robuster Stamm, von dem zahlreiche gebogene, dornige Zweige abgehen.
Blatt: in fünf, sieben oder neun ovale Blättchen mit gesägtem Rand unterteilt.
Blüte: an der Spitze der kleinen Zweige. Sie besteht aus fünf weißen oder leuchtend rosafarbenen Blütenblättern; blüht im Juni.
Frucht: im Herbst vergrößert sich der Blütenkelch, der die behaarten Samen enthält, und wird fleischig und korallenrot. Diese Scheinfrucht wird „Hagebutte" genannt.

VORKOMMEN UND KULTIVIERUNG
Sie wächst wild fast überall an Weg- und Feldrändern, auf mageren Weiden, in lichten Wäldern; besonders im Bergland. Sie wird vom Züchter aus Samen gezogen, um sie zur Veredelung zu verwenden.

VERWENDBARE TEILE
Die Blätter, Knospen und Früchte.

SAMMELZEIT
Die Blätter werden im Sommer ohne Stiel gepflückt; die Blüten, sobald sie aufgeblüht sind; die Hagebutten im Herbst.

AUFBEWAHRUNG
Die Blätter im Schatten trocknen, die Hagebutten müssen seitlich aufgeschlitzt werden, wenn man die Samen und den Flaum entfernen will, und werden an der Sonne oder in der Nähe einer mäßigen Wärmequelle getrocknet. Die Blüten im Schatten trocknen und in Gläsern aufbewahren.

GESCHICHTE UND LEGENDE
Die Hagebutte, eine Pflanze von schlichter Schönheit, ist das „häßliche Entlein" in der Familie der Rosengewächse. Sie verfügt weder über die Vollkommenheit und Eleganz oder den intensiven Duft, noch über die herrlichen Farben der gezüchteten Rosen, die wir in Gewächshäusern oder bei Blumenhändlern finden. Bemerkenswert sind jedoch ihre heilenden und kosmetischen Eigenschaften und ausgezeichnet die Gerichte, die mit Hagebutten zubereitet werden können.
Die Verwendung der Hagebutte geht bis in die Zeit der Pfahlbauten zurück, wie archäologische Untersuchungen zutage gebracht haben. In der klassischen Antike dagegen wurde sie kaum benutzt. In der Vergangenheit glaubte man, daß ihre Wurzel ein wirksames Heilmittel gegen Tollwut bei Hunden sei. Daher rührt der volkstümlichen Name „Hundsrose".
Unter den wilden Rosen sollte auch die *Rosa gallica* erwähnt werden, als „rote Rose" bekannt. Sie unterscheidet sich von der Hagebutte durch ihre größeren Blüten und das

HAGEBUTTE

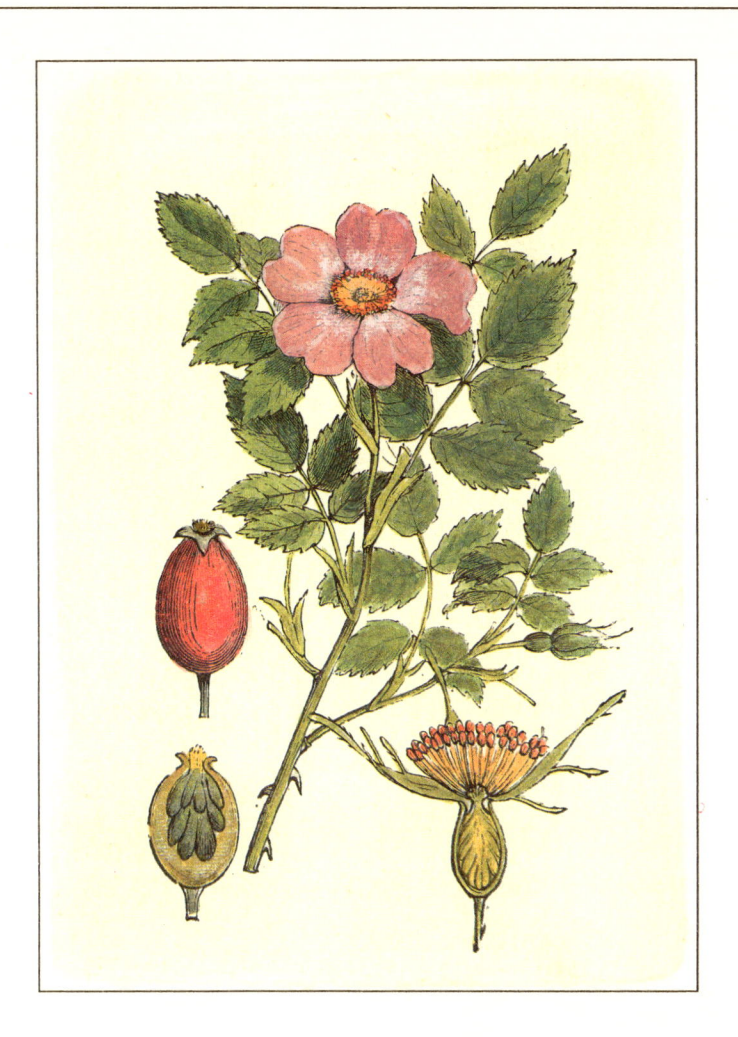

schöne, samtige Dunkelrot, und durch ihren intensiven Duft, der sie zu einer viel verwendeten Pflanze zur Herstellung von Kosmetika macht.

GESUNDHEIT

Die „Früchte" sind der kostbarste Teil der Hagebutte, denn sie enthalten sehr viel Vitamin C. In der Vergangenheit wurden sie daher auch als Mittel gegen Skorbut verwendet. Heute gewinnt man stark vitaminhaltige Getränke aus dieser Frucht, die zur Vorbeugung gegen die lästigen winterlichen Erkältungskrankheiten oder zur Anregung der Nieren getrunken werden. Einen Absud erhält man aus 4 g Früchten in 1 dl Wasser, man kann aber auch 4 g Hagebutten in 1 dl Wein 10 Tage lang ziehen lassen.
Vor allem die im Inneren der Früchte befindlichen Samen haben harntreibende Eigenschaften. Bei Störungen der Nierenfunktionen ist ein aus den Samen zubereiteter Tee (s. den Absatz „Küche") wirksam. Die Blätter ergeben dagegen einen Aufguß, der leicht adstringierend auf den Darm wirkt (2 g Blätter je dl Wasser).
Gegen Halsentzündungen hilft ein Absud aus 10 g Blütenblättern in 2 dl Wasser, mit dem man gurgelt. Dasselbe Präparat wirkt hervorragend als Augentropfen bei müden und geröteten Augen.
Die Marmelade aus ganzen Hagebutten, also mitsamt den Samen, ist leicht abführend

und kann bei Kindern dazu dienen, verschiedene Arten von Parasiten aus dem Darm zu entfernen. Der Flaum der Samen ruft nämlich leichte Reizungen hervor, die zur Reinigung des Darms beitragen. Auch bei Hunden haben sie sich als wirksam erwiesen.

KOSMETIK

Die Früchte der Hagebutte sind auch für die Kosmetik wertvoll. Man kann aus ihnen eine glättende und belebende Gesichtsmaske herstellen: Das Fruchtfleisch der gewaschenen Hagebutten muß dazu von den Samen befreit und im Mixer zu einer homogenen, steifen Masse verarbeitet werden, die dann auf die Haut aufgetragen wird. Nach 15 Minuten abwaschen.

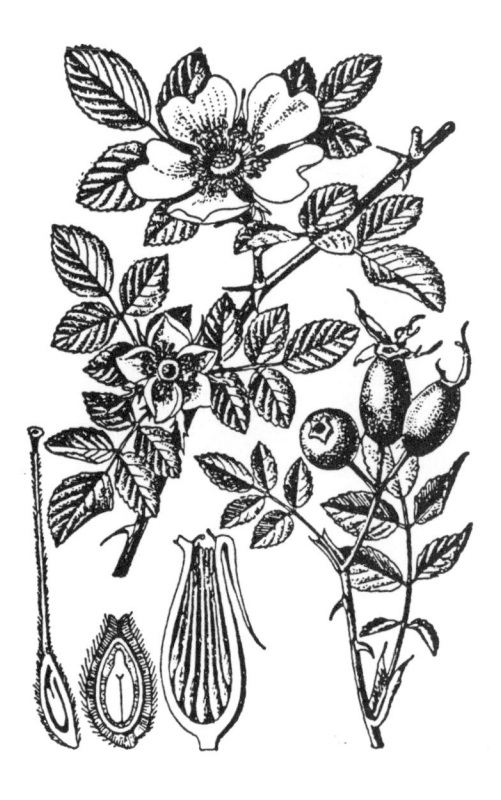

KÜCHE

Nicht nur der Gesundheit ist die Hagebutte zuträglich, für den raffinierten Gaumen stellt sie einen wahren Genuß dar. Sie bietet sich zur Zubereitung von Weinen, Säften, Likören, Marmeladen, Gelees und Süßspeisen an. Stiele und Blütenstände müssen entfernt werden; um die Samen zu entfernen, die Früchte teilen und gut auswaschen. Die getrockneten Samen können für einen ungewöhnlichen Tee mit vanilleartigem Geschmack verwendet werden, der harntreibende Wirkung hat. Dafür 2 EL Samen in einem halben Liter Wasser eine Nacht lang einweichen; alles eine halbe Stunde kochen lassen und dann filtern. Auch aus dem Fruchtfleisch kann man einen kräftigenden Tee zubereiten: 2 TL der getrockneten und zerkleinerten Samen für eine Nacht in 250 ml Wasser geben, dann das Ganze 15 Minuten lang kochen lassen und anschließend filtern.

Für Likör benötigt man ein Pfund Hagebutten, 750 ml 60prozentigen Alkohol, 350 g Zucker und 200 ml Wasser. Die halbierten (möglichst weichen) Früchte mit dem Alkohol zusammen in ein Glas geben, das fest verschlossen fünf Wochen lang warmgestellt wird. Das Präparat filtern, mit dem Zucker und dem Wasser kochen und schließlich in fest verschließbare Flaschen füllen. Für Marmelade braucht man 400 g gewaschenes und von den Samen gereinigtes Fruchtfleisch. Es wird auf kleiner Flamme gekocht, bis es weich ist, dann durch ein Sieb geseiht und nochmals 20 Minuten lang gekocht, wobei man 600 g Zucker und den Saft einer Zitrone hinzugibt. Noch heiß in Gläser füllen, die mit einem Tuch abgedeckt werden. Wenn die Marmelade abgekühlt ist, können die Gläser verschlossen werden.

RATSCHLÄGE FÜR HAUS UND GARTEN

Getrocknete Hagebuttenblütenblätter in Leinensäckchen gefüllt, erfüllen Schränke und Schubladen mit ihrem feinen Duft. Wer einen intensiveren Geruch liebt, sollte die Blütenblätter von Zuchtrosen daruntermischen. Zur Aromatisierung von Räumen dagegen abwechselnd eine Schicht Salz und eine Schicht Blütenblätter zusammen mit einem Teelöffel 90prozentigem Alkohol in ein verschließbares Gefäß geben. Das Ganze luftdicht verschließen und erst nach einigen Wochen wieder öffnen. Im Raum wird sich ein angenehmer Geruch verbreiten.

KLASSISCHE KRÄUTER UND HEILPFLANZEN

ROSMARIN
ROSMARINUS OFFICINALIS

BESCHREIBUNG
Pflanze: immergrüner Strauch, wächst von 20–30 cm bis zu einer Höhe von 2–3 m.
Stamm: sehr verzweigt, an windigem Standort zum Teil über den Boden kriechend, wo es das Klima erlaubt, aufrecht stehend; im unteren Teil holzig und von abblätternder Rinde bedeckt.
Blatt: klein, fast nadelförmig, ledern und sehr aromatisch; die Oberseite ist grün glänzend, die Unterseite gräulich.
Blüte: von blauer Farbe, aus den Blattachsen wachsend, zu Gruppen vereint.
Frucht: vier Samen, von einer braunen Hülle umgeben (Achänen). Sie befinden sich im Kelch.

VORKOMMEN UND KULTIVIERUNG
Er wächst wild im gesamten Küstengebiet des Mittelmeeres, bevorzugt einen sonnigen, trockenen Standort. Der Rosmarin kann sich aus dem Samen entwickeln, was allerdings einen ziemlich komplizierten und langwierigen Prozeß darstellt. Besser setzt man Stecklinge. Dafür im April oder September die Enden eines Zweiges abschneiden und in mit Sand vermischten Torf pflanzen. Nach einigen Monaten wurzelt er. Bis dahin muß der Steckling an einem geschützten Ort stehen.

VERWENDBARE TEILE
Die Blätter.

SAMMELZEIT
Im Frühling und Sommer.

AUFBEWAHRUNG
Er wird an einem luftigen, schattigen Ort getrocknet. Da Rosmarin eine immergrüne Pflanze ist, steht er aber eigentlich immer frisch zur Verfügung. Außerdem verliert er beim Trocknen einen Großteil seines Aromas.

GESCHICHTE UND LEGENDE
Der Name Rosmarin stammt vom lateinischen *ros marinus*, „Meerestau". Diese poetische Bezeichnung verdankt er wohl seinen kleinen, meerblauen Blüten. Eine andere Deutung behauptet, der Name rühre daher, daß die Pflanze an Meeresküsten wächst und durch den Tau des Meerwassers gut gedeihe.
Daß es sich bei dieser Pflanze nicht nur um ein aromatisches Küchenkraut handelt, sondern ihre Blätter Wirkstoffe enthalten, die eine wohltuende Energiequelle für unseren Organismus darstellen, ist wenig bekannt. Die Geschichte des „Wassers der Königin Isabella von Ungarn" ist in diesem Zusammenhang recht erhellend. Danach wurde die bereits 72 Jahre alte und an Arthritis leidende Herrscherin von einem Mönch mit einem Rosmarinelixir zur Erhaltung der Jugend behandelt. Das Elixir gab ihr die Frische und Schönheit der Jugend zurück, so daß sich der junge König von Polen in sie verliebte und um ihre Hand anhielt. Daß Rosmarin die Jugend erhalte, war in der Vergangenheit eine

ROSMARIN

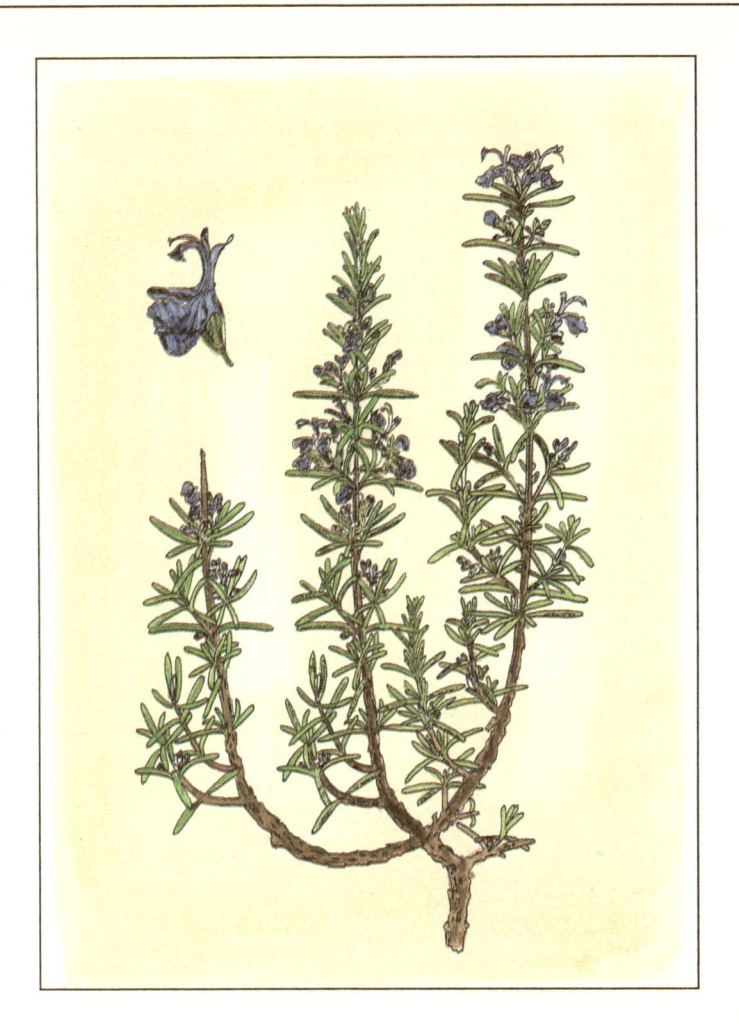

weit verbreitete Überzeugung, viele antike Herbarien überliefern sie. Man glaubte sogar, es genüge, seinen Duft einzuatmen, um diese wunderbare Wirkung zu erzielen.
In der Antike galt Rosmarin, eine der Göttin Aphrodite zugehörige Kultpflanze, als Symbol der Liebe und Treue. Am Tag der Hochzeit bekränzten sich die Bräute mit Rosmarin; ein Brauch, der auch im ländlichen Bayern überliefert ist, wo Rosmarin die bräutliche Myrte vertritt. Mancherorts gibt man auch Verstorbenen Rosmarinzweige mit in den Sarg, weil er in dem Rufe steht, böse Geister abzuwenden.
Griechen und Römer glaubten, daß die Götter Gefallen an der Pflanze fänden und verbrannten sie zusammen mit Weihrauch bei den Opferungen. Auch die Tradition, Rosmarin zu verbrennen, hat sich über Jahrhunderte erhalten: In Häusern und Hospitälern suchte man so, Infektionen und Epidemien zu verhindern. Seiner desinfizierenden Eigenschaften wegen war Rosmarin eine der Komponenten des „Essigs der vier Diebe", von dem man glaubte, daß er vor der Pest schützen könne (s. das Kapitel über Salbei).
Über die Alpen kam der Rosmarin vermutlich mit anderen aromatischen Pflanzen des Mittelmeerraums durch kolonisierende Mönche im ersten Jahrhundert n.Chr. Erst hinter Klostermauern kultiviert, fand er schließlich seinen Weg in die Bauerngärten.
Eine mit Rosmarin aromatisierte Kerze verbreitet einen wohltuenden Duft im Haus. Zur Herstellung solcher Kerzen siehe die Anleitung im Kapitel über den Ysop.

GESUNDHEIT

Wenn auch heute niemand mehr daran glaubt, daß Rosmarin das Wunder wirken kann, uns vor dem Alter zu bewahren, sollte die Heilkraft dieses Krautes doch nicht unterschätzt werden. Rosmarin wirkt vor allem stark desinfizierend, zudem stimuliert er das Nervensystem, die Verdauung, den Appetit und die Galle. Er bringt Erleichterung bei rheumatischen Schmerzen. Darüber hinaus ist er besonders wirksam bei Depressionen, Erschöpfungszuständen, in der Konvaleszenz, bei Kopfschmerzen und intellektueller Anstrengung, besonders dann, wenn das Erinnerungsvermögen unterstützt werden soll (in Italien ist er auch unter dem Namen „Gedächtniskraut" bekannt). In solchen Fällen hilft ein Aufguß aus 1 EL Blättern in 1 dl Wasser, der zweimal täglich eingenommen wird.

Es ist allerdings angezeigt, bei der Dosierung der Blätter und der Dauer der Behandlung Vorsicht walten zu lassen, denn zuviel Rosmarin kann Magen und Darm reizen. Schwangere sollten ganz auf ihn verzichten. Gegen rheumatische und arthritische Schmerzen und gegen einen verrenkten Hals mit dem Absud getränkte heiße Packungen auf die schmerzenden Stellen legen (2 EL Blätter in einem Liter Wasser 20 Minuten kochen lassen). Bei Schmerzen kann auch ein warmes Bad wohltuend wirken (s. den Abschnitt Kosmetik).

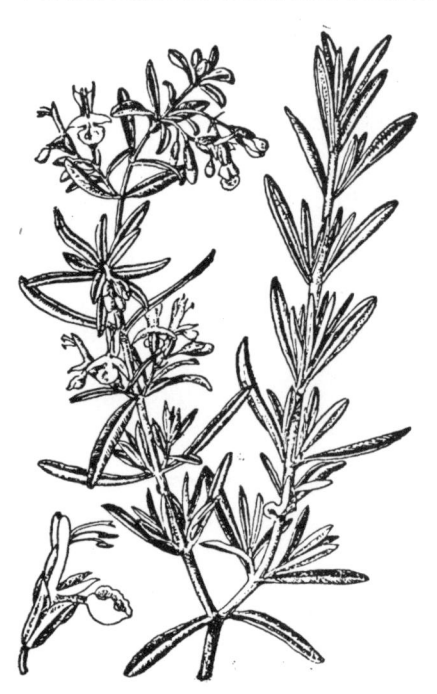

KOSMETIK

Um das berühmte Gesicht- und Körpertonikum „Wasser der Königin von Ungarn" herzustellen, 400 g Rosmarinblüten und 100 g Lavendel und ebensoviel Oregano in einem Liter 80prozentigem Alkohol 10 Tage ziehen lassen. Filtern und ausprobieren.

Für ein energiespendendes und auf gesunde Weise den Kreislauf anregendes Bad den Absud aus 50 g Blättern und einem Liter Wasser ins Badewasser geben. Das gleiche Präparat wirkt auch kräftigend auf die Haare, wenn man sie damit ausspült.

KÜCHE

Die italienische und ganz allgemein die Küche des Mittelmeerraums ist ohne Rosmarin undenkbar. Sein starkes, durchdringendes Aroma wird vor allem bei Gerichten vom Grill und gebratenem Fisch und Fleisch geschätzt. Besonders weniger geschmacksintensives Fleisch wie Kalb, Kaninchen oder Hähnchen werden durch Rosmarinzweige schmackhafter. Auch Suppen, Kartoffelaufläufen oder Eierkuchen verleiht das Gewürz einen unverwechselbaren Geschmack. Leicht zu Hause herzustellen und von großer Wirkung sind mit Rosmarin aromatisiertes Öl, Essig oder Wein. Für das Öl, der Grundlage für das toskanische „pan di ramerino" (Rosmarinbrot), reicht etwas gutes Olivenöl aus, das man für einen Monat mit einem oder zwei Rosmarinzweigen versetzt hat. Ebenso geht man beim Rosmarinessig vor (wer es besonders scharf mag, kann etwas Salz, Knoblauchzehen und Chilipfefferschoten hinzufügen).

Zur Herstellung eines guten Aperitifs oder wirkungsvollen Digestifs 30 g frische Rosmarinblätter, eine Orangenschale und eine Prise Enzianwurzel (durch sie wird das Präparat leicht bitter) in einem Liter Weiß- oder Roséwein (mit 100 g Äthylalkohol versetzt) eine Woche lang ziehen lassen. Danach filtern und in Flaschen abfüllen.

Wenig bekannt ist vielleicht, daß man mit den Rosmarinblüten eine ungewöhnliche Marmelade kochen kann. Dafür 200 g Blüten in einem Mörser zu einer glatten, weichen Paste verarbeiten. Aus 4 dl Wasser und 60 g Blättern einen Aufguß herstellen, durchsieben, und mit 60 g Zucker aufkochen. Diesen Sirup abkühlen lassen, bis er lauwarm ist, die Blütenpaste zugeben und gut mit der Flüssigkeit vermischen. Noch einmal für einige Minuten auf den Herd setzen und so lange rühren, bis sich alles vollkommen vermischt hat. Die Marmelade noch warm in Gläser füllen und diese dann fest verschließen.

BROMBEERE

RUBUS ULMIFOLIUS

im Volksmund auch: Brennbeere, Hirschbollen

BESCHREIBUNG
Pflanze: immergrüner Strauch, Höhe zwischen 50 cm und 2 m.
Stengel: dornig, aufrecht, gebogen oder kriechend.
Blatt: aus fünf oder sieben ovale Blättchen mit gesägten Rändern zusammengesetzt.
Blüte: weißlich oder rosafarben, am Ende der Zweige zu Gruppen vereint; blühen von Juni bis August.
Frucht: die rundliche Sammelfrucht, die schwarze bis rötlichbraune Brombeere, besteht aus zahlreichen Kügelchen mit je einem Samen.

VORKOMMEN UND KULTIVIERUNG
Sie wächst wild in lichten Laub- und Nadelwäldern, an Hecken, Wegen und auf Kahlschlägen; sie wird vielfach auch angebaut.

VERWENDBARE TEILE
Die Blätter, Knospen und Früchte.

SAMMELZEIT
Die Blätter Juni bis August, die Früchte im Herbst.

AUFBEWAHRUNG
Die Blätter im Schatten trocknen und dann in Leinensäckchen oder Papiertüten aufbewahren. Die Früchte entweder frisch verzehren oder einfrieren.

GESCHICHTE UND LEGENDE
Nach früher verbreitetem Volksglauben sollte das Durchkriechen unter den gebogenen Schößlingen gegen Furunkel und Hautausschläge helfen, wobei die Krankheit angeblich auf den Strauch überging. Als Heilmittel wurde die Brombeere schon in der Antike geschätzt, unter anderem von den berühmtesten Ärzten des antiken Griechenland, wie Galen und Hippokrates.
Der lateinische Name *Rubus*, abgeleitet von *ruber*, „rot", bezieht sich auf die rotbraune Farbe der Frucht.

GESUNDHEIT
Die Brombeere wirkt vor allem adstringierend. Sowohl die Blätter als auch die Früchte sind daher gute Darmregulatoren bei Durchfall, Entzündungen und bei Hämorrhoiden. In solchen Fällen möglichst viel frische Beeren essen, aber auch zwei- bis dreimal täglich den Absud (4-5 getrocknete Blätter auf 1 dl Wasser) trinken. Mit dieser Flüssigkeit kann man bei Zahnfleischentzündungen oder Halsschmerzen auch gurgeln. Auch für Packungen oder Waschungen bei Hautreizungen eignet es sich.
Gegen Halsschmerzen siehe auch im Abschnitt „Küche" die Zubereitung von Sirup und Tee.

BROMBEERE

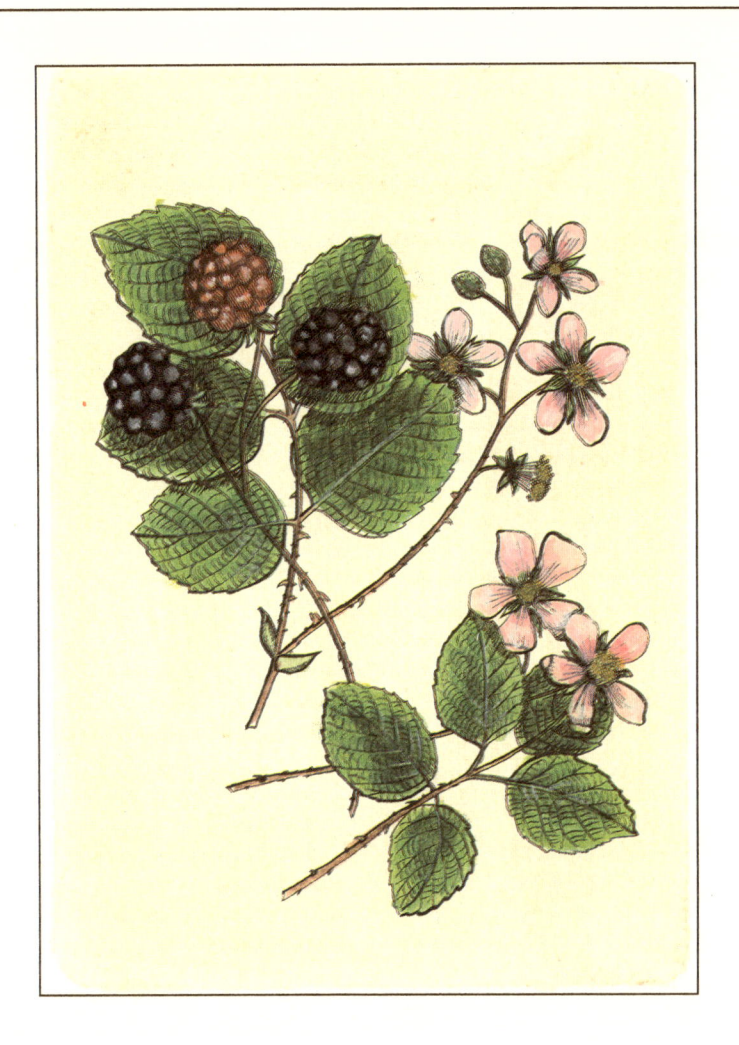

KÜCHE

Für Torten, köstliche Marmelade, Sirup und Gelee ist die Brombeere sehr beliebt. Nicht ganz so bekannt ist, daß diese Gaumenfreuden auch gegen Halsschmerzen wirken, und daß ein Tee aus den Blättern der Brombeere nicht nur lecker schmeckt, sondern auch gut ist für Diabetiker. Das Rezept für den Sirup ist ganz einfach: Die reifen Früchte durch ein Sieb streichen, den Saft abwiegen und die gleiche Menge Zucker hinzufügen; 15 Minuten kochen lassen und in Gläsern aufbewahren. Mit ein wenig Wasser verdünnt löffelweise einnehmen. Für den Tee die Blätter einen ganzen Tag lang im Schatten trocknen, dann mit etwas Wasser befeuchten, gut ausdrücken und in einem Tuch an einem warmen Ort vier Tage lang ruhen lassen. Abtrocknen und für den Tee in kleine Stücke schneiden. Ein ausgezeichneter Digestif: Den Saft von 600 g Brombeeren mit 1100 g Branntwein in ein Glasgefäß geben und einen Monat lang ziehen lassen. Danach die Flüssigkeit filtern und in Flaschen umfüllen. Nach sechs Monaten ist das Getränk servierfertig.

KLASSISCHE KRÄUTER UND HEILPFLANZEN

SALBEI
SALVIA OFFICINALIS

BESCHREIBUNG
Pflanze: immerwährender Halbstrauch, 30 bis 70 cm hoch.
Stengel: vierkantig, stark verzweigt und holzig im unteren Teil, im oberen Teil krautartig.
Blatt: in einander gegenüberliegenden Paaren wachsend, dick, feinrunzlig und behaart, graugrün; ihre Form ist schmal-elliptisch, die Ränder sind leicht gesägt.
Blüte: blau-violett (manchmal auch weiß), zu einer Art Ähre am Ende des Zweiges vereint.
Frucht: vier Samen, von einer braunen, im Blütenkelch befindlichen Hülle umgeben (Achänen).

VORKOMMEN UND KULTIVIERUNG
Er wächst in ganz Zentraleuropa, wild in Südeuropa, Kleinasien und Nordsyrien. Er bevorzugt trockene, kalkhaltige Böden und sonnige Lagen.
Die Aussaat erfolgt im Frühling, doch sollte man ihn besser über Stecklinge vermehren. Man schneidet sie zwischen August und September von der Pflanze und läßt sie in mit Sand und Torf gefüllten Blumenkästen Wurzeln schlagen; dann die Pflänzchen in kleine Töpfe mit Universalerde verpflanzen. Um das Wachstum zu fördern und die Blattdichte zu erhöhen, die blühenden Spitzen der Pflanze abschneiden.

VERWENDBARE TEILE
Die Blätter und die blühenden Spitzen.

SAMMELZEIT
Die Blätter zwischen Mai und Juli, vor oder zu Beginn der Blüte; die Blüten, sobald sie aufgeblüht sind. Für den täglichen Gebrauch in der Küche können die Blätter zwischen Frühling und Herbst ununterbrochen gepflückt werden; je weiter oben an der Stengelspitze, desto besser schmecken sie. Die Blätter nicht waschen, sondern nur mit einem feuchten Tuch abwischen.

AUFBEWAHRUNG
Die Blüten und Blätter im Schatten trocknen und dann in Leinensäckchen oder Papiertüten aufbewahren.

GESCHICHTE UND LEGENDE
„Woran sollte ein Mensch sterben, in dessen Garten Salbei wächst?" Dieser berühmte lateinische Aphorismus macht deutlich, wie sehr die heilenden Eigenschaften dieser Pflanze in der Antike geschätzt wurden. Man glaubte, sie wirke gegen jegliches Übel und gab ihr in der Medizinischen Schule von Salerno (eine der berühmtesten Schulen des Mittelalters, die sich die medizinischen Kenntnisse der Antike zu eigen gemacht hatte) den angemessenen Namen *salvia salvatrix*: „rettender Salbei", wobei das Adjektiv noch einmal ausdrückt, was der Name selbst bereits besagte. Salbei stammt von *salvus*, „gerettet, gesund".

SALBEI

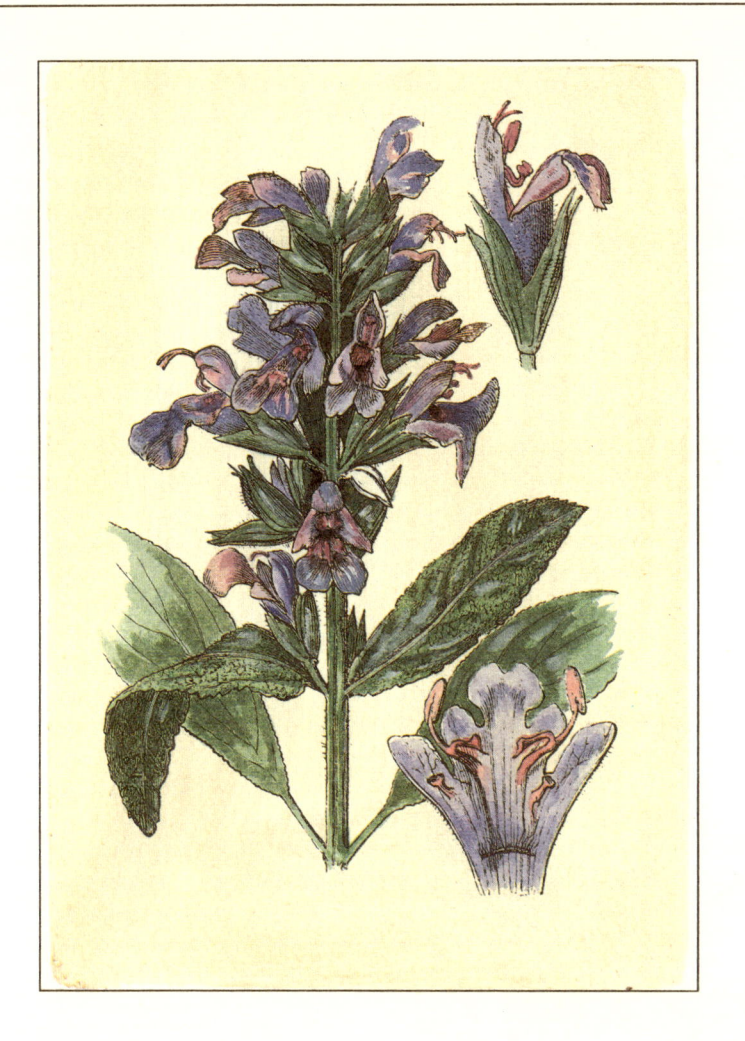

Einer Legende nach wurde einst vier Dieben tatsächlich durch Salbei das Leben gerettet: In Toulouse soll es während der schrecklichen Pestepidemie, die im Jahre 1630 in ganz Europa wütete, vier Dieben gelungen sein, die Häuser von Toten zu plündern und Pestkranken ihr Eigentum zu entreißen, ohne selbst angesteckt zu werden. Als man sie gefaßt und zum Tode verurteilt hatte, konnten sie sich retten, indem sie das Geheimnis ihrer Immunität preisgaben: Vor den Raubzügen hatten sie ihre Körper mit einem Essig eingerieben, den sie aus Salbei, Rosmarin, Thymian und Lavendel zubereitet hatten, die alle für ihre desinfizierende Wirkung bekannt sind. Der „Essig der vier Diebe" wurde seitdem als natürliches Antibiotikum bei allen Fällen von Infektionen und Epidemien verwendet. Eine christliche Legende erklärt die Ursache der Heilkräfte von Salbei anders: In seinen violetten Blüten hatte der neugeborene Jesus während der Aufenthalte auf der gefährlichen Flucht nach Ägypten geruht.

GESUNDHEIT

Wenn auch diejenigen, die Salbei im eigenen Garten pflanzen, nicht darauf hoffen können, vor jeglicher Art Krankheit vollkommen sicher zu sein, so tragen die vielseitigen Eigenschaften dieser Pflanze doch zu einem gesünderen Leben bei. Neben dem erwähnten desinfizierenden Effekt wirkt das Kraut verdauungsfördernd, schleimlösend und gegen Schweißausbrüche. Wegen ihrer erwiesenen Hemmung der Schweißsekretion wurde die Droge früher besonders gegen Nachtschweiß bei Lungentuberkulose verordnet.

Bei Verdauungsstörungen, starker Schweißabsonderung oder Husten, einmal täglich einen mit Honig und Zitronenschale gewürzten Aufguß (1 g Blätter pro dl Wasser) trinken. Ein Salbeiaufguß wirkt belebend und stimulierend. Er kann also bei depressiven Zuständen oder geistiger Ermattung hilfreich sein.

Ein konzentrierterer Aufguß aus 4 g Blättern wirkt heilend, bei entzündetem Hals, Mund oder Zahnfleisch, wenn man damit gurgelt. Schöne weiße Zähne und einen frischen Atem erhält man, wenn man ein Salbeiblatt über die Zähne reibt.

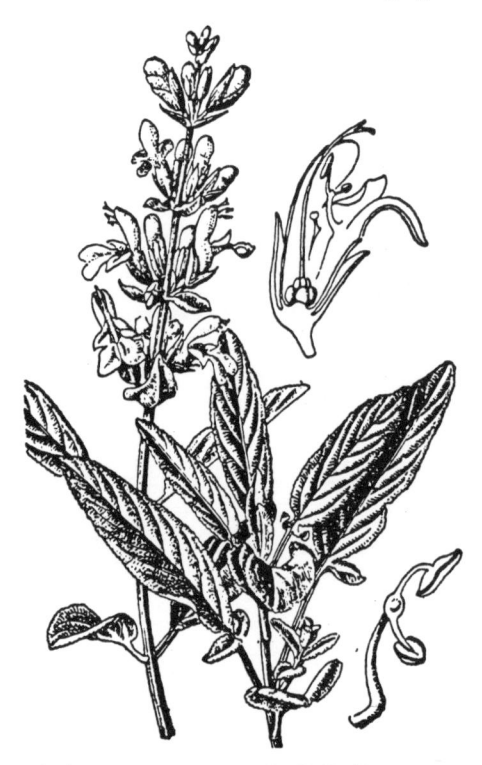

Salbei enthält auch giftige Substanzen, weshalb man ihn nur in Maßen verwenden darf; hohe Konzentrationen gilt es ebenso wie ätherische Öle zu vermeiden. Auch besonders angespannte Menschen sollten auf den Genuß von Salbei verzichten.

KOSMETIK

Eine einfache und gesunde Art, die Kopfhaut zu beleben, die Haare zu kräftigen und dunkler zu färben, ist die folgende: Man massiert die bereits gewaschenen Haare mit einem Absud aus 8 g getrockneten Salbeiblättern und einem Liter Wasser. Anschließend mit der restlichen Flüssigkeit ausspülen. Salbei wirkt auch adstringierend auf die Poren der Haut. Zur Reinigung des Gesichts kann man es circa 10 Minuten lang über die Dämpfe von 8 g Blättern in 2 Litern Wasser halten.

KÜCHE

Wegen seines starken Aromas ist Salbei einer der Protagonisten in der Küche Italiens und des gesamten Mittelmeerraumes. Häufig verfeinert er die einfachsten Gerichte, wie Saltimbocca (Kalbsschnitzel), gekochte weiße Bohnen, Braten, Gnocchi oder Ravioli, die mit Butter und Salbei köstlich schmecken. Er unterstreicht den Geschmack jedes Gerichts und erleichtert die Verdauung. Doch Vorsicht: Salbei ist wie eine Primadonna. Er duldet nicht, daß andere ihn in den Schatten stellen. Wenn man ihn mit anderen aromatischen Kräutern zusammenbringt, überlagert er deren Geschmack vollständig.

Unter den zahlreichen Rezepten, in denen Salbei verwendet wird, hier zwei, bei denen sich sein Aroma besonders gut entfaltet:

Für fritierten Salbei benötigt man breite, ganz frische Blätter (vorzugsweise von der Spitze). Aus 2 EL Mehl, etwas Salz und kalter Milch einen nicht zu dickflüssigen Teig zubereiten und mindestens eine Stunde lang ruhen lassen. Dann ein Eiweiß zu Schnee schlagen und darunterheben. Die Salbeiblätter in den Teig geben und mit Hilfe eines Löffels völlig bedecken. In heißem Öl fritieren. Noch warm als appetitanregende Vorspeise servieren.

Für einen Salbeilikör 60 Salbeiblätter, vier Gewürznelken und die Schale von vier Zitronen in einen Liter Alkohol geben. Drei Wochen lang ruhen lassen, dabei hin und wieder schütteln. Nach Ablauf der drei Wochen filtern und mit einem aus einem Pfund Zucker und einem halben Liter Wasser hergestellten Sirup vermischen. In Flaschen abfüllen und nach zwei bis drei Monaten servieren.

RATSCHLÄGE FÜR HAUS UND GARTEN

Salbei eignet sich als Streukraut zur Verbesserung des Raumklimas. Seine Blüten lassen sich zum Färben von Lebensmitteln verwenden.

Neben Kohl gepflanzt, soll Salbei Kohlweißlinge abhalten. Als Nachbar von Wein fördert er dessen Gedeihen.

KLASSISCHE KRÄUTER UND HEILPFLANZEN

SCHWARZER HOLUNDER

SAMBUCUS NIGRA

im Volksmund auch: Hollerbusch, Fliederbeere

BESCHREIBUNG

Pflanze: Strauch oder Baum, zwischen 2 und 10 m hoch.
Stamm: verdreht, mit rissiger Rinde; im Inneren der Zweige schneeweißes, wattiges Mark.
Blatt: gefiedert, besteht aus einem kleinen Zweig mit fünf oder sechs gesägten, ovalen und zugespitzten Blättchen.
Blüte: weiß und klein, in großen flachen Dolden angeordnet, strömt einen starken, seltsamen Duft aus.
Frucht: jede Blüte verwandelt sich in eine kleine, runde, schwarzviolette Beere mit rotem Saft. Sie enthält den Samen.

VORKOMMEN UND KULTIVIERUNG

Er wächst wild, wird aber auch angepflanzt. Er wächst an Hecken, in lichten Wäldern oder an Mauern bis auf 1200 m Höhe.

VERWENDBARE TEILE

Die Blüten, Blätter, die reifen Früchte, die Rinde.

SAMMELZEIT

Die blühenden Dolden zwischen Juni und Juli. Die Früchte, wenn sie richtig reif sind. Man zieht sie im September bis Oktober ab.

AUFBEWAHRUNG

Die blühenden Dolden so schnell wie möglich trocknen (z.B. bei niedriger Temperatur im Ofen) und anschließend vorsichtig schütteln, damit die Blüten abfallen. Sie werden in Gläsern aufbewahrt. Die Früchte frisch oder tiefgefroren verwenden.

GESCHICHTE UND LEGENDE

Der lateinische Name des Strauchs geht auf die altgriechische „Sambuche" zurück, ein harfenähnliches Instrument, das aus Holunderholz gefertigt wurde. Auch zur Herstellung von Flöten – vielleicht die originale Panflöte – wurden die Zweige des Busches verwendet. Der deutsche Name der Pflanze hat vermutlich nicht, wie oft behauptet, mit Frau Holle zu tun. Die erste Silbe bedeutet eher „hohl", weil sich das Mark der Zweige leicht entfernen läßt. Die Endsilbe hat sich aus dem althochdeutschen *ter*, „Baum" entwickelt. Im Volksglauben galt der Holunder als Sitz eines guten Hausgeistes, weshalb man ihn nicht fällen durfte, wollte man keinen Todesfall im Haus heraufbeschwören. Ihn vor die Hintertür zu pflanzen, galt als sicherer Schutz vor Hexen. Es galt früher als schicklich vor dem Holunderbusch den Hut abzunehmen, aus Ehrerbietung und Dank gegenüber dem wohlmeinenden Geist, der in ihm wohnt.
Es gibt zahlreiche Sorten, von denen allerdings nicht alle eßbar sind. Die Früchte des roten Holunders mit seinen kaum duftenden Blüten haben einen unangenehmen Geschmack.

SCHWARZER HOLUNDER

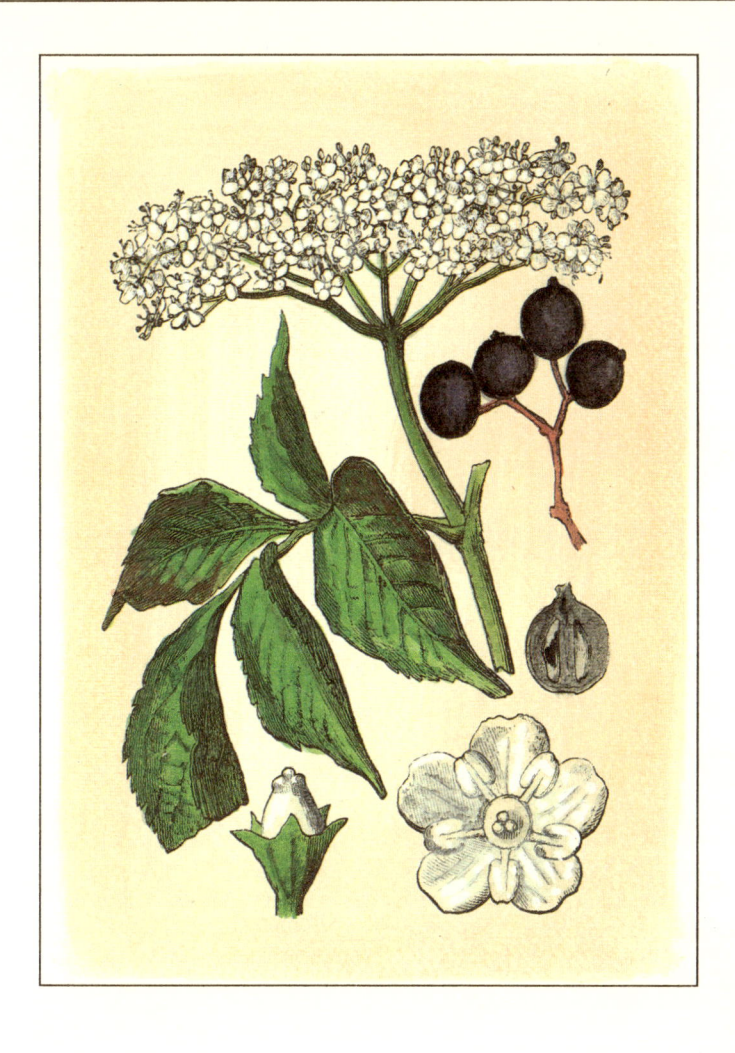

GESUNDHEIT

Der Aufguß aus den Blüten (3 g in 1 dl Wasser) ist wegen seiner schweißtreibenden Eigenschaften nützlich gegen Erkältung und Grippe. Darüber hinaus wirkt er harntreibend (die Rinde) und wohltuend auf die Atemwege bei Husten und Katarrhen.
Die Beeren, wie die Rinde auch, haben abführende Wirkung, vor allem roh verzehrt, während der Saft, mit Honig und Zitrone abgeschmeckt, ein leckeres Getränk ist. Er mildert Husten und Erkältungen, hilft bei Verstopfung und Neuralgien. Dafür 2 kg Beeren mit 200 g Zucker eine Stunde lang kochen.
Der Absud aus frischen Blättern (zwei Handvoll in wenig Wasser, circa 15 Minuten lang kochen und dann filtern) kann für Waschungen und Packungen bei Prellungen, Ekzemen, Furunkeln und Verbrennungen verwendet werden.

KOSMETIK

Müde und gerötete Augen erfrischt eine mit einer Lotion aus vier Teilen Holunderblütenaufguß und einem Teil Hamamelisaufguß getränkte Packung.
Die Lotion aus getrockneten Holunderblüten (100 g in einem Liter Wasser) macht die Haut weich und samtig, aber Vorsicht! Auf keinen Fall frische Blüten benutzen, denn sie reizen unter Umständen die Haut. Wenn man eine noch glättendere und nährendere Wir-

kung erzielen möchte, kann man eine Creme aus 4 EL getrockneten Blüten, 3 dl Mandelöl, 8 EL Lanolin und 2 EL Honig herstellen. Öl und Lanolin erhitzen und anschließend die Blüten hineingeben. Ungefähr eine halbe Stunde lang kochen lassen, filtern und den Honig zufügen. Wenn die Creme abgekühlt ist, in kleine Gläschen umfüllen.

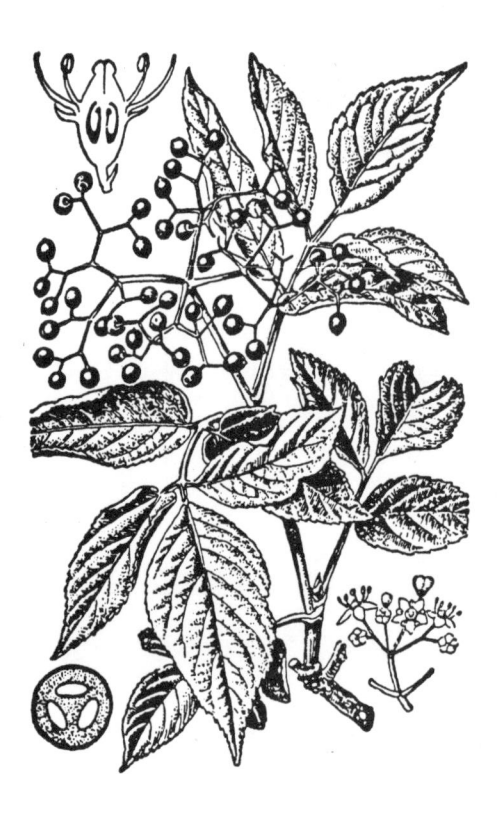

KÜCHE

Die Blüten und Beeren sind für die Herstellung von aromatisierten Weinen, Sirup, Dessert, Marmelade und Saft hervorragend geeignet. Für die Marmelade 1 kg reifer Früchte zu Brei kochen. Filtern, 700 g Zucker hinzufügen und wieder auf den Herd setzen; dann die noch heiße Marmelade in Gläser geben, die man mit einem Tuch bedeckt einige Tage in die Sonne stellt. Schließlich werden sie luftdicht verschlossen.

Mit den Blüten bereitet man ein duftendes, fritiertes Gebäck zu. Ein Eigelb mit einem Eßlöffel Wasser, einem Eßlöffel Öl, einer Prise Salz, der geriebenen Schale einer Zitrone und einer halben Orange vermischen und zu einer glatten Masse verrühren. Während sie anderthalb Stunden lang ruht, das Eiweiß zu Schnee schlagen und unter den Teig heben. Die frischen Blüten von 20 Holunderdolden hineingeben und in kochendem Öl fritieren. Das Gebäck mit Zucker und Zitronensaft servieren.

Auch ein angenehm schmeckender Wein läßt sich mit Holunderbeeren zubereiten. Dafür eine kräftige Handvoll getrockneter Blüten und Salbeiblätter in ein Gazesäckchen geben und in einer Korbflasche mit 50 Litern Weißwein oder Rosé ungefähr anderthalb Monate lang ziehen lassen.

Mit diesem Wein kann man z.B. Porree im Dampfkochtopf zubereiten. Dafür etwas Wein kochen und die in feine Scheiben geschnittenen Porreestangen hineingeben. Das weiche Gemüse nur mit etwas Salz abschmecken, denn allein der Holunder verleiht dem Gericht bereits einen ganz besonderen Geschmack.

RATSCHLÄGE FÜR HAUS UND GARTEN
Aus Holunder gewinnt man zwei natürliche Farbstoffe zum Färben von Geweben. Der Farbstoff aus den Beeren ist purpur bis violett, der aus den Blättern grün.
Die Blüten dagegen werden zur Konservierung von Äpfeln und Birnen verwendet. Das Geheimnis dabei ist, eine Schicht Obst mit einer Schicht Holunderblüten abzuwechseln.
Ein konzentrierter Absud aus Blüten und Blättern zerstört Ameisennester. Er schützt die Pflanzen des Gartens vor Ungeziefer. Auch Fliegen werden von dem intensiven Holunderduft abgestoßen. Um sich dieser lästigen Besucher zu erwehren, Holunderzweige in Fenster- und Türöffnungen hängen.

KLASSISCHE KRÄUTER UND HEILPFLANZEN

BOHNENKRAUT

SATUREJA HORTENSIS

im Volksmund auch: Hühnerfülle, Wurstkraut

BESCHREIBUNG
Pflanze: krautartig, einjährig, wächst bis zu einer Höhe von 20–30 cm; sehr stark duftend.
Stengel: rötlich und verzweigt.
Blatt: klein, lanzettförmig; vor allem an der Blattunterseite behaart, wo sich auch ölhaltige Drüsen befinden.
Blüte: weiß und rosa; aus den Blattachsen wachsend, zu kleinen Gruppen vereint. Blütezeit Juli bis Oktober.
Frucht: vier Samen, von einer braunen Hülle umgeben (Achäne).

VORKOMMEN UND KULTIVIERUNG
Es kommt auch wild wachsend bis zu einer Höhe von 1600 m vor, aber in der Regel wird es gezüchtet. Bohnenkraut bevorzugt trockene, steinige Böden. Im Frühling sät man es in Blumenkästen aus; die jungen Pflanzen werden im Abstand von 20 cm in den feuchten Boden gepflanzt. Die Keimung beansprucht relativ viel Zeit.

VERWENDBARE TEILE
Die Blätter.

SAMMELZEIT
Während der Blüte. Die Zweige wenige Zentimeter über dem Boden abschneiden.

AUFBEWAHRUNG
Die zu Sträußen gebundenen Zweige im Schatten an einem luftigen Ort aufhängen. Nach dem Trocknen in Gläsern aufbewahren.

GESCHICHTE UND LEGENDE
Bohnenkraut ist bereits seit der Antike bekannt. Wegen seiner stimulierenden Eigenschaften hielt man es damals für ein Aphrodisiakum. Davon scheint auch der lateinische Name *satureia* Zeugnis abzulegen, denn man nimmt an, daß dieses Wort sich von „Satyr" herleitet. In der Mythologie repräsentierten die Satyrn – halb Mensch, halb Ziege – die unkontrollierbaren menschlichen Instinkte. Sie nahmen an den orgiastischen Riten des Gottes Bacchus teil, dem größten Genießer im Götterhimmel.

GESUNDHEIT
Mit den bereits erwähnten stimulierenden Eigenschaften verbindet das Bohnenkraut eine verdauungsfördernde, antiseptische und reinigende Wirkung. Zur Erleichterung der Verdauung eine oder zwei Tassen vom Aufguß aus 2 g Blättern und 1 dl Wasser trinken. Der konzentriertere Aufguß aus 4 g Bohnenkraut ist bei Halsschmerzen und kleinen Wunden im Mund gut zum Gurgeln. Ein Fußbad mit einer Handvoll Blätter reinigt, desodoriert und vertreibt die Müdigkeit.

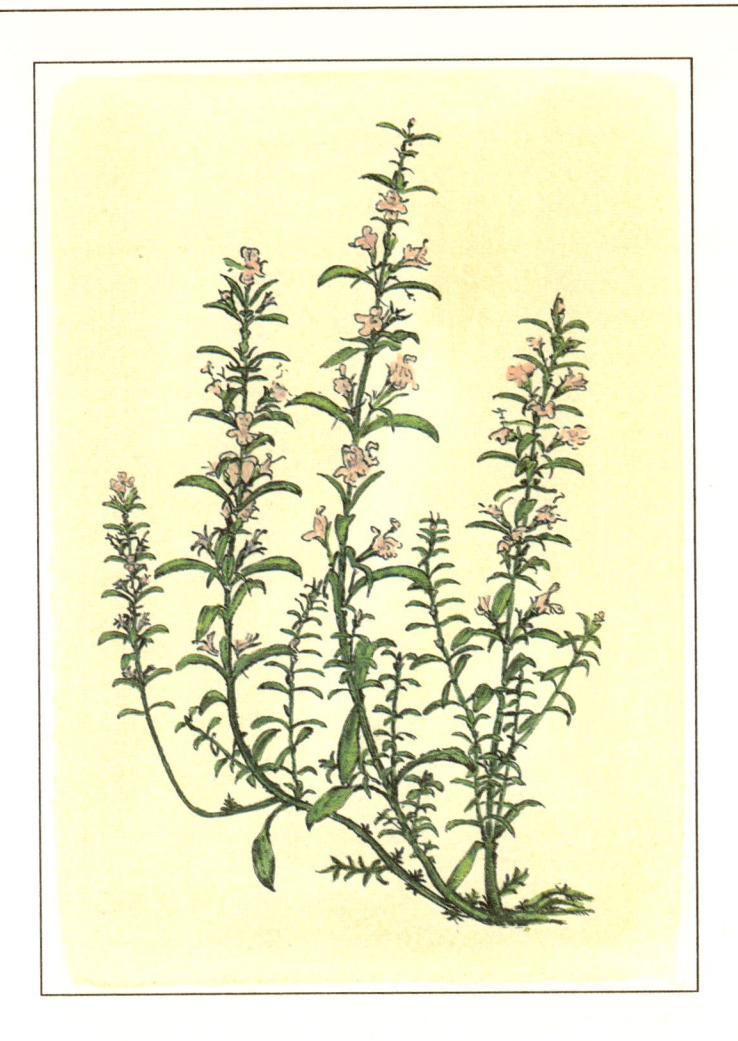

KOSMETIK
Der Aufguß, regelmäßig in die Kopfhaut einmassiert, wirkt wohltuend auf die Haare.

KÜCHE
Wegen seines außergewöhnlichen Aromas, das an das von Thymian und Majoran erinnert, wurde das Bohnenkraut immer schon gerne in der Küche verwendet. Besonders gut paßt es zu gekochten weißen Bohnen, Kichererbsen, Linsen, doch auch in Salaten, Suppen, Fleischaufläufen und Marinaden schmeckt es frisch gehackt köstlich. In der Provence bestreut man Frischkäse mit ihm.

RATSCHLÄGE FÜR HAUS UND GARTEN
Gegen Motten kleine Säckchen mit getrockneten Bohnenkrautblättern in den Kleiderschrank legen.

KLASSISCHE KRÄUTER UND HEILPFLANZEN

SEIFENKRAUT
SAPONARIA OFFICINALIS

BESCHREIBUNG
Pflanze: krautartig, erreicht eine Höhe von 30–60 cm.
Stengel: zum Teil unterirdischer Wurzelstamm, dann aufrecht, in Abschnitte gegliedert und oben verzweigt.
Blatt: groß, schmall-elliptisch, zugespitzt, geädert; die Blätter wachsen kreuzweise einander gegenüber.
Blüte: die Form gleicht der kleiner Nelken, sie besitzt fünf rosafarbene Blütenblätter; blüht in Büscheln von Juni bis September.
Frucht: Kapseln mit zahlreichen braunen Samen.

VORKOMMEN UND KULTIVIERUNG
Es wächst in ganz Europa wild bis zu einer Höhe von 1600 m. Es bevorzugt feuchte, sonnige Standorte an Gräben, Wasserläufen und Wegen. Man kann es auch im Garten aussäen.

VERWENDBARE TEILE
Der Stengel, die Blätter, der Wurzelstamm und die Wurzel.

SAMMELZEIT
Den Stengel und die Blätter vor der Blüte, die Wurzel im Herbst.

AUFBEWAHRUNG
Die Blätter im Schatten trocknen, die Wurzel muß aufgeschnitten und der Sonne ausgesetzt oder im Ofen bei 30°C getrocknet werden.

GESCHICHTE UND LEGENDE
Die Waschmittel der modernen Chemie waschen „so weiß, weißer geht's nicht". Diese Sauberkeit bezahlen wir mit dem hohen Preis einer sich immer weiter ausdehnenden Umweltverschmutzung. Die Natur hat uns dagegen mit vielleicht weniger wirksamen, dafür aber unschädlichen Substanzen versorgt, die wir problemlos aus Pflanzen gewinnen könnten. Die alten Griechen und Römer bauten Seifenkraut eigens als Waschmittel an, ehe die Römer in Germanien Bekanntschaft mit der Seife machten. Das Seifenkraut, das – welch ein Zufall – auch noch in der Nähe der Flüsse wächst, ist unter mehreren Pflanzen, die Reinigungsmittel sind, eines der wirksamsten. Früher wurden Schafe vor der Schur mit einer Mischung aus den Blättern, Wurzeln und Wasser gewaschen. Heute bietet sich das Seifenkraut vor allem zur Pflege empfindlicher Fasern an.

GESUNDHEIT
Wegen der seifigen Substanzen, die es enthält, kann das Kraut die Atemwege und Verdauungsorgane reizen. In großen Mengen verwendet, wirkt es leicht giftig. Auf korrekte Weise angewandt, ist es gegen viele Hautkrankheiten (Schuppenflechte, Ekzeme, Akne), Gicht und Rheuma wirksam. Gegen Akne wird geraten, das Gesicht mit dem Absud (100 g getrocknete Wurzeln, die 10 Minuten in 10 dl Wasser gekocht haben) zweimal am Tag zu waschen.

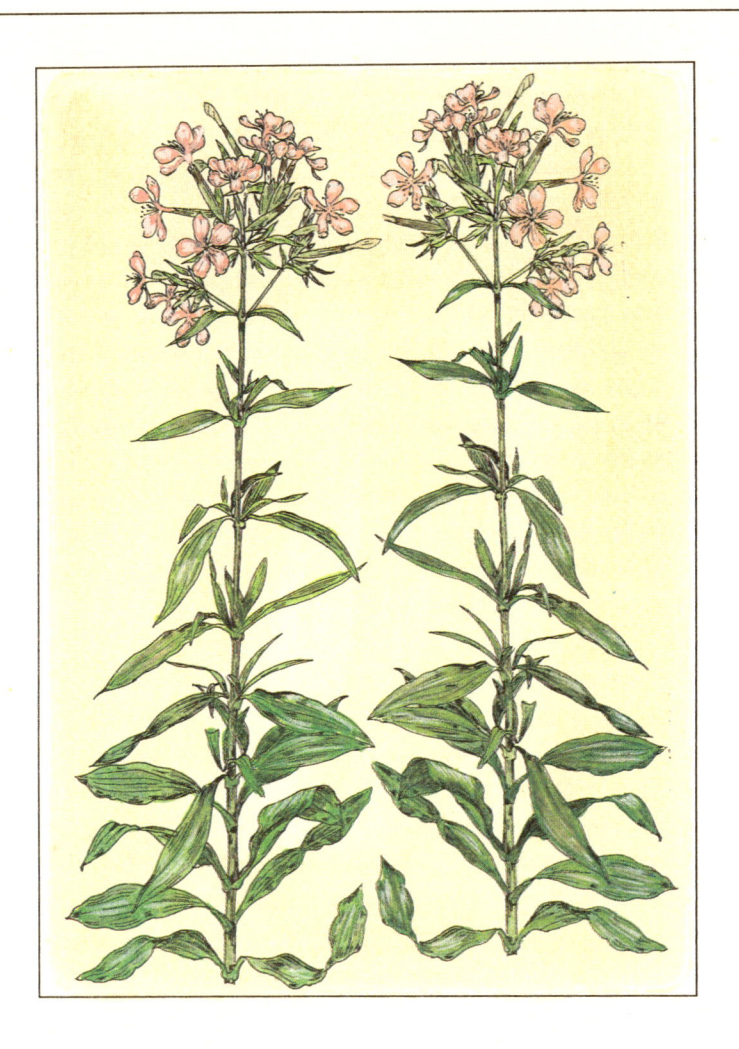

KOSMETIK
Aus dem Aufguß von 1 EL zu Pulver verarbeitetem Seifenkraut, einer Handvoll Kamillenblüten (oder andere, für die Haare geeignete Kräuter) und 3 dl kochendem Wasser macht man ein Shampoo, das zwar wenig schäumt, aber sehr gut für trockenes, sprödes Haar ist.

RATSCHLÄGE FÜR HAUS UND GARTEN
Zum Waschen empfindlicher Wäschestücke: Getrocknete Wurzelstückchen oder Blätter vom Seifenkraut in einem Mörser zerkleinern und in einen Topf geben; mit Wasser bedecken. Eine halbe Stunde kochen und danach filtern. So erhält man eine schaumige Flüssigkeit, in der die Wäsche eingeweicht werden kann.

KLASSISCHE KRÄUTER UND HEILPFLANZEN

LÖWENZAHN

TARAXACUM OFFICINALE

im Volksmund auch: Pusteblume, Hundeblume

BESCHREIBUNG

Pflanze: krautartig, wächst bis zu einer Höhe von 40 cm.
Stengel: aus einer geraden Wurzel (Pfahlwurzel) entwickelt sich der unterirdische, zylindrische Wurzelstamm.
Blatt: lang, lanzettförmig und tief gesägt, wächst mit den Blütenstengeln zahlreich aus einer Basalrosette heraus.
Blüte: was wie ein einzelner, intensiv gelber Blütenstand erscheint, sind in Wirklichkeit fast 200 Blüten. Sie öffnen sich bei Sonnenschein und schließen sich im Dunkeln oder bei Regen.
Frucht: besitzt einen langen Staubfaden, der in einem Büschel aus verzweigten Borsten besteht, das einem Schirm gleicht. Zusammen bilden die Samen die charakteristischen flaumigen Kugeln des Löwenzahns. Der Wind verteilt die zahlreichen Samen überall.

VORKOMMEN UND KULTIVIERUNG

Wegen seiner hohen Reproduktions- und extremen Anpassungsfähigkeit findet man den Löwenzahn überall auf Wiesen, in Gärten und Wäldern, von der Ebene bis zu einer Höhe von 3000 m.
Da er so weit verbreitet ist, ist es überflüssig, ihn im Garten anzupflanzen. Er kann allerdings auch kultiviert werden, doch diese Art ist weniger bitter und ihre Blätter sind breiter.

VERWENDBARE TEILE

Die Wurzel, Blüten und Blätter.

SAMMELZEIT

Die Wurzel im Februar (vor der Blüte) oder im September bis Oktober; Blätter zwischen März und April; Blüten im April bis Mai.

AUFBEWAHRUNG

Die von der Erde und den seitlichen Würzelchen befreiten Wurzeln müssen schnell getrocknet werden: Der Länge nach in Stücke schneiden und in die Sonne, oder bei niedriger Temperatur in den Ofen legen. In Gläsern aufbewahren.

GESCHICHTE UND LEGENDE

Der Löwenzahn, beziehungsweise die Pusteblume, ist eigentlich jedermann ein Begriff. Auch wenn man kein Pflanzenexperte ist, hat man doch eine Vorstellung von dieser gelben Blume mit ihren so charakteristisch gesägten Blättern. Und wer hat sich als Kind nicht den Spaß gemacht, die haarigen, weißlichen Kugeln wegzupusten, in die sich die Blüten im späten Frühling verwandeln?
Wenig bekannt ist vermutlich dennoch, daß diese gewöhnliche Pflanze, die viele Gärtner wegen ihrer Verbreitung als Unkraut verachten, für die Pflanzenheilkunde ein wertvolles Geschenk der Natur ist. Ihre therapeutischen Anwendungsgebiete sind zahlreich. In die-

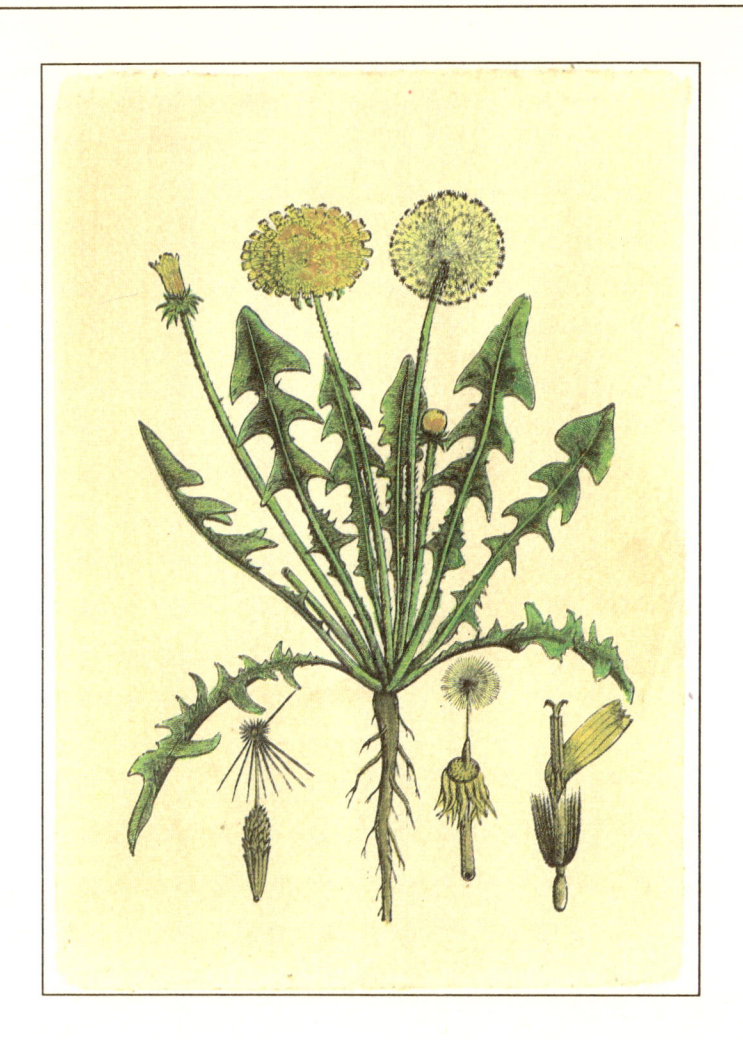

sem Zusammenhang ist auch der lateinische Name des Löwenzahn bedeutsam: Er stammt von den griechischen Worten *tarakè*, „Verwirrung" und *ákos*, „Heilmittel". Der Löwenzahn ist also eine Pflanze, die Ordnung in den Organismus bringt, indem sie viele gesundheitliche Probleme löst. Harntreibend zu sein, ist eine seiner wichtigsten therapeutischen Eigenschaften; vielleicht wird der Löwenzahn in Italien aus diesem Grund auch „Bettpinkler" genannt. Die Araber propagierten den Einsatz des Löwenzahn als Heilmittel im 11. Jh., im 16. Jh. war er als offizinelle Droge fest etabliert.

Der Name „Löwenzahn" bezieht sich auf die Form seiner Blätter, während der im Volksmund verbreitete Name „Pusteblume" mit den bereits erwähnten haarigen Kugeln in Zusammenhang steht, bei deren Wegpusten man sich etwas wünscht und hofft, daß es sich erfüllt. Mit diesem Spiel trägt man wie der Wind dazu bei, daß die Samen verteilt werden und sich die Pflanze, die der Mensch in allen Teilen verwenden kann, reproduziert.

Beim Pflücken tritt eine weiße Flüssigkeit aus, die auf der Haut braune Flecken hervorruft. Man sollte sie nicht mit dem Mund in Berührung bringen, da sie giftig ist und vor allem bei Kindern zu Übelkeit, Erbrechen, Durchfall und Herzrhtyhmusstörungen führen kann.

GESUNDHEIT

Eine alte Bauernweisheit rät dazu, den Organismus zu Beginn des Frühlings mit einem Absud aus der Löwenzahnwurzel (3 g in 1 dl Wasser, bis zu drei Tassen am Tag, vier bis sechs Wochen lang, zwischen den Mahlzeiten trinken) zu entgiften. Die Pflanze besitzt in der Tat ausgezeichnete reinigende und erfrischende Eigenschaften und regt nicht nur die Funktionen der Leber und Gallenblase an, sondern auch die Gallensekretion und die Verdauungsfunktion. Darüber hinaus ist die Wurzel ein leichtes Abführmittel, das sich bei Verstopfung als sehr wirksam erwiesen hat. Auch bei Hämorrhoiden ist sie hilfreich. Ein Aufguß aus Löwenzahn (10 g Blätter und Wurzeln in 10 dl Wasser) ist ein ausgezeichnetes harntreibendes Mittel, denn im Unterschied zu anderen Abführmitteln ruft es

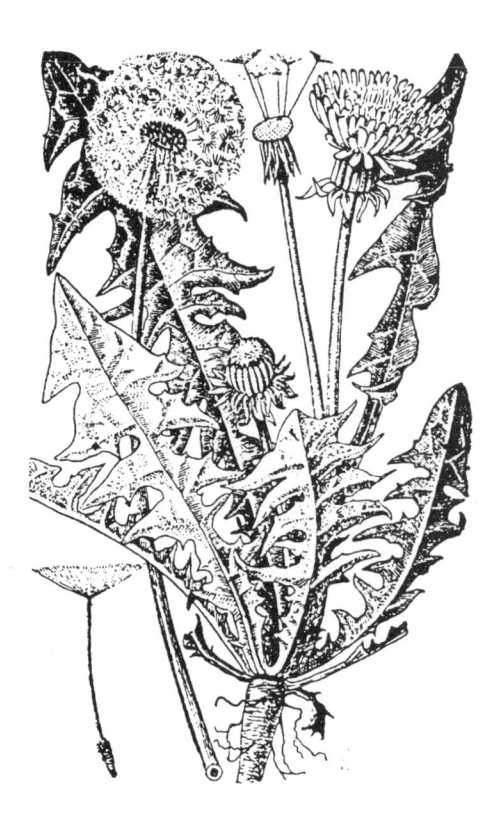

keinen Verlust von Kalium im Organismus hervor. Die große Menge Kalium, die der Organismus verliert, wird nämlich durch die Menge des Stoffes ausgeglichen, die ihm durch den Löwenzahn wieder zugeführt wird.

KOSMETIK

Die reinigenden Eigenschaften des Löwenzahn wirken wohltuend auf den gesamten Organismus und besonders auf unreine Haut. Sie wird wieder frisch und strahlend.
Auch gegen Sommersprossen und Hautflecken ist diese Pflanze wirksam. In solchen Fällen sollte man sich zweimal täglich mit dem Absud aus 25 g in 50 dl Wasser gekochten Blättern waschen.

KÜCHE

Wer sich gesundessen möchte, dem bietet der Löwenzahn eine Menge Möglichkeiten. Dieser Hinweis gilt übrigens für alle medizinischen Anwendungen der Pflanze, denn statt bitterer Aufgüsse kann man sie auch in appetitlichen Gerichten genießen. Löwenzahnblätter sollte man so häufig wie möglich in Frühlingssalaten oder Suppen verwenden. Außerdem sind die folgenden Rezepte schmackhaft und gesund: Für einen Löwenzahn-Speck-Salat 125 g zarte Blätter kurz in kochendem Wasser blanchieren und dann auf eine Platte geben. Man würzt sie mit Salz, Pfeffer und Essig. Dann 100 g Speck ausbraten und noch heiß über die Löwenzahnblätter geben. Mit etwas gehackter Petersilie bestreut servieren.

Als Vorspeise oder zur Verfeinerung von Pizzen, Brötchen und Salaten schmecken „Tarasacini sott'olio" ausgezeichnet. Dabei handelt es sich um die zarten Knospen, die man pflückt, wenn der Stengel noch sehr kurz ist. Man entfernt die kleinen, nach unten gebogenen Blättchen, wäscht die Knospen und läßt sie fünf Minuten in Essig und Salz kochen (eine kleine Handvoll auf zwei Gläser Essig). Die Knospen abgießen, abtrocknen und in ein Glas füllen. Mit Öl bedecken.

Aus den gerade aufgeblühten Blüten bereitet man einen köstlichen süßen Brotaufstrich zu. Dafür 100 g Blüten sammeln, die äußeren Blätter entfernen und die Blüten sechs Minuten lang in Wasser kochen. Dann läßt man sie abtropfen und drückt sie aus. Die so entstandene Flüssigkeit mit 500 g feinem Zucker so lange kochen, bis die Masse streichfähig geworden ist. Man füllt sie noch heiß in Gläser.

Aus der gerösteten Löwenzahnwurzel wird ein guter Kaffeersatz hergestellt, den man in Heilpflanzenläden und bei Makrobiotikern findet.

RATSCHLÄGE FÜR HAUS UND GARTEN

Aus der Wurzel des Löwenzahn lassen sich Naturfarben herstellen, mit Alaun versetzt erhält man Magenta (rosa), mit Eisen ein warmes Gelbbraun (Anleitung s. Gemeiner Ackermennig oder Calendula). Frische Löwenzahnblätter sind außerdem ein gutes Hasenfutter.

KLASSISCHE KRÄUTER UND HEILPFLANZEN

LINDE

TILIA PLATYPHYLLOS

BESCHREIBUNG
Pflanze: Baum, der seine Blätter im Herbst verliert, wächst bis zu einer Höhe von 30 m.
Stamm: aufrecht und stark belaubt.
Blatt: herzförmig mit leicht gesägtem Rand, dunkelgrün; Oberfläche unregelmäßig behaart.
Blüte: sehr stark duftend, gelblich, mit zahlreichen, in einem Blütenstand vereinten Staubblättern. Der Blütenstand wird von einem Stiel gehalten, der im unteren Teil mit einem ovalen, seidigen und gelblichen Blatt (Flugblatt) verbunden ist.
Frucht: eiförmig; reift im Herbst.

VORKOMMEN UND KULTIVIERUNG
Sie wächst wild von der Ebene bis ins Gebirge, man findet sie aber auch in Parks und Alleen. In der Regel pflanzt man sie im Alter von 8–10 Jahren in gut dränierte Böden, in sonniger oder halbschattiger Lage. Aus den unteren Zweigen einer ausgewachsenen Linde, die man in einen Topf pflanzt, kann man Linden auch züchten. Die Zweige werden eingetopft, sobald sie gewurzelt haben.

VERWENDBARE TEILE
Die Blüten.

SAMMELZEIT
Zu Beginn der Blütezeit zwischen Juni und Juli.

AUFBEWAHRUNG
Die Blüten an einem schattigen, luftigen Ort trocknen und vor Licht geschützt in Gläsern aufbewaren.

GESCHICHTE UND LEGENDE
Die botanische Bezeichnung der Linde stammt von dem kleinen Flugblatt am Stiel des Blütenstandes. Im Griechischen bedeutet *ptilon* „leichte Feder" oder auch „Flügel". Wie der Holunder gilt die Linde als Sitz eines den Menschen wohlgesonnenen Geistes.

GESUNDHEIT
Lindenblüten wirken vor allem beruhigend und schweißtreibend. Sie sind daher bei Schlaflosigkeit, Grippe, Erkältung und durch Husten gereiztem Hals zu empfehlen: Täglich zwei oder drei Tassen Aufguß (2 g getrocknete Blüten je dl Wasser) trinken.
Auf der Haut wirkt die Linde glättend, abschwellend und erfrischend, wobei sie besondere Wirkung auf die Schleimhäute des Mundes und Halses, auf Verbrennungen und Sonnenekzem zeigt. Gegen diese Probleme helfen Waschungen, Packungen oder Mundspülungen mit dem Aufguß aus 5 g getrockneten Blüten und 1 dl Wasser.

KOSMETIK
Ein entspannendes Bad, das die Haut glättet und abschwellen läßt, ist leicht zubereitet

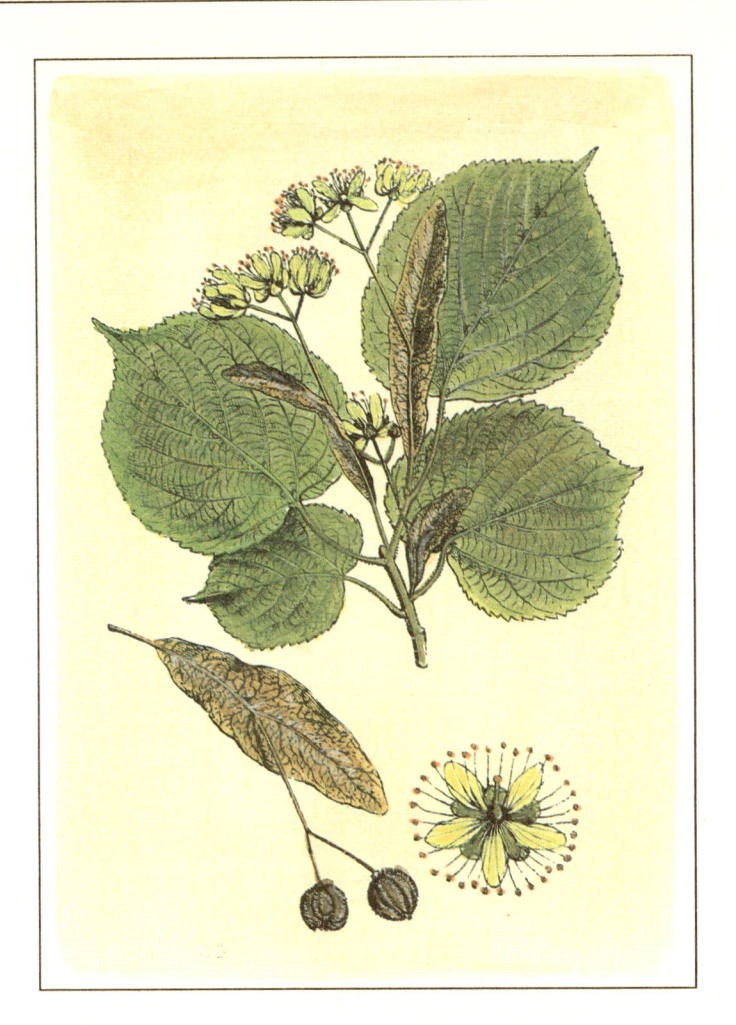

Getrocknete Lindenblüten in ein Leinensäckchen geben und einige Minuten im Badewasser ziehen lassen.

KÜCHE
Der intensive Duft der Linden zieht die Bienen an, und seit jeher ist Lindenblütenhonig ein Genuß. Die getrockneten Blüten können auch zu Pulver verarbeitet und mit Kuchenteig oder Sirup vermischt werden.

RATSCHLÄGE FÜR HAUS UND GARTEN
Falls es im Keller Mäuse gibt, Lindenblüten an den meist frequentierten Stellen ausstreuen (häufig erneuern): Der starke Duft wird die ungeliebten Gäste vertreiben.

KLASSISCHE KRÄUTER UND HEILPFLANZEN

THYMIAN

THYMUS VULGARIS

BESCHREIBUNG
Pflanze: Zwergstrauch, erreicht eine Höhe von 30–40 cm.
Stengel: sehr verzweigt und im unteren Teil holzig.
Blatt: klein, mit nach unten eingerollten Rändern; an der Unterseite behaart; in einander gegenüberliegenden Paaren wachsend.
Blüte: von rötlicher Farbe, zu einer Art Ähre am Ende der Zweige vereint; die größeren mit den Staubblättern sind männliche, die kleineren weibliche Blüten.
Frucht: vier von einer braunen Hülle bedeckte Samen (Achänen) im Kelch.

VORKOMMEN UND KULTIVIERUNG
Im nordwestlichen Mittelmeergebiet auf trockenen, sonnenbeschienenen und steinigen Böden wildwachsend. Man sät ihn zwischen März und April in Blumenkästen aus und bedeckt die Samen mit einer dünnen Schicht Erde. Nach ungefähr zwei Wochen kann man die ersten Keime sehen. Im Mai müssen die Pflänzchen an einen sonnigen Ort ausgesetzt werden. Thymian wird auch mit Stecklingen oder durch Teilung vermehrt.

VERWENDBARE TEILE
Die Blätter und die blühenden Spitzen.

SAMMELZEIT
Zwischen Mai und Juli, zur Zeit der Blüte. Die Zweige werden 5 cm über der Erde abgeschnitten, wobei man die holzigen Teile vermeidet.

AUFBEWAHRUNG
Die abgeschnittenen Zweige hängend an einem warmen, luftigen Ort trocknen. Nach kurzer Zeit lassen sich Blüten und Blätter lösen. Sie werden in fest verschlossenen Gläsern aufbewahrt.

GESCHICHTE UND LEGENDE
Wenn er nicht einen so starken Duft verströmte, würde man diesen niedrigen Strauch mit seinen unscheinbaren Blüten sicher nicht einmal wahrnehmen. Der bescheidene Thymian ist jedoch für den Menschen überaus nützlich und wurde schon in der Antike geschätzt. Ein starkes Kraut, das die Herausforderung zu lieben scheint, denn sein Bestes gibt es in vollsonniger Lage auf steinigen Böden.
Obwohl Thymian in ganz Europa recht verbreitet ist, ist das Aroma des im Mittelmeerraum wachsenden intensiver als das desjenigen, der im feuchten Klima Nordeuropas gedeiht. Um ihren Duft überhaupt wahrmehmen zu können, muß man die Pflanze aus dem Norden energisch zwischen den Fingern reiben. Sonne begünstigt die Freisetzung der stark aromatischen Öle der Thymianblätter, die durch die Hitze klein und spitz werden und sich silbrig färben.
Auch der Name des Krauts hängt wohl mit seinem Duft zusammen. Die Griechen nannten es *thymos*. Das Wort stammt vermutlich von dem Verb *thyo*, „Opfer bringen". Die Alten wollten mit ihren Brandopfern den Göttern angenehme Düfte senden, körperlose

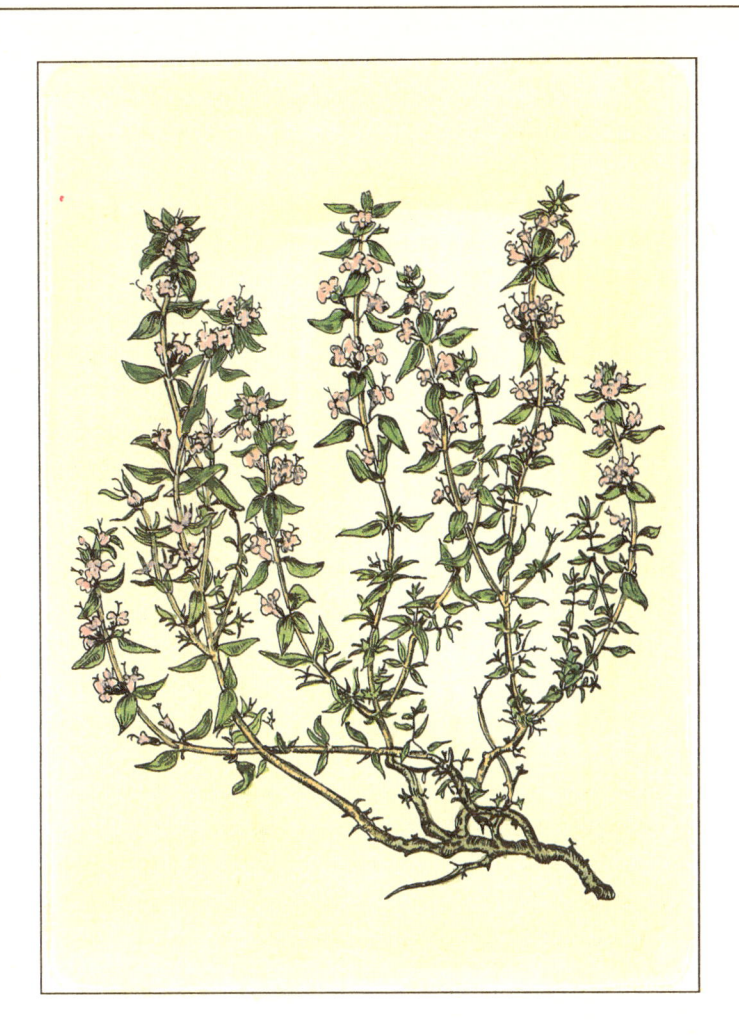

Gaben für körperlose Wesen. Die Griechen benutzten den Thymian nicht nur als Opfergabe und zur Zubereitung aromatischer Weine; er galt ihnen auch als ein Symbol für Mut. Man glaubte, er wirke durch seinen Duft als Badezusatz kräftigend, und man rieb sich den Körper mit stärkenden Thymianölen ein.
Die Menschen des Altertums hatten seine antiseptischen und entwurmenden Eigenschaften bereits entdeckt. Aus diesem Grund benutzten sie ihn zur Konservierung von Speisen und zur Verzögerung des Verwesungsprozesses beim Fleisch. Darüber hinaus hielt man ihn für ein wirksames Mittel gegen Pest- und Lepraepidemien. Und schon die alten Ägypter benutzten Thymianöl zum Einbalsamieren. Mit der römischen Expansion verbreitete sich das Kraut über ganz Europa bis nach Britannien. Im Mittelalter war sein Genuß Teil eines Rituals, das befähigen sollte, Feen zu sehen.
Es gibt viele Thymianarten: Die bekannteste ist der Sandthymian, ein kriechender Strauch mit rosa- bis lilafarbenen Blüten.

GESUNDHEIT
Thymian hat vor allem antiseptische Eigenschaften, doch wirkt er auch verdauungsfördernd, schleimlösend, hustenstillend und reinigend auf den Organismus. Es handelt sich um ein stärkendes Mittel, das besonders gut für Genesende geeignet ist, aber auch bei

Anämie, Appetitlosigkeit, krampfhaften Hustenanfällen (Keuchhusten und Asthma), bei Verdauungsstörungen und Erkältungskrankheiten wie Grippe und Bronchitis hilfreich wirkt.

Zur Beruhigung des Hustens, zur Lösung von Katarrhen, aber auch bei Magen- und Darmproblemen, zwei- oder dreimal täglich den Aufguß von 1,5 g blühenden Spitzen und 1 dl Wasser trinken. Dieser Aufguß sollte gegen Husten mit Honig gesüßt werden; zur Heilung des Magens muß er allerdings bitter getrunken werden.

KOSMETIK

Um die Gesichtshaut von Pickeln und Mitessern zu reinigen, in einer Schüssel ein Dampfbad mit dem Aufguß von 10 dl Wasser und 100 g getrockneten Blättern zubereiten. Den Kopf mit einem Handtuch bedecken und das Gesicht ungefähr fünf Minuten lang mit geschlossenen Augen über den Dampf halten. Man kann auch eine einfache Gesichtsmaske selbst herstellen, die die Haut gründlich reinigt, mit Feuchtigkeit versorgt und wieder strahlend und samtig macht. Dafür 2 EL Quark und 2 TL zu Pulver zerstoßene Thymianblätter gut miteinander verrühren und auf Gesicht und Hals auftragen. Nach ungefähr 15 Minuten mit warmem Wasser abspülen.

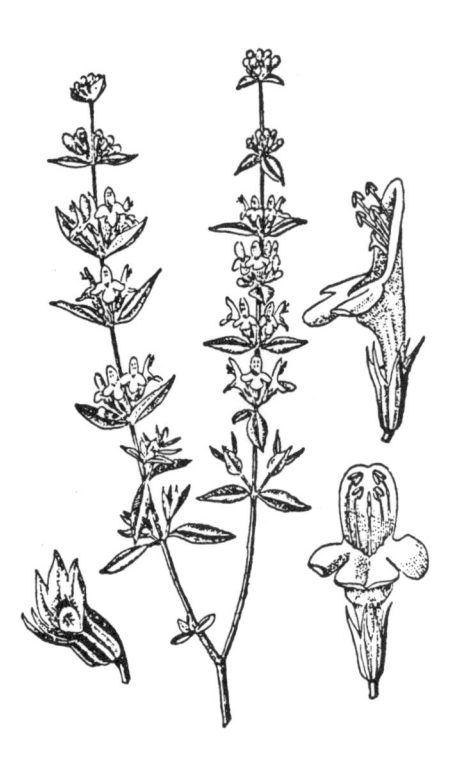

Gegen Hautunreinheiten hier ein Vorschlag für ein Tonikum, das am Abend zur Gesichtsreinigung verwendet wird: 8 g gehackten Thymian, 4 g Kamillenblüten, 6 g Rosmarinblätter, 4 dl destilliertes Wasser und 100 ml 96prozentigen Weinspiritus in ein Glas geben. Fest verschlossen zwei Wochen lang ruhen lassen und dann filtern, wobei man die Blätter gut ausdrückt.

KÜCHE

In der Mittelmeerküche gehört der Thymian zu den am häufigsten verwendeten aromatischen Kräutern, denn er ist ein ausgezeichneter Begleiter der typischen Zutaten dieser Küche (Knoblauch, Oliven, Tomaten). Sein Geschmack widersteht auch den höchsten Temperaturen und langen Kochzeiten. Man verwendet ihn daher gerne in Suppen und zu Schmorbraten, für Füllungen und Wildgerichte. Seine konservierenden Eigenschaften sind bei Fleisch, Käse und Marinaden von Nutzen.

Freunde des Thymians sollten einmal Thymianessig und -öl ausprobieren. Dafür werden einige frische, besonders aromatische Zweige in eine Flasche gegeben. Die Flasche in die Sonne stellen und zwei bis drei Wochen warten. Sowohl das Öl als auch der Essig eignen sich vorzüglich zum Marinieren von Fisch und Fleisch.

Zum Marinieren von Ziegenkäse werden eine Knoblauchzehe, eine Chilipfefferschote, eine Handvoll Thymianblätter und -blüten, Öl und schließlich der Käse in ein Glas gegeben. Darauf achten, daß alle Zutaten vom Öl bedeckt sind. Nach zwei Tagen ist der Käse servierfertig. Das Öl sollte man nicht weggießen: Es kann weiterhin zum Einlegen von Käse benutzt werden.

Zum Schluß noch ein Rat: Wegen seines durchdringenden Geschmacks sollte Thymian maßvoll verwendet werden.

RATSCHLÄGE FÜR HAUS UND GARTEN

Thymianzweige kann man zur Parfümierung und Reinigung der Luft verbrennen. Er eignet sich als Zutat für Duftkerzen, Schnupftabak und Duftsäckchen in Wäscheschränken.

STIEFMÜTTERCHEN

VIOLA TRICOLOR

im Volksmund auch: Ackerveilchen, Freisam- oder Dreifaltigkeitskraut

BESCHREIBUNG

Pflanze: krautartig, wächst bis zu einer Höhe von 25 cm.
Stengel: der untere Teil kriechend, dann aufrecht und verzweigt.
Blatt: klein und länglich, oval mit gesägtem Rand.
Blüte: auf einem langen Stiel, aus fünf Blütenblättern, deren Farbe von blau über violett bis gelb variiert; die oberen vier Blütenblätter stehen aufrecht, das untere ist breit und hinten zu einem mit Nektar gefüllten Sporn verlängert.
Frucht: auf dem Boden des Kelches, eiförmig; wenn sie reif ist, öffnen sich drei Klappen, die zahlreiche braune Samen enthalten.

VORKOMMEN UND KULTIVIERUNG

Es wächst wild auf Bergwiesen, Sand und häufig auf Feldern (vor allem in Weizenfeldern) von der Ebene bis zu einer Höhe über 2000 m. Auf nicht allzu feuchten, halbschattigen Böden kann es auch angepflanzt werden. Die Aussaat ist jederzeit möglich, doch in kühleren Regionen ist der Spätsommer empfehlenswert, in wärmeren dagegen von September bis Oktober. Um eine üppige Blüte zu erzielen, sollte man die Pflanzen im Mai durch Teilung oder Stecklinge vermehren.

VERWENDBARE TEILE

Blüten und Blätter.

SAMMELZEIT

Während der Blüte zwischen April und August, am besten am frühen Morgen, nachdem der Tau getrocknet ist. Es sollte unter Vermeidung der trockenen Blätter wenige Zentimeter über der Erde abgeschnitten werden.

AUFBEWAHRUNG

Die Pflanze möglichst schnell trocknen, um den durch Feuchtigkeit leicht entstehenden Schimmel zu vermeiden. Dafür die Pflanzen in den Schatten legen. Anschließend in Papiertüten oder Leinensäckchen an einem lichtgeschützten Ort aufbewahren, damit die Farben der Blüten lange Zeit erhalten bleiben.

GESCHICHTE UND LEGENDE

Im Herzen eines jeden hat das Stiefmütterchen seinen ganz besonderen Platz: Es ist mit Kindheitserinnerungen verbunden. Die Benennung „Stiefmütterchen" stammt erst aus dem 18. Jahrhundert und wird volkstümlich folgendermaßen gedeutet: Die beiden oberen Blütenblätter sind zwei Stühle, die die Stiefmutter beansprucht. Auf den beiden seitlichen sitzen ihre eigenen Töchter, auf dem unteren haben die Stieftöchter ihren beengten Platz. Im Italienischen ist die Pflanze auch als „Herzenstrost" bekannt. Andere Namen, die sich auf die unterschiedlichen Farben der Blütenblätter beziehen, sind „Schwiegermutter und Schwiegertochter", „Bruder und Schwester" oder „Dreifaltigkeitsblümchen".

STIEFMÜTTERCHEN

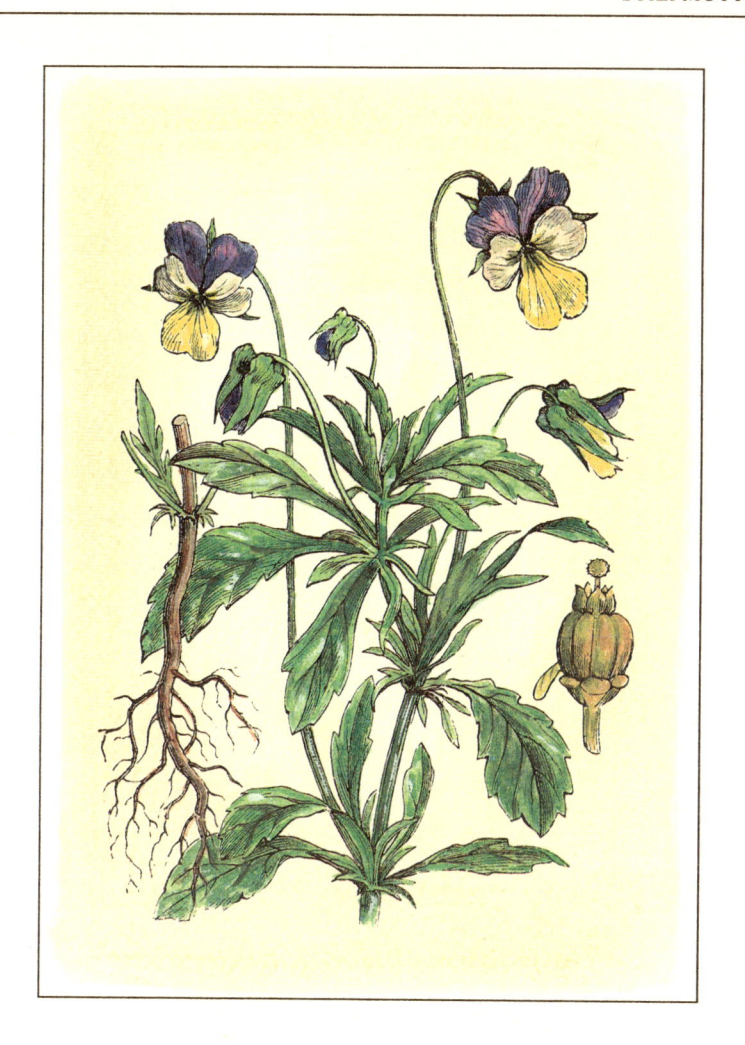

Die außerordentliche Tatsache, daß in einer einzelnen Blüte so unterschiedliche Farben vereint sind, hat der Pflanze im Italienischen auch den Namen „Gedankenveilchen" eingebracht, in Anspielung auf die größte Fähigkeit des Menschen, das Denken, das oft ebenfalls höchst unterschiedliche Dinge miteinander verbindet. Es vermittelt zwischen widersprüchlichen Gefühlen und vermag oft wieder ein Gleichgewicht herzustellen. Die Bezeichnung „Freisamkraut" weist auf eine alte Verwendung der Pflanze hin, die Bekämpfung sogenannter „Fraisen", krampfartiger Anfälle, bei kleinen Kindern.
Es gibt sehr viele Arten von Stiefmütterchen, mit großem Erfolg sind immer wieder neue, außergewöhnliche Kreuzungen geschaffen worden. Am spektakulärsten ist der sogenannte „Schweizer Riese" mit seinen enormen, bis zu 8 cm im Durchmesser großen Blüten in den verschiedensten Farben (weiß, gelb, violett, rot, rosa, weiß mit purpurroten Flecken).

GESUNDHEIT

Neben seiner außergewöhnlichen Schönheit zeichnet sich das Stiefmütterchen auch durch zahlreiche heilende Eigenschaften aus. Es wirkt vor allem bei Hautkrankheiten (Schuppenflechte, Akne, Ekzeme). Die besten Ergebnisse werden erzielt, wenn die Behandlung gleichzeitig innerlich und äußerlich vorgenommen wird, also eine Verbin-

dung von Aufgüssen und Waschungen. Zu Beginn der Behandlung kann unter Umständen eine Verschlechterung des Zustands eintreten, der dann aber schnell ins Gegenteil umschlägt.
Der Aufguß, der jeden Morgen auf nüchternen Magen getrunken werden muß, wird aus 4 g Blüten pro dl Wasser zubereitet. Für Waschungen oder Packungen kann der Absud aus 6 g Blüten pro dl Wasser verwendet werden. Diese Behandlung, ungefähr 20 Tage lang gewissenhaft durchgeführt, verschafft besonders bei der Akne Jugendlicher Erleichterung. Auch gegen den Milchschorf von Säuglingen ist das Stiefmütterchen von großem Nutzen. Man sollte den Kindern morgens nüchtern einen Aufguß zu trinken geben (8 g Blüten auf einen viertel Liter warmes Wasser). Das Präparat muß eine Nacht lang ruhen. Am Morgen einige Minuten lang kochen lassen, dann 250 ml Milch und Zucker hinzufügen. Das Stiefmütterchen enthält die gleichen therapeutischen Eigenschaften wie das Märzveilchen, jedoch in etwas geringeren Mengen, abgesehen von einer Substanz, die außerordentlich wirksam zur Heilung von Arthritis ist.
Wie das Märzveilchen wird auch das Stiefmütterchen als Beruhigungsmittel bei Problemen mit den Atemwegen verwendet (Bronchitis, Katarrh, Keuchhusten, Grippe).
Es wird geraten, keine gezüchteten Pflanzen zu verwenden.

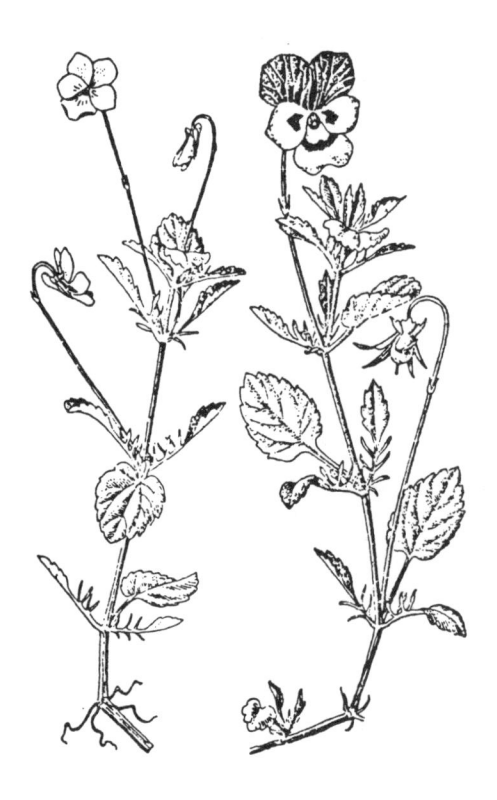

KOSMETIK

Seit der Antike wird das Stiefmütterchen in der Kosmetik verwendet. Das folgende Tonikum wirkt glättend auf die Haut von Gesicht und Händen: Auf eine zu drei Vierteln mit Blüten gefüllte Tasse gießt man so viel kochende Milch, daß die Blüten vollständig bedeckt sind. Während des Abkühlens hin und wieder schütteln und dann filtern.

KÜCHE

Die Blüten des Stiefmütterchens lassen sich für Salate oder zur Dekoration von Süßspeisen verwenden.

RATSCHLÄGE FÜR HAUS UND GARTEN

Zur Herstellung von Briefpapier, Einladungs- oder Tischkarten und besonders hübscher Lesezeichen sollte man sich schönes, möglichst handgeschöpftes oder antik wirkendes Papier und getrocknete Stiefmütterchen beschaffen. Es ist ganz einfach, Stiefmütterchen oder andere Blumen zu trocknen. Dafür werden die schönsten Exemplare ausgewählt und zwischen je ein Blatt Papier und ein Blatt Löschpapier gelegt. Das Ganze mit einem Gewicht beschweren und hin und wieder das obere Blatt auswechseln. Wenn die Stiefmütterchen völlig trocken sind, klebt man sie auf das Papier oder die Karten und schützt sie, indem man sie mit flüssigem Wachs bestreicht. Andere Blumen können natürlich auf gleiche Weise verwendet werden. Um dem Ganzen etwas Raffinesse zu verleihen, kann man das Papier auch parfümieren. Dafür legt man es einen Monat lang zusammen mit einem Mullsäckchen voller stark duftender Märzveilchen oder einem Potpourri aus getrockneten Blüten in eine gut verschlossene Plastiktüte.

KLASSISCHE KRÄUTER UND HEILPFLANZEN

MÄRZVEILCHEN
VIOLA ODORATA

BESCHREIBUNG
Pflanze: krautartig, wächst bis zu einer Höhe von 15 cm.
Stengel: kurzer unterirdischer Wurzelstamm, aus dessen oberirdischen Verzweigungen Wurzeln hervorgehen, durch die sich die Pflanze vermehrt.
Blatt: herzförmig, von intensivem Grün mit gesägten Rändern; auf der Oberfläche oft leicht behaart.
Blüte: aus fünf länglichen, intensiv lilafarbenen Blütenblättern. Das untere Blütenblatt hat hinten in der Verlängerung einen Sporn, in dem sich der Nektar sammelt.
Frucht: öffnet sich in drei haarige Teile und läßt zahlreiche runde, braune Samen mit einem helleren Vorsprung heraustreten.

VORKOMMEN UND KULTIVIERUNG
Es wächst wild an schattigen, nicht zu trockenen Orten zwischen Sträuchern, an Bächen, auf Feldern oder an Mauern, bis zu einer Höhe von 1000 m.
Es wird selten aus Samen gezogen, es sei denn man will neue Sorten züchten. Die Vermehrung durch Stolone (kriechende, mit Wurzeln versehene Stengel), die sich im Spätsommer entwickeln, ist dagegen weit verbreitet. Man trennt sie im September von der Pflanze ab und pflanzt sie in den Boden. In den ersten Jahren blühen sie üppig, anschließend muß man neue Pflanzen setzen. Die einfachen Veilchen verlangen weniger Pflege und duften stärker als die doppelt gefüllten.

VERWENDBARE TEILE
Die Blüten und Blätter, manchmal auch der Wurzelstamm und die Samen.

SAMMELZEIT
Den Wurzelstock im Frühling und Herbst; die Blüten, sobald sie im Frühling aufgeblüht sind; die Samen zwischen Juli und September.

AUFBEWAHRUNG
Die in der Sonne getrocknete Wurzel wird in Papiertüten oder Leinensäckchen aufbewahrt. Die Blüten an einem warmen, dunklen Ort trocknen, wobei man sie häufig ganz vorsichtig wenden sollte. Dann gibt man sie in Gläser und stellt sie an einen dunklen Ort Auch die Samen werden getrocknet.

GESCHICHTE UND LEGENDE
Eine der größten Freuden, die die Natur uns jedes Jahr von neuem schenkt, sind Veilchen, die das Ende des Winters künden. Aus diesem Grund nahm das Veilchen seit der Antike einen privilegierten Platz ein in Literatur, Poesie und Mythologie. So wurde die Göttin Proserpina von Pluto, dem stolzen Gott der Unterwelt geraubt, als sie gerade Märzveilchen pflückte; dem, hoffnungslos in Venus verliebten, aber keineswegs gutaussehenden Gott Vulkan gelang es dennoch, von der Göttin geküßt zu werden, weil er nach Veilchen duftete. Der Mythos berichtet, daß die Erde Veilchen hervorbrachte, als Io, die von Jupiter geliebte Nymphe, zum Schutz vor der eifersüchtigen Juno in eine Färse ver

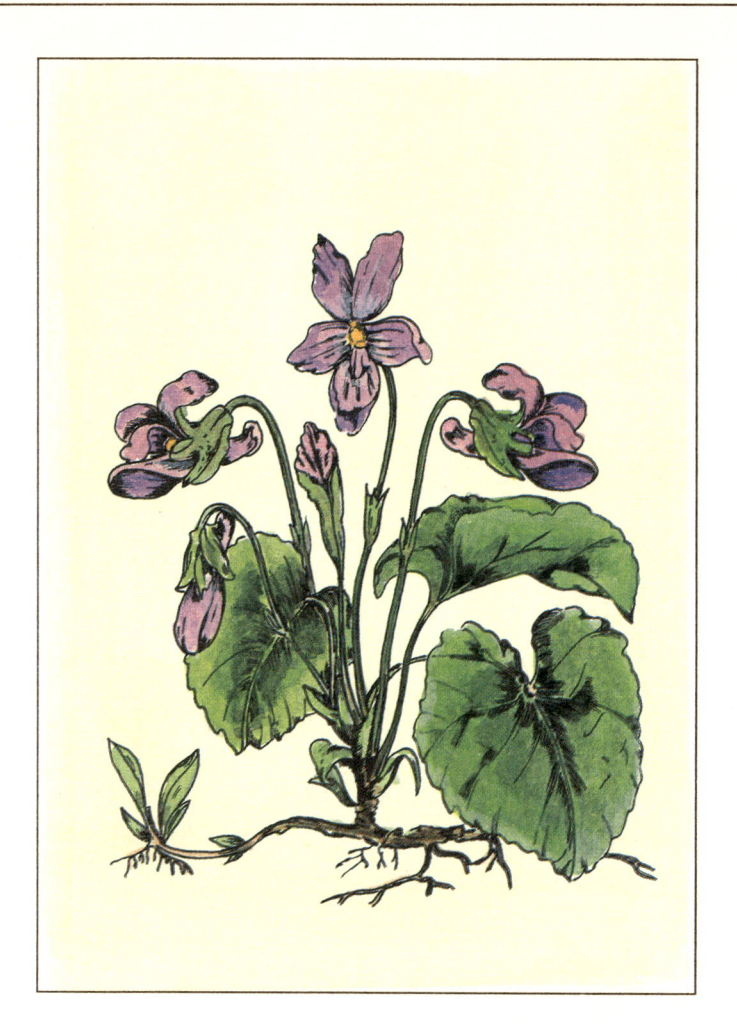

wandelt worden war. Der Kreatur sollte eine durch den betörenden Duft der Pflanze ihrer Schönheit angemessene Speise geboten werden. Den Griechen der Antike galt das Veilchen als eine der Persephone geweihte Totenblume.
Als Arznei fand das Veilchen schon bei den Hippokratikern Verwendung. Dioskurides erwähnt den Gebrauch der Blätter bei Magenentzündung und Mastdarmvorfall, den der Blüten unter anderem bei kindlicher Epilepsie. Die Schule von Salerno preist es als bestes Mittel bei Alkoholmißbrauch.
Gegen Ende des 18. Jahrhunderts war das Anpflanzen von Veilchen in Frankreich zu einer regelrechten Manie geworden. Auch Napoleon zog das Veilchen jeder anderen Blume vor, weshalb sie zum Wahrzeichen der treuesten Bonapartisten wurde. Maria Luisa, die Gemahlin des französischen Kaisers und Herzogin von Parma, führte eine besondere Sorte dieser Blume in das italienische Städtchen ein, nach dem sie fortan „Violetta di Parma" hieß. Sie zeichnet sich durch eine große, stark duftende und doppelt gefüllte Blüte von heller Lavendelfarbe aus. Der Anbau dieser Blume ist heute eine der bedeutendsten landwirtschaftlichen Aktivitäten in dieser Gegend. Er fördert die lokale, weltbekannte Kosmetikindustrie.

GESUNDHEIT

Das Veilchen verfügt über zahlreiche anerkannte therapeutische Eigenschaften. Es ist besonders bei Problemen der Atemwege zu empfehlen (Husten, Grippe), weil die Aufgüsse und der Sirup stark schleimlösend und beruhigend wirken. Für den Sirup gibt man einen Liter kochendes Wasser auf 100 g getrocknete Blüten.

Ungefähr 24 Stunden ruhen lassen, dann filtern und 200 g Zucker darin auflösen, indem man die Flüssigkeit auf kleiner Flamme eine Viertelstunde lang kochen läßt. In Gläsern aufbewahren und je nach Alter zwei oder drei Eßlöffel davon verabreichen. Der Aufguß wird mit 2 g Blüten pro dl Wasser zubereitet und kann bis zu viermal täglich, mit Zucker oder Honig gesüßt, getrunken werden. Dieser Aufguß ist auch ein ausgezeichnetes Mittel gegen Kater oder Kopfschmerzen. Durch seine erfrischende Wirkung verschafft ein Aufguß aus 3 g Blüten auf einen halben Liter Wasser Erleichterung bei Halsentzündun-

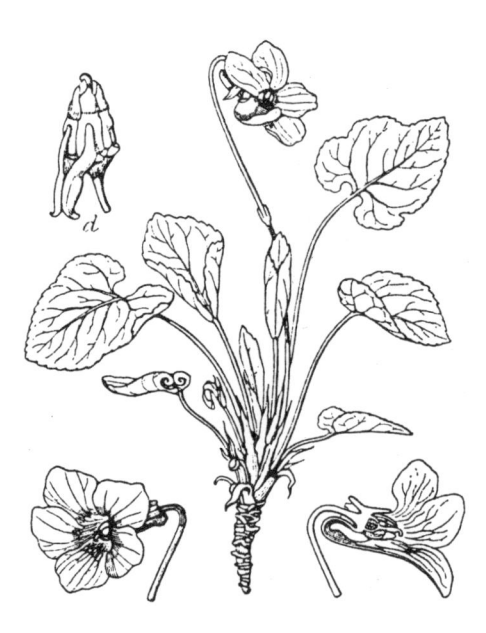

gen und entzündetem Zahnfleisch, wenn man damit gurgelt.
Die frischen Blütenblätter wirken abführend, wenn man sie im Salat verspeist. Auch bei der Heilung von Prellungen und Verbrennungen hat sich das Veilchen bewährt. In solchen Fällen sollte man Packungen mit dem Absud aus 5 g Blüten pro dl Wasser tränken.

KÜCHE

Um den außergewöhnlichen Duft des Veilchens auch über den Frühling hinaus zu erhalten, hat uns die kulinarische Tradition einfache, aber köstliche Rezepte überliefert. Das einfachste ist der Veilchentee: Dafür werden nur einige Blüten in den üblichen Schwarzen Tee gegeben.

Etwas für Naschkatzen ist Veilchenmarmelade. Dafür 100 g Veilchen in einem Mörser zu einem glatten Brei zerstoßen. In der Zwischenzeit 300 g Zucker in wenig Wasser auf dem Herd schmelzen lassen und ungefähr zwei Minuten lang kochen. Vom Feuer nehmen und den Veilchenbrei hinzugeben. Alles gut miteinander vermischen. Damit das gelingt, den Topf immer wieder kurzzeitig aufs Feuer stellen und rühren. Noch warm in Gläser füllen. Große Wirkung erzielen kandierte Veilchen. Man kann Torten und Cremespeisen mit ihnen dekorieren oder mit Spitzenpapier verzierte kleine Sträuße daraus anfertigen

Dafür wählt man die Veilchen mit dem stärksten Duft und dem längsten Stiel aus und bindet sie dann mit einem Baumwollfaden zu Sträußchen von fünf oder sieben Blumen zusammen. Diese Sträußchen werden anschließend in einen dicken, aus 380 g Zucker und 120 ml Wasser hergestellten Sirup eingetaucht. Der Sirup muß ganz langsam kochen und darf nicht gelblich werden. Wenn er fertig ist, läßt man ihn so lange abkühlen, bis er fast kalt ist. Dann taucht man die Sträußchen hinein und breitet sie danach auf Aluminiumfolie aus. Das Ganze zum Trocknen in den lauwarmen Ofen geben (zu große Wärme kann die Farbe der Veilchen ruinieren). Sie können für kurze Zeit in fest verschlossenen Behältern aufbewahrt werden.

RATSCHLÄGE FÜR HAUS UND GARTEN
Um frischen Duft in die Wäsche zu bringen, kann man kleine Leinensäckchen mit getrockneten Blüten in Schubladen und Schränke legen; um in Räumen guten Duft zu verbreiten, kleine Gläser abwechselnd mit frischen Blüten (die einen Tag lang an der frischen Luft bleiben sollten) und im Ofen getrocknetem Salz füllen. Die Gläser verschließen, und wenn die Blüten trocken sind, wieder öffnen. Intensives Veilchenparfum wird sich dann überall ausbreiten.

Früher verlieh man der Wäsche dadurch einen angenehmen Duft, daß man einen konzentrierten Blütenaufguß ins letzte Spülwasser gab. Den kann man gegen Ende des Programms auch in die Waschmaschine geben. Die hier für das Veilchen vorgeschlagenen Verwendungsmöglichkeiten eignen sich auch für andere duftende Blüten, wie z.B. Lavendel oder Rosen.

GLOSSAR
WEITERFÜHRENDE LITERATUR

GLOSSAR

Achäne: Trockenfrucht, deren lederne Haut den Samen umgibt
adstringierendes Mittel: Präparat oder Substanz, die das Gewebe zusammenzieht und die Absonderung von feuchten Substanzen, die von den Hautgeweben und Schleimhäuten produziert werden, reduziert
ätherische Öle: flüchtige, stark riechende, wasserunlösliche, flüssige Stoffgemische von desinfizierenden, geruchs- und gschmackskorrigierenden, sowie leicht reizenden Eigenschaften
Analgetikum: schmerzstillendes Präparat
Antiseptikum: Präparat oder Substanz von zerstörender Wirkung auf Bakterien, die eine Infektion hervorrufen
Antispastikum: Heilmittel gegen Krämpfe, d.h. gegen spontane, schmerzhafte Muskelkontraktionen, das örtlich oder auf das Zentrale Nervensystem einwirkt
Balsam: aromatisches Heilmittel, das gegen Schmerzen wirkt
Beere: fleischige Frucht, die zahlreiche Samen enthält
diuretisch: harntreibend
Droge: Produkt pflanzlichen oder tierischen Ursprungs
Ekzem: nicht ansteckende, in vielen Formen auftretende, juckende Hautentzündung
Gegengift: Präparat oder Substanz; hebt die Wirkung eines Giftes auf den Organismus auf
Hämorrhoiden: knotenförmige, hervortretende Erweiterung der Mastdarmvenen
Hämorrhagie: Blutung
Karminativ: Präparat oder Substanz; befreit den Darm von Gas

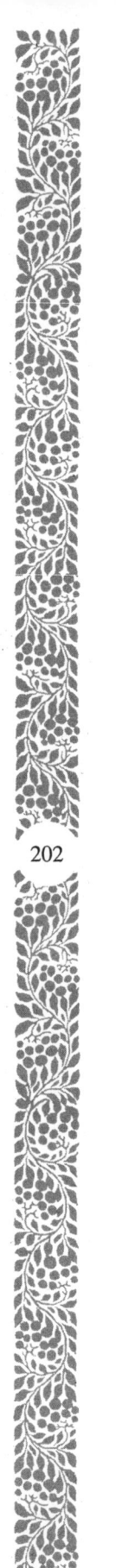

Katarrh: Schleimhautentzündung
Kelch: ein Begriff aus der Botanik, der die äußere Umhüllung der Blüte bezeichnet und aus den Kelchblättern, einer Art von grünen Blütenblättern, besteht
Korrigens: Stoff, der schlecht schmeckenden Arzneimitteln zur Geschmacksverbesserung zugesetzt wird, ohne selbst eine arzneiliche Wirkung zu haben
Rhizom: unterirdischer, in der Regel in horizontaler Richtung kriechender Wurzelstamm
Sedativum: Präparat oder Substanz; wirkt beruhigend auf das Nervensystem
Sirup: dickflüssige Lösung von Zucker in Wasser, in Drogenauszügen oder in Fruchtsäften
Steckling: ein kleines Stück von einem Zweig, das zur Reproduktion der Pflanze in die Erde gesteckt wird und Wurzeln schlägt
Steinfrucht: eine fleischige Frucht in verschiedenen Größen, von der Kirsche bis zum Pfirsich, die in ihrem Inneren einen Kern enthält
Stolon: über- oder unterirdisch kriechender, wurzelbesetzter Stamm zur Vermehrung einer Pflanze
Tinktur: Drogenauszug mit Alkohol verschiedener Konzentration
Tonikum: Kräftigungsmittel
weichmachendes Mittel: Präparat oder Substanz; macht die Haut oder andere Körperteile geschmeidig und heilt Entzündungen

WEITERFÜHRENDE LITERATUR

Bremness, L., *Kräuter, Gewürze und Heilpflanzen*, Ravensburg 1995.

Clevely, A./Richmond, K., *Dumont's großes Kräuterbuch*, Köln 1995.

Dörfler, H.-P./ Roselt, G., *Heilpflanzen gestern und heute*, 5. Aufl. Leipzig, Jena, Berlin 1990.

Flamm, S./Kroeber, L./Seel, H., *Die Heilkraft der Pflanzen – Ihre Wirkung und Anwendung*, 6. Aufl. Stuttgart 1944.

Gildemeister/Hoffmann, *Die ätherischen Öle*, 2. Aufl. Militz/Leipzig 1910.

Godet, J.D., *Heilpflanzen und ihre Droge*, München 1992.

Götz, J., *Heilpflanzen und ihre Inhaltsstoffe*, Buchholz 1986.

Grassmann, *Deutsche Pflanzennamen*, Stettin 1870.

Haas, H., *2000 Jahre Kräuterbücher*, Karlsruhe 1988.

Handwörterbuch des deutschen Aberglaubens, Berlin, New York 1987.

Heilmann, K.E., *Kräuterbücher in Bild und Geschichte*, München-Allach 1966.

Hillier, M., *Duftende Kräuter*, Köln 1993.

Holt, G., *Kräuter, Kräuter, Kräuter*, München 1992.

Kauth, H., *Kräutertherapie und Volksheilkunde – eine Renaissance*, Mainz 1991.

Marzell, H., *Geschichte und Volkskunde der deutschen Heilpflanze*, 2. Aufl. Stuttgart 1938.

Marzell, H., *Wörterbuch der deutschen Pflanzennamen*, Leipzig 1937 ff.

Marzell, H., *Der Zauber der Heilkräuter in der Antike und Neuzeit*, in: Sudhoffs Arch. f. Geschichte der Medizin und der Naturwissenschaft 29 (1936), 1-26.

McIntyre, A., *Frauen Handbuch Heilkräuter*, München, Wien, Zürich 1994.

Ohrbach, B., *Kräuter- und Blumendüfte im Haus*, Köln 1993.

Rau, H,: *Kräuter im Garten*, München 1994.

Rovesti, P./ Fischer-Rizzi, S., *Auf der Suche nach den verlorenen Düften. Eine aromatische Kulturgeschichte.* München 1995.

Schreiber, W., *Die Kräuterbücher des XV. und XVI. Jahrhunderts*, 2. Aufl. 1982.

VERZEICHNISSE

SACHREGISTER

Akne: s. Haut
Anämie: Thymian
Appetit: Engelwurz, Fenchel, Kapuzinerkresse, Majoran, Rosmarin, Schafgarbe, Thymian, Walderdbeere
Arthritis: Brennessel, Rosmarin, Stiefmütterchen
Atem: s. Mundhöhle
Atembeschwerden: Basilikum, Lavendel, Waldkiefer
Augen: Engelwurz, Fenchel, Hagebutte, Himbeere, Holunder, Kornblume, Schachtelhalm
Blähsucht: s. Darm
Blutkreislauf: Haselnuß, Immergrün, Rosmarin
Bronchitis: Engelwurz, Malve, Myrte, Stiefmütterchen
Darm:
- **abführende Wirkung**: Hagebutte, Holunder, Kapuzinerkresse, Löwenzahn, Malve, Märzveilchen, Sanddorn
- **adstringierende Wirkung**: Brennessel, Brombeere, Hagebutte, Myrte, Sanddorn, Schlehdorn, Breitwegerich
- **Blähsucht**: Oregano
- **Parasiten**: Hagebutte, Knoblauch
- **Schmerzen**: Majoran, Minze, Oregano

depressiver Zustand: Rosmarin, Salbei, Waldmeister
Dermatitis: s. Haut
Diurese (Harnausscheidung): Hagebutte, Holunder, Kirsche, Löwenzahn, Petersilie, Walderdbeere, Waldkiefer
Ekzem: s. Haut
Erkältung: Engelwurz, Holunder, Kamille, Lavendel, Linde,

Majoran, Melisse, Minze, Schafgarbe
Ermüdungserscheinungen: Minze, Rosmarin, Salbei
Fieber: Himbeere, Schafgarbe, Schlehdorn
Fingernägel: Schachtelhalm
Furunkel: Flachs, Frauenmantel
Fußbad: Bohnenkraut, Efeu, Lavendel, Lorbeer
Galle: Löwenzahn, Rosmarin
Gallenblase: Löwenzahn
Gelenkschmerzen: Kamille
Genesung: Ackermennig, Rosmarin, Thymian, Walnuß
Gicht: Brennessel, Petersilie, Seifenkraut
Grippe: Hagebutte, Holunder, Linde, Märzveilchen, Melisse, Sanddorn, Stiefmütterchen
Halsschmerzen: Basilikum, Bohnenkraut, Breitwegerich, Brombeere, Hagebutte, Kastanie, Knoblauch, Linde, Malve, Märzveilchen, Salbei
Halsstarre: Oregano, Rosmarin
Hämmorrhoiden: Brombeere, Löwenzahn
Hämorrhagie: Brennessel, Myrte, Breitwegerich
Haut:
- **Akne**: Brunnenkresse, Brennessel, Holunder, Immergrün, Malve, Seifenkraut, Stiefmütterchen
- **Aufrauhungen**: Beinwell
- **Dermatitis**: Walnuß
- **Ekzem**: Brennessel, Holunder, Immergrün, Seifenkraut
- **Juckreiz**: Beinwell, Malve
- **Reizungen**: Borretsch, Brombeere, Flachs, Haselnuß, Immergrün, Kirsche
- **Rötungen**: Beinwell, Borretsch, Calendula, Frauenmantel, Johanniskraut, Kamille, Kornblume, Malve, Walderdbeere, Zichorie
- **Schuppenflechte**: Seifenkraut, Stiefmütterchen, Walnuß
- **Sonnenekzem**: Linde
- **Verbrennungen**: Beinwell, Breitwegerich, Calendula, Johanniskraut, Holunder, Linde, Märzveilchen, Ysop

Heiserkeit: Ackermennig, Wacholder
Husten: Ackermennig, Borretsch, Breitwegerich, Flachs, Holunder, Kapuzinerkresse, Kastanie, Lavendel, Märzveilchen, Oregano, Salbei, Stiefmütterchen, Thymian, Waldkiefer
Insektenstiche: Breitwegerich, Calendula, Petersilie
Juckreiz: s. Haut
Kopfschmerzen: Basilikum, Lavendel, Majoran, Märzveilchen, Melisse, Minze, Rosmarin, Zitronenkraut
Leber: Löwenzahn
Magenschmerzen: Kamille, Orange
Menstruationszyklus:
- **Blutfluß**: Brennessel
- **Reizungen**: Frauenmantel
- **Schmerz**: Calendula, Kamille, Melisse

Migräne: s. Kopfschmerzen
Milchschorf: Stiefmütterchen
Mundhöhle:
- **Atem**: Fenchel, Petersilie, Salbei
- **Entzündung**: Basilikum, Brombeere, Bohnenkraut, Borretsch, Himbeere, Linde, Malve, Märzveilchen, Salbei, Schlehdorn, Walderdbeere
- **Hygiene**: Brunnenkresse, Lavendel, Walderdbeere, Ysop

Muskelzerrungen: Petersilie
Nervosität: Immergrün, Kamille, Lavendel, Linde, Melisse
Neuralgie: Majoran, Oregano
Nieren:
- **Nierensteine**: Brennessel, Petersilie

Parasiten: s. Darm
Quetschungen: Beinwell, Holunder, Märzveilchen, Petersilie, Ysop
Reinigung: Borretsch, Haselnuß, Löwenzahn, Walderdbeere, Zichorie
Rheuma: Brennessel, Lorbeer, Rosmarin, Seifenkraut, Waldkiefer
Schlaflosigkeit: Kamille, Kapuzinerkresse, Linde, Orange
Sonnenekzem: s. Haut
Übelkeit: Minze
Unruhe: Orange, Waldmeister
Verbrennungen: s. Haut
Verdauung: Basilikum, Bohnenkraut, Engelwurz, Fenchel, Haselnuß, Immergrün, Kapuzinerkresse, Löwenzahn, Majoran, Melisse, Minze, Orange, Oregano, Rosmarin, Salbei, Schlehdorn, Thymian, Wacholder, Zichorie, Zitronenkraut
Vitamine: Brunnenkresse, Hagebutte, Himbeere, Kapuzinerkresse, Petersilie, Sanddorn, Schachtelhalm
Warzen: Knoblauch
Wunden: Beinwell, Haselnuß, Lavendel, Schafgarbe, Walnuß, Ysop
Zahnschmerzen: Frauenmantel, Minze, Petersilie, Schafgarbe
Zystitis: Breitwegerich

KOSMETIK
abschwellendes Dampfbad: Haselnuß
Adstringens: Petersilie, Rose, Salbei
Augen: Haselnuß, Holunder, Malve
Badewasser: s. Reinigung, Tonikum, Weichmacher
belebende Wirkung:
- **Bad**: Rosmarin, Waldkiefer
- **Lotion**: Myrte, Rose
- **Maske**: Hagebutte
- **Packung**: Malve, Minze, Rosmarin

Bräunung: Walderdbeere
Creme: s. Weichmacher

fettige Haut: Brennessel
feuchtigkeitsspendende Wirkung:
- **Packung**: Malve
- **Schönheitsmaske**: Thymian
Fußbad: Bohnenkraut, Efeu, Lavendel, Lorbeer, Oregano
Gesichtsreinigung: Löwenzahn, Thymian
Haare:
- **Ausfall**: Kapuzinerkresse, Malve
- **auswaschen**: Kastanie, Orange
- **blond**: Kamille
- **färben**: Walnuß
- **fettig**: Brennessel, Lavendel
- **glänzend**: Petersilie
- **Massage**: Breitwegerich
- **Schuppen**: Brennessel, Knoblauch, Walnuß
- **schwarz**: Efeu, Salbei
- **Shampoo**: Iris, Seifenkraut
- **spröde**: Brunnenkresse, Knoblauch, Malve, Rosmarin, Salbei, Schachtelhalm
- **trocken**: Seifenkraut
- **Wachstum**: Brennessel, Lavendel, Schafgarbe
Lotion: s. belebende Wirkung
Maske: s. belebende Wirkung, feuchtigkeitsspendende Wirkung
Packung: s. belebende Wirkung, feuchtigkeitsspendende Wirkung, Weichmacher
Parfum: Engelwurz, Lavendel, Ysop
Puder: Iris
reinigende Wirkung:
- **Bad**: Oregano
Schuppen: s. Haare
Shampoo: s. Haare
Sommersprossen: Löwenzahn
weichmachende Wirkung:
- **Bad**: Linde, Malve, Minze
- **Creme**: Holunder, Malve, Stiefmütterchen
- **Packung**: Minze
Zellulitis: Oregano

KÜCHE
Aperitif: Orange, Rosmarin
aromatisierter Essig: Rose, Rosmarin, Thymian
aromatisiertes Öl: Rosmarin, Thymian
Auflauf: Fenchel
Bonbons: Minze
Bouquet Garni: Lorbeer
Braten: Myrte
Brot: Fenchel, Ysop
Butter: Petersilie, Rose

cremige Suppe: Brunnenkresse
Eiswürfel: Basilikum, Borretsch
Fisch: Fenchel, Wacholder
fritierte Süßspeisen: Borretsch, Beinwell, Holunder, Walderdbeere
Gelee: Calendula, Kirsche, Sanddorn
Getränke: Pfefferminze
Grappa: Waldkiefer
Honig: Löwenzahn
in Essig eingelegt: Calendula, Kapuzinerkressenblüten
in Öl eingelegt: Löwenzahn
Kaffee: Zichorie
Kandieren: Borretsch, Calendula, Märzveilchen
kandierte Früchte: Engelwurz, Minze, Orange
Käse: Basilikum, Calendula, Fenchel, Thymian
Kräutermischung: Petersilie
Krokant: Haselnuß
Lasagne: Majoran
Liköre: Engelwurz, Walderdbeere, Johanniskraut, Himbeere, Hagebutte, Brombeere, Salbei
Marmelade: Hagebutte, Holunder, Märzveilchen, Orange, Rose, Rosmarin, Schlehdorn, Walderdbeere
Marrons glacés: Kastanie
Mayonnaise: Knoblauch
Omelett: Malve
Saft: Sanddorn
Salate: Borretsch, Brunnenkresse, Fenchel, Frauenmantel, Kapuzinerkresse, Löwenzahn, Rose, Schafgarbe, Zichorie
Schinken: Wacholder
Schwein: Ysop
Sirup: Brombeere, Sanddorn
Soßen: Petersilie
Suppe: Breitwegerich, Brennessel
Süßspeisen: Walderdbeere
Tee: Brombeere, Hagebutte, Märzveilchen, Melisse
Vorspeise: Salbei
Wein: Holunder, Lavendel, Rosmarin, Schafgarbe, Walderdbeere, Waldmeister
Zucker: Rose

RATSCHLÄGE FÜR HAUS UND GARTEN
aromatisiertes Briefpapier: Stiefmütterchen
Aromatisierung:
- **Duftkugeln**: Orange
- **Kissen**: Ackermennig, Rose
- **Potpourri**: Ackermennig, Engelwurz, Iris, Lavendel, Orange, Wacholder, Waldmeister, Zitronenkraut
- **Räume**: Hagebutte, Märzveilchen
- **Reinigung der Räume**: Lavendel, Wacholder

- **Schränke**: Hagebutte, Lavendel, Märzveilchen, Waldmeister, Zitronenmelisse
- **Wäsche**: Märzveilchen, Ysop

Dünger: Brennessel, Kamille

Färben: Ackermennig, Brennessel, Calendula, Efeu, Holunder, Petersilie, Schachtelhalm, Wacholder, Walnuß

Insektenvertilgungsmittel für Pflanzen: Calendula, Holunder

Kerzen: Lavendel, Ysop

Lesezeichen: Stiefmütterchen, Waldmeister

Metall: Schachtelhalm

Möbel: Lavendel, Walnuß

Schädlingsbekämpfungsmittel:
- **Ameisen**: Holunder, Oregano, Walnuß
- **Fliegen**: Holunder
- **Mäuse**: Linde
- **Motten**: Bohnenkraut, Iris, Lavendel, Majoran, Waldmeister
- **Mücken**: Basilikum
- **Pflanzenparasiten**: Knoblauch
- **Samenkäfer**: Lorbeer

Seife: Seifenkraut

ALPHABETISCHES VERZEICHNIS DER PFLANZEN
deutsch

Ackermennig 40
Basilikum 56
Beinwell 78
Bitterorange 50
Bohnenkraut 176
Borretsch 60
Breitwegerich 144
Brennessel 138
Brombeere 166
Brunnenkresse 80
Calendula 62
Efeu 82
Engelwurz 46
Fenchel 86
Flachs 114
Frauenmantel 42
Hagebutte 158
Haselnuß 130
Himbeere 108
Immergrün 142
Iris 102
Johanniskraut 100
Kamille 66
Kapuzinerkresse 128
Kastanie 70
Kirsche 76
Knoblauch 38
Kornblume 90
Lavendel 110
Linde 184

Lorbeer 44
Löwenzahn 180
Majoran 116
Märzveilchen 194
Melisse 120
Myrte 126
Oregano 136
Petersilie 148
Pfefferminze 124
Rose 154
Rosmarin 162
Salbei 168
Sanddorn 134
Schachtelhalm 84
Schafgarbe 36
Schlehe 152
Schwarzer Holunder 172
Seifenkraut 178
Stiefmütterchen 190
Thymian 186
Wacholder 96
Walderdbeere 92
Waldkiefer 146
Waldmeister 54
Walnuß 132
Wasserminze 122
Wilde Malve 118
Ysop 104
Zichorie 74
Zitronenkraut 72

ALPHABETISCHES VERZEICHNIS DER PFLANZEN
lateinisch

Achillea millefolium 36
Agrimonia eupatoria 40
Alchemilla vulgaris 42
Allium sativum 38
Angelica archangelica 46
Borrago officinalis 60
Calendula officinalis 62
Castanea sativa 70
Centaurea cyanus 90
Cichorium intybus 74
Citrus Aurantium 50
Corylus avellana 130
Equisetum arvense 84
Foeniculum vulgare 86
Fragaria vesca 92
Galium odoratum 54
Hedera helix 82
Hippophae rhamnoides 134
Hypericum perforatum 100
Hyssopus officinalis 104
Iris florentina 102
Juglans regia 132
Juniperus communis 96
Laurus nobilis 44
Lavandula officinalis 110
Linum usitatissimum 114
Lippia citriodora 72
Malva sylvestris 118
Matricaria chamomilla 66
Melissa officinalis 120

Mentha aquatica 122
Mentha piperita 124
Myrtus communis 126
Nasturtium officinale 80
Ocimum basilicum 56
Origanum majorana 116
Origanum vulgare 136
Petroselinum sativum 148
Pinus sylvestris 146
Plantago major 144
Prunus avium 76
Prunus spinosa 152
Rosa canina 158
Rosa specie plurima 154
Rosmarinus officinalis 162
Rubus idaeus 108
Rubus ulmifolius 166
Salvia officinalis 168
Sambucus nigra 172
Saponaria officinalis 178
Satureja hortensis 176
Symphytum officinale 78
Taraxacum officinalis 180
Thymus vulgaris 186
Tilia platyphyllos 184
Tropaeolum majus 128
Urtica dioica 138
Vinca minor 142
Viola odorata 194
Viola tricolor 190

INHALTSVERZEICHNIS

Zu diesem Buch	S.	7
Zum Gebrauch	»	9

PFLANZEN IN BÜCHERN
Herbarien der Antike	»	13
Ein Herbarium anlegen	»	17

FÜR DIE GESUNDHEIT
Vom Sammeln, Trocknen und Konservieren	»	23
Sammelkalender	»	26
Wichtige Heilpflanzenpräparate	»	27
Zubereitung eines Potpourris	»	33

KRÄUTER UND HEILPFLANZEN

Schafgarbe	»	36
Achillea millefolium		
Knoblauch	»	38
Allium sativum		
Gemeiner Ackermennig	»	40
Agrimonia eupatoria		
Gemeiner Frauenmantel	»	42
Alchemilla vulgaris		
Lorbeer	»	44
Laurus nobilis		

KLASSISCHE KRÄUTER UND HEILPFLANZEN

Engelwurz *Angelica archangelica*	S.	46
Bitterorange *Citrus Aurantium*	»	50
Waldmeister *Galium odoratum*	»	54
Basilikum *Ocimum basilicum*	»	56
Borretsch *Borrago officinalis*	»	60
Calendula *Calendula officinalis*	»	62
Kamille *Matricaria chamomilla*	»	66
Kastanie *Castanea sativa*	»	70
Zitronenkraut *Lippia citriodora*	»	72
Zichorie *Cichorium intybus*	»	74
Kirsche *Prunus avium*	»	76
Gemeiner Beinwell *Symphytum officinale*	»	78
Brunnenkresse *Nasturtium officinale*	»	80
Efeu *Hedera helix*	»	82
Schachtelhalm *Equisetum arvense*	»	84
Fenchel *Foeniculum vulgare*	»	86
Kornblume *Centaurea cyanus*	»	90
Walderdbeere *Fragaria vesca*	»	92
Wacholder *Juniperus communis*	»	96
Johanniskraut *Hypericum perforatum*	»	100
Iris *Iris florentina*	»	102

Ysop *Hyssopus officinalis*	S.	104
Himbeere *Rubus idaeus*	»	108
Lavendel *Lavandula officinalis*	»	110
Flachs *Linum usitatissimum*	»	114
Majoran *Origanum majorana*	»	116
Wilde Malve *Malva sylvestris*	»	118
Melisse *Melissa officinalis*	»	120
Wasserminze *Mentha aquatica*	»	122
Pfefferminze *Mentha piperita*	»	124
Myrte *Myrtus communis*	»	126
Kapuzinerkresse *Tropaeolum majus*	»	128
Haselnuß *Corylus avellana*	»	130
Walnuß *Juglans regia*	»	132
Sanddorn *Hippophae rhamnoides*	»	134
Oregano *Origanum vulgare*	»	136
Brennessel *Urtica dioica*	»	138
Immergrün *Vinca minor*	»	142
Breitwegerich *Plantago major*	»	144
Waldkiefer *Pinus sylvestris*	»	146
Petersilie *Petroselinum sativum*	»	148
Schlehdorn *Prunus spinosa*	»	152

KLASSISCHE KRÄUTER UND HEILPFLANZEN

Rose . . . . S. 154
Rosa specie plurima

Hagebutte . . . . » 158
Rosa canina

Rosmarin . . . . » 162
Rosmarinus officinalis

Brombeere . . . . » 166
Rubus ulmifolius

Salbei . . . . » 168
Salvia officinalis

Schwarzer Holunder . . . . » 172
Sambucus nigra

Bohnenkraut . . . . » 176
Satureja hortensis

Gemeines Seifenkraut . . . . » 178
Saponaria officinalis

Löwenzahn . . . . » 180
Taraxacum officinalis

Linde . . . . » 184
Tilia platyphyllos

Thymian . . . . » 186
Thymus vulgaris

Stiefmütterchen . . . . » 190
Viola tricolor

Märzveilchen . . . . » 194
Viola odorata

Glossar . . . . » 201
Weiterführende Literatur . . . . » 203
Sachregister . . . . » 207
Alphabetisches Verzeichnis der Pflanzen
- deutsch . . . . » 213
- lateinisch . . . . » 215

Sonderausgabe
für Flechsig-Buchvertrieb
© für die deutsche Ausgabe 1996
- Stürtz Verlag GmbH, Würzburg - Germany
© der Originalausgabe 1994
- Nardini Editore - Fiesole (FI) - Italy
Printed in Germany
ISBN 3-88189-205-2